Glücksprinzipien

Norbert Heining
Glücksprinzipien

Mit dem fundierten Erkenntnisschatz der Positiven Psychologie zu mehr Lebensfreude, Erfolg und einem gelingenden Leben

Mit 20 Abbildungen

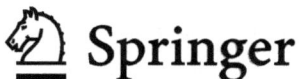

Norbert Heining
München, Deutschland

Ergänzendes Material zu diesem Buch finden Sie auf http://extras.springer.com

ISBN 978-3-662-57450-8   ISBN 978-3-662-57451-5 (eBook)
https://doi.org/10.1007/978-3-662-57451-5

Die Deutsche Nationalbibliothek verzeichnet diese Publikation in der Deutschen Nationalbibliografie; detaillierte bibliografische Daten sind im Internet über http://dnb.d-nb.de abrufbar.

© Springer-Verlag GmbH Deutschland, ein Teil von Springer Nature 2019
Das Werk einschließlich aller seiner Teile ist urheberrechtlich geschützt. Jede Verwertung, die nicht ausdrücklich vom Urheberrechtsgesetz zugelassen ist, bedarf der vorherigen Zustimmung des Verlags. Das gilt insbesondere für Vervielfältigungen, Bearbeitungen, Übersetzungen, Mikroverfilmungen und die Einspeicherung und Verarbeitung in elektronischen Systemen.
Die Wiedergabe von Gebrauchsnamen, Handelsnamen, Warenbezeichnungen usw. in diesem Werk berechtigt auch ohne besondere Kennzeichnung nicht zu der Annahme, dass solche Namen im Sinne der Warenzeichen- und Markenschutz-Gesetzgebung als frei zu betrachten wären und daher von jedermann benutzt werden dürften.
Der Verlag, die Autoren und die Herausgeber gehen davon aus, dass die Angaben und Informationen in diesem Werk zum Zeitpunkt der Veröffentlichung vollständig und korrekt sind. Weder der Verlag noch die Autoren oder die Herausgeber übernehmen, ausdrücklich oder implizit, Gewähr für den Inhalt des Werkes, etwaige Fehler oder Äußerungen. Der Verlag bleibt im Hinblick auf geografische Zuordnungen und Gebietsbezeichnungen in veröffentlichten Karten und Institutionsadressen neutral.

Umschlaggestalltung: deblik Berlin
Fotonachweis Umschlag: © Stefan/stock.adobe.com

Springer ist ein Imprint der eingetragenen Gesellschaft Springer-Verlag GmbH, DE und ist ein Teil von Springer Nature
Die Anschrift der Gesellschaft ist: Heidelberger Platz 3, 14197 Berlin, Germany

„*Weise Lebensführung gelingt keinem Menschen durch Zufall. Man muss, solange man lebt, lernen, wie man leben soll.*"
Seneca der Jüngere

für meine Familie

Geleitwort

Vorfreude, Euphorie und Energie oder: wie du mit Kinderaugen die Wissenschaft besiegst

Obwohl wir uns erst seit zwei Minuten kennen, lächelt er mich an, als würde er mit mir die Welt verändern wollen. Wir hatten uns gerade die Hand geschüttelt und uns in einem Bonner Hotel am Rhein zusammen mit Oliver Haas an den Frühstückstisch gesetzt. Wachsam höre ich Oliver zu, der uns bekanntmacht. Norbert Heining selbst schaut mich intelligent aus seinen blauen Augen an und weiß anscheinend etwas, das ich noch nicht weiß. Ich sehe **Vorfreude**, wie sie meist nur aus Kinderaugen kommt. Ich nehme **Euphorie** wahr, wie sie vor großen Projekten entsteht, die etwas verändern könnten. Etwas verändern werden. Ich spüre eine zurückhaltende **Energie**, die um Erlaubnis bittet, sich entfalten zu dürfen.

Mittlerweile darf ich behaupten, Norbert schon ein paar Jahre zu kennen. Ich kann die Vorfreude des Kindes in ihm einordnen, die aus den zahlreichen Erfahrungen als Manager der Vergangenheit in die Zukunft des Autors, Trainers und Speakers blickt – und trotzdem nicht die kindliche und optimistische Neugier verloren hat.

Ich verstehe die Euphorie, die ihn begleitet, denn das große Projekt „Positive Psychologie" begleitet Norbert nicht nur in diesem Buch, sondern auch in seinem Leben wie ein roter Faden.

Und ich lasse gerne die Energie zu, die er hier in seine Zeilen gelegt hat, als Kollege auf's Parkett bringt und auch dem immerwährenden Austausch schenkt, den er mit gleichgesinnten Menschen wie mir eingeht.

All das wirst du auf den folgenden 274 Seiten auch finden. Und alleine diese Mischung findet man selten in Büchern, die sich mit Wissenschaft auseinandersetzen. Zudem mit einer Wissenschaft, die sich dem Positiven verschrieben hat und den Lesern bislang nicht immer so einfach zugänglich war.

Auf was kannst du dich freuen?
Die Positive Psychologie liefert so viele faszinierende und bahnbrechende Erkenntnisse, dass es mir schon fast körperlichen Schmerz zufügt, diese Ideen, Feststellungen und Lösungen **nicht** in die Welt zu posaunen. Norbert Heining sieht das **glück**licherweise genauso!

Wir alle suchen täglich nach mehr Glück. Egal, ob du als Führungskraft im 26. Meeting des Monats nach Möglichkeiten suchst, deinen Job besser zu machen, oder ob du als Vater mit deinem besten Freund erkundest, wie eure Erziehung anders laufen könnte. Egal, ob du in einem Coaching dein Ziel definierst oder in deiner Paartherapie um Verständnis buhlst – all das gehört zur Suche nach dem Glück, nach einem erfüllteren Leben, nach mehr Leichtigkeit und Spaß.

Das Buch in deinen Händen tut genau das: Es übersetzt wissenschaftliche Erkenntnisse in anwendbare Praxis und begleitet dich mit zugänglicher Sprache, erfüllendem Scharfblick und einem Sack voller Erfahrungen, die nur darauf warten, ausprobiert und genutzt zu werden.

So wirst du im Buch herausfinden, wo Unterschiede zwischen Menschen liegen, die einen extrem hohen Anspruch an sich und die Dinge haben, aus denen sie auswählen können (**Maximizer**), und jenen, die sich dann zufriedengeben, wenn sie die für sich passende Variante gefunden haben (**Satisficer**). Beide Einstellungen haben ihre Vor- und Nachteile – auch bezogen auf dein persönliches Glücksempfinden. Welcher Typ bist du hauptsächlich? Alleine die Kenntnis dessen ist viel wert und kann eine Menge von deinen getroffenen (oder nicht getroffenen) Entscheidungen erklären.

Verbundenheit mit der Natur, aber auch mit anderen Menschen erhöht die Lebenszufriedenheit und das subjektive Glücksempfinden enorm. Einige Forscher vermuten, diese Suche nach Verbundenheit sei angeboren (**Biophilie-Hypothese**). Und wie Verbundenheit kultiviert werden und auch dich und deine Weltanschauung verändern kann, wirst du nicht nur zwischen den Zeilen entdecken, sondern häufig auch in konkreten Schritten, mit pragmatischen Übungen und Hinweisen erleben können.

Das sind nur zwei Beispiele von insgesamt 42 faszinierenden Wegen und Möglichkeiten, die dein Leben noch lebenswerter gestalten können. Sie ermöglichen mit inspirierenden Fragen eine gute Reflexion und machen schon beim Lesen Lust auf's Experimentieren und Umsetzen. Das Buch lädt dich zum Dialog ein, denn es ist kein trockener Schinken, durch den du dich kämpfst, um einen weiteren Buchrücken in deinem Bücherregal vorzeigen zu können. Es ist vielmehr eine Einladung zum Austausch über die Positive Psychologie und ihr Potenzial, ihre Faszination, ihre Aussichten und vor allem darüber, wie dein Leben dadurch aufblühen kann.

Und somit freue ich mich für dich beim Lesen nicht nur auf den Spaß, den du bei Norberts Zeilen empfinden wirst. Ich freue mich insbesondere auf die **Vorfreude**, **Euphorie** und **Energie**, die sich durch seine geteilten und mundgerecht aufbereiteten Erkenntnisse bei dir breitmachen werden!

Auf dass auch **du** deine und die Welt der anderen Menschen durch dieses Buch ein wenig zum Positiven veränderst.

im Mai 2018

Michael Tomoff
Experte für Positive Psychologie und
Autor von „Positive Psychologie –
Erfolgsgarant oder Schönmalerei?"

Vorwort

Wäre es nicht wunderbar, wenn es eine Wissenschaft gäbe, die uns fundierte Möglichkeiten aufzeigt, wie wir ein glücklicheres und zufriedeneres Leben führen können? Eine Wissenschaft, die uns dabei unterstützt, auch aus Herausforderungen des Lebens gestärkt hervorzugehen, und die uns hilft, aufzublühen, unsere Potenziale zu entfalten und ein Leben zu leben, von dem wir sagen können, dass es genau so sein soll?

Die gute Nachricht ist: Diese Wissenschaft gibt es seit rund 20 Jahren. Beginnend an Eliteuniversitäten in den USA, gehen Psychologinnen und Psychologen an immer mehr Universitäten weltweit den Fragen nach, was unser Leben glücklicher und zufriedener macht, wie wir darauf Einfluss nehmen können und welche Auswirkungen so ein positiveres Leben auf alle anderen Lebensbereiche hat. Diese relativ neue Forschungsrichtung ist die **Positive Psychologie** und hat – unbemerkt von der breiten Öffentlichkeit – inzwischen bereits eine wahre Fülle an wissenschaftlich fundierten Erkenntnissen hervorgebracht.

Gleichzeitig fragen sich insbesondere in den wohlhabenden Nationen immer mehr Menschen, wie sie aus ihrem oft materiell guten Leben ein sie erfüllendes Leben machen können, in dem sie sich zufrieden und glücklich fühlen, das ihnen Sinn gibt und von dem sie, wenn sie einmal 80 oder 90 Jahre alt sind, sagen können: „Ja, das war ein gutes Leben!" Sie stellen sich die Frage, wie sie es angehen können, ein gutes, gelingendes und glückliches Leben zu führen.

Dieses Buch bietet den Brückenschlag von den wissenschaftlichen Erkenntnissen der Positiven Psychologie zur Anwendung in unserem konkreten Leben. Dadurch hat es das Potenzial, unser Leben nachhaltig zu verbessern.

Als Autor sind mir für dieses Buch mehrere Aspekte besonders wichtig:

- Was Glück und Zufriedenheit für jemanden bedeutet, ist so unterschiedlich wie wir Menschen sind. Dies kann nur jeder Einzelne für sich entscheiden. Deshalb gibt es in diesem Buch nicht einen einzigen Weg, sondern über 40 Haltungen und Wege und jede Leserin und jeder Leser kann sich daran wie an einem großen Essens-Buffet bedienen, Neues ausprobieren, anderes weglassen und sich an der für ihn reizvollsten Speise angenehm satt essen.
- Mir ist auch sehr wichtig, dass die Leserin und der Leser (zur besseren Lesbarkeit werde ich im Folgenden weitgehend die männliche Form wählen, stets sind damit Frauen wie Männer gleichermaßen gemeint) in völliger Freiheit dafür entscheiden, was sie tun oder nicht tun. Sie entscheiden über ihren individuellen Weg. Wer sonst sollte es auch tun? Deshalb enthält dieses Buch keine Verpflichtungen oder Vorschriften, jedoch ganz viele Anregungen und Inspirationen.
- Wissenschaft kann auch trocken und komplex sein. Mir war es wichtig, dass dieses Buches zum einen auf solider Wissenschaft aufbaut und zum anderen sowohl unterhaltsam und leicht als auch anwendbar ist. Deshalb enthält dieses Buch auch eine Vielzahl von Reflexionsfragen und Praxisübungen. Ich hoffe sehr, dass dieses Buch mit Genuss gelesen werden kann und Lust macht, die vielen Möglichkeiten auszuprobieren.
- Sich mit Glück, Zufriedenheit und damit zu beschäftigen, wie das eigene Leben noch weiter verbessert werden kann, ist nicht nur sehr lohnend, sondern auch eine sehr persönliche Angelegenheit. Für mich schafft die deutsche „Sie"-Form zu viel Distanz bei einem solch' schönen und persönlichen Thema. Deshalb habe ich für den weiteren Verlauf des Buches die „Du-Form" gewählt. Das kann anfangs ungewohnt wirken, nach meinen bisherigen Rückmeldungen bin ich mir jedoch sicher, dass die meisten Leser dies im Laufe des Buches sehr positiv und angemessen finden und ich hoffe, dass es auch für dich in Ordnung geht.

Das Buch besteht aus vier Teilen. Im ersten Teil (Kapitel 1 Einleitung und Kapitel 2 Grundlagen) erhältst du vielfältige Informationen aus der Psychologie, wie wir unser Leben gestalten können und welche Mechanismen dabei wirksam werden. Ich empfehle dir, diesen Teil als erstes zu lesen. Im zweiten Teil geht es um unsere Haltungen zum Leben und wie diese unser Glück, unseren Erfolg und unsere Lebenszufriedenheit beeinflussen. Eine große Zahl verschiedener „Glückswege" findest du im dritten Buchteil. Der letzte Buchteil enthält einen kurzen Ausblick darauf, wie die Erkenntnisse der Positiven Psychologie die Gesellschaft, die Schulen und die Arbeitswelt verändern können.

Es gibt mehrere Personen, die dieses Buch vor der Veröffentlichung gelesen haben und diese gaben mir folgenden wichtigen Hinweis: „Norbert, bitte sage deinen Lesern unbedingt am Anfang dieses Buches, dass sie sich während des Lesens gerne Markierungen machen sollen oder separate Notizen. Auch wer das Buch eigentlich nur lesen will, bekommt, je länger er liest, immer mehr Lust, die Dinge auszuprobieren. Dann ist es für ihn sehr hilfreich, wenn er schnell die Themen wiederfindet, die ihn besonders inspiriert haben."

Lass mich noch ein paar persönliche Worte anschließen. Für mich ist die Frage, wie ich den Rest meines Lebens gestalten und leben möchte, die wichtigste Frage überhaupt, denn die Antwort darauf bietet mir Orientierung für alle anderen Themen im Leben. Doch die große Frage dabei ist, auf welche Weise ich meine Vorstellung erreichen kann. Was ist dafür ein Erfolg versprechender Weg? Früher gab es dazu keine fundierte Anleitung. Maximal wurde mir suggeriert, wie ich leben soll. Dagegen bietet die Positive Psychologie wissenschaftlich fundierte Ergebnisse und sie zeigt auf, was funktioniert. Ich kann frei entscheiden, welche dieser Wege ich wählen möchte. Dafür liebe ich diese Wissenschaft und dies umso mehr, weil ich für mich persönlich entdeckt habe, wie ich durch die Forschungsergebnisse mein Leben weiter verbessern konnte. Das ist es, was mich daran so fasziniert. Zum ersten Mal in der Menschheitsgeschichte gibt es wissenschaftliche Erkenntnisse darüber, wie wir unser Leben verbessern können. Diese Faszination ist der Grund, weshalb ich mich entschieden habe, meinen sicheren Managerjob hinter mir zu lassen und mich ganz auf diese neuen grandiosen Möglichkeiten zu konzentrieren. Ich möchte, dass möglichst viele Menschen davon erfahren und die Möglichkeit bekommen, dadurch ihr Leben nach ihren Vorstellungen zu gestalten und ein ganz neues Lebensgefühl zu entwickeln. Ich freue mich sehr, dass du dieses Buch gewählt hast. Mein größter Wunsch ist es, dass du darin die Möglichkeiten findest, mit denen du deine persönlichen Vorstellungen von deinem Leben gestalten kannst. Für mich gibt es nichts Spannenderes, Lohnenderes und Interessanteres. Ich wünsche dir dabei viel Freude und viele grandiose Erfahrungen.

Danksagung

Für mich war das Schreiben dieses Buches ein großes Abenteuer. Alles begann mit der Idee, die in Fachartikeln und wissenschaftlichen Büchern verstreuten großartigen Forschungsergebnisse der Positiven Psychologie in einem Buch so zusammenzufassen, dass Leserinnen und Leser eine praxistaugliche Anleitung bekommen, um ihr eigenes Leben aufblühen zu lassen. Bis auf die Idee und ein tiefes Gefühl, dass das eine gute Entscheidung ist, hatte ich nichts in den Händen. Daher bin ich vielen Menschen sehr dankbar, die mich dabei begleitet haben.

Klaus Schirmer möchte ich für die phantastischen Rückmeldegespräche und Ideen danken und für die viele Zeit, die er investiert hat, genauso wie Angelika Wiener, die mir nicht nur zu meinem Manuskript hervorragende Rückmeldungen gab, sondern darüber hinaus durch weiteren wertvollen Input und ihre Lebenserfahrung das Buch voranbrachte. Ich bin Barbara Itani sehr dankbar, die nicht nur wertvolle Anregungen zum Text hatte, sondern auch alle Praxisübungen noch einmal auf Verständlichkeit und Anwendbarkeit prüfte. Alle drei motivierten mich außerordentlich, dieses Buch genau in dieser Form zu schreiben. Für ihre Hinweise aus wissenschaftlicher Sicht bin ich insbesondere Ann-Christin Heim sehr dankbar. Iris Huber danke ich sehr für ihre Zeit und ihren wertvollen Input aus ihrer täglichen professionellen Arbeit mit Menschen. Durch ihren Erfahrungsschatz konnte ich mein Konzept mit den Lebenswirklichkeiten von hunderten Menschen, die sie kennt, abgleichen.

Besonders bedanken möchte ich mich auch für die Zeit und den wertvollen Input, der mir von Berid Stadler, Rudolf Greimel und Georg

Schoppa gegeben wurde, gleichermaßen bedanke ich mich bei Sonja Glass, Thomas Schwartz und Volker Callembach für ihr Feedback zu Teilen des Manuskripts.

Isabel Ptok wird für mich immer mit diesem Buch verbunden sein. Als ich nach Wochen des Schreibens immer unsicherer wurde, ob das, was ich da tue, auch wirklich bei Leserinnen und Lesern so ankommt, wie ich mir das wünschte, war sie die erste, der ich eine Leseprobe gab. Ich kann mich noch gut an mein persönliches Glücksgefühl in dem Augenblick erinnern, als ich ihre Rückmeldung bekam und darin bestätigt wurde, auf der richtigen Spur zu sein. Sie ist ein unglaublich positiver Mensch und ich liebe ihre aufmunternden Kommentare, die sie in ihren Rückmeldungen zum Manuskript versteckte.

Ein besonderer Dank gilt auch Dr. Oliver Haas, der für mich bereits seit vielen Jahren ein inspirierendes Beispiel dafür ist, wie Positive Psychologie praktisch in Unternehmen angewandt wird. Durch sein Corporate Happiness®-Konzept hat er bereits beachtliche Erfolge erzielt und gezeigt, dass „a great place to work" nicht eine leere Phrase sein muss, sondern mit den Konzepten der Positiven Psychologie in Unternehmen authentisch und zum Wohle aller gestaltet werden kann.

Michael Tomoff und Dr. Günther Fetzer danke ich sehr für ihre Tipps und Hinweise zum schnellen Finden eines hervorragenden Verlages. Dadurch kam ich ohne langes Suchen zum Springer-Verlag. Mein dortiger Hauptansprechpartner ist Heiko Sawczuk. Ihm danke ich für sein Engagement, seine Unterstützung und die sehr gute Zusammenarbeit. Bereits im ersten Telefonat mit ihm hatte ich das Gefühl, dass die gemeinsame Arbeit an diesem Projekt sowohl sehr professionell sein als auch viel Spaß machen würde. So kam es dann auch und dafür bin ich sehr dankbar, denn Spaß bei so einem Projekt zu haben, ist für mich eine wichtige Motivation. Dies gilt gleichermaßen für meine Lektorin Daniela Böhle. Ich bin immer noch begeistert und dankbar, wie schnell, professionell und reibungslos sich unsere Zusammenarbeit gestaltet hat.

Meiner Familie danke ich sehr für die Unterstützung beim Schreiben dieses Buches und für ihr Verständnis, wenn ich, statt am Familienleben teilzunehmen, vertieft in irgendwelche Studien vor meinem Notebook saß.

Ich empfinde eine tiefe Dankbarkeit dafür, dass ich dieses Buch schreiben konnte, und ich denke hierbei an sehr viele Menschen, angefangen von allen, die mich unterstützt haben und mir ermöglicht haben, meine Stärken und Fähigkeiten zu entwickeln und meine Lebenserfahrung zu sammeln, bis hin zu all den wunderbaren Forscherinnen und Forschern, die grandiose Erkenntnisse zutage gefördert haben. Alles, was wir tun, wirkt auf uns zurück und ein Buch über Glück und Lebensfreude zu schreiben und die Möglichkeit zu haben, sich mit diesem wunderbaren Thema sehr intensiv zu beschäftigen, war für mich und meine persönliche Lebensfreude wunderbar.

Inhaltsverzeichnis

1	**Einleitung**	1
1.1	Wie die Wissenschaft das Glück fand	1
1.2	Was ist eigentlich Positive Psychologie genau?	3
1.3	Was bedeutet eigentlich „glücklich"? Und was könnten die Zutaten für ein gelingendes Leben sein?	6
1.4	Warum es von Vorteil ist, glücklicher und zufriedener zu sein	9
1.5	Kann ich glücklicher werden? Kann man Glück lernen?	13
2	**Grundlagen: Wie wir unsere Wirklichkeit erschaffen und was das mit Glück zu tun hat**	21
2.1	Die Entdeckung des Pygmalioneffekts	22
2.2	Selbsterfüllende Prophezeiungen	26
2.3	Filter und Täuschung	28
2.4	Innere Stimme und Bewertungen	35
2.5	Wie wir unsere Wirklichkeit erschaffen	41
2.6	Dein Schlüssel für ein glücklicheres Leben	43
2.7	Hedonistische Anpassung oder wie lange macht mich mein neues Auto glücklich?	46

2.8	Exkurs: Neuroplastizität – unser Gehirn erfindet sich ständig neu	49
2.9	Macht Geld glücklich?	50
2.10	Warum schlechte Nachrichten für uns so interessant sind	52

3 Haltungen 57

3.1	Permission to be human	58
3.2	Konzentriere dich auf deine Stärken, nicht auf deine Schwächen	61
3.3	Wie unsere unbewussten Glaubenssätze unser Leben prägen	66
3.4	Erlaube dir, glücklich zu sein	72
3.5	Der Weg ist auch das Ziel: Lebst du schon oder sitzt du noch immer im Wartezimmer?	76
3.6	Exkurs: Vergleichen gehört zum Leben, das Bewerten kannst du lassen	82
3.7	Lebst du das Leben, das dich ausmacht, oder das Leben deiner Nachbarn?	82
3.8	Passive victim oder active agent	86
3.9	Wie steht es mit Jammern, Beschweren und Lästern?	89
3.10	Exkurs: Maximizing vs. satisfying – wie geht es uns in einem Leben mit immer mehr Wahlmöglichkeiten?	97
3.11	Exkurs: Sei zufrieden und strebe nach mehr!	98
3.12	Liebst du dich? – Glaubst du, dass du etwas ganz Besonderes bist?	98
3.13	Deine Emotionen kommen nicht von außen, von anderen, sondern aus dir	104
3.14	Fühle statt verdränge – Gefühle voll leben	109
3.15	Wie gehst du mit den Widrigkeiten des Lebens um? Siehst du darin Chancen und Möglichkeiten oder nur Ärgernisse?	119
3.16	Faszination Verbundenheit	121
3.17	Hör' auf dein Herz	125

3.18	Exkurs: Werte – Wie erkenne ich meine Werte? – Lebe ich auch danach?	132
3.19	Es ist, wie es ist!	132
3.20	Glückshaltung Multitomie oder warum es mehr Spaß macht aus verschiedenen Farben ein Bild zu malen als über die Unterschiedlichkeit der Farben zu streiten	135
3.21	Haltungsmatrix – Wo stehe ich und wo möchte ich mich weiterentwickeln?	137

4 Wege zur Steigerung des Glücks — 145
4.1 Positiver Umgang mit der Vergangenheit — 145
    4.1.1 Weg 1: Dankbarkeit — 145
    4.1.2 Exkurs: Weg 2: Bewältigungsstrategien — 155
    4.1.3 Exkurs: Weg 3: Regelmäßiger Life-Check-up — 155
    4.1.4 Exkurs: Weg 4: Vergebung — 155
4.2 Glück im Hier und Jetzt — 156
    4.2.1 Weg 5: Genuss — 157
    4.2.2 Exkurs: Weg 6: Gönne dir jeden Tag etwas Schönes — 167
    4.2.3 Weg 7: Flow — 167
    4.2.4 Exkurs: Weg 8: Kein Grübeln oder warum Glück nicht ins Gedankenkarussell kommt — 176
4.3 Zukunft gestalten — 177
    4.3.1 Weg 9: Deine Lebensvision entwickeln und deine Lebensträume verwirklichen — 177
    4.3.2 Weg 10: Ziele setzen — 181
    4.3.3 Weg 11: Optimismus – die geheime Strategie für mehr Lebensfreude und mehr Gesundheit — 187
    4.3.4 Weg 12: Expressives Schreiben — 193

4.4		Zwischenmenschlich	197
	4.4.1	Weg 13: Von den guten Dingen erzählen und aktiv-konstruktiv reagieren	197
	4.4.2	Exkurs: Weg 14: Positivity ratio (Positivitätsverhältnis) oder wie wir unser Glück in unseren Beziehungen steigern können	202
	4.4.3	Weg 15: Soziale Beziehungen/Freunde	202
	4.4.4	Weg 16: Hilfsbereitschaft	216
4.5		Leib und Seele	221
	4.5.1	Weg 17: Sport	221
	4.5.2	Weg 18: Fließe mit dem Lebensrhythmus und tu das, was dir Energie gibt	226
	4.5.3	Exkurs: Weg 19: Spiritualität/Religion	229
	4.5.4	Exkurs: Weg 20: Meditation	229
	4.5.5	Weg 21: Finde dein Ikigai	230
4.6		Weg 22: Sinn	231
4.7		Was dir hilft, die neuen Erkenntnisse in dein Leben zu integrieren	240

5 Die Zukunft 257
- 5.1 Wie lebt Joy? 258
- 5.2 Wirtschaftssystem und Leitprinzipien 260
- 5.3 Gesellschaft und Politik 262
- 5.4 Arbeitswelt und Schulen 264
- 5.5 Gestalte dein Leben! 271

1
Einleitung

1.1 Wie die Wissenschaft das Glück fand

Was ist Glück, was ist ein gutes Leben und sollen wir überhaupt danach streben? Das sind Fragen, die die Menschen seit Jahrtausenden beschäftigen. Große Denker aller Epochen haben sich dazu intensive Gedanken gemacht. Aufzeichnungen dazu sind bereits über 2 500 Jahre alt. Wir finden Texte bei Lao-Tse in seinem einflussreichen Buch „Tao Te Ching", bei Konfuzius oder etwas später bei Aristoteles in seinem Werk „Nikomachische Ethik". Schon damals waren sich die Philosophen sicher, dass jeder von uns Einfluss auf sein Glück hat und Glück erlernbar und gestaltbar ist. Das ist ein wirklich interessanter Punkt: Während viele Menschen heute glauben, dass Glück etwas ist, was uns entweder von außen zufällt oder eben nicht, waren sich diese Denker sicher, dass Glück dem zuteilwird, der seine Möglichkeiten richtig nutzt und sich richtig verhält. Vereinfacht gesagt gab es zwei große Denkrichtungen: Aristoteles[1] vertrat die **eudaimonische Ethik**. Dabei geht es darum, das Leben durch rechtes Tun insgesamt zum Aufblühen zu bringen und einen ausgeglichenen Gemütszustand zu erreichen. Es ist die längerfristige Lebenszufriedenheit, die jemand fühlt, wenn er auf sein Leben zurückblickt. Die andere Richtung nennt sich **Hedonismus**. Für die Vertreter dieser Richtung, darunter die Philosophen Aristippos von Kyrene und Epikur, besteht Glück aus Genuss und der Abwesenheit von Schmerz und Übel[2]. Glück besteht dabei vor allem aus den guten Gefühlen. Vereinfacht gesagt: **Hedonie** erlebst du und **Eudaimonie** bilanzierst du[3].

Andere Philosophen vertraten Überlegungen, die bis heute aktuell sind, beispielsweise die, dass Glück eine Frage der inneren Einstellung ist (Epiktet, Marc Aurel) oder nicht in unserem Besitz, sondern in uns selbst liegt (Demokrit). Nach dieser Sicht finden wir unser Glück in uns selbst und nicht dadurch, dass wir viele materielle Werte ansammeln.

Wenn es nicht um das blanke Überleben ging, beschäftigten sich die Menschen in allen Epochen seit der Antike bis in die Gegenwart mit der Frage, wie sie ihr Leben besser gestalten können. In den letzten Jahrzehnten kam die „Lebenshilfe-Bewegung" mit manchmal hilfreichen und manchmal weniger hilfreichen Empfehlungen dazu.

Was jedoch in der Menschheitsgeschichte bislang völlig fehlte, sind wissenschaftliche Fakten, die uns zeigen, was funktioniert und was nicht. Dazu musste erst etwas Ende des letzten Jahrhunderts passieren, das eine Kettenreaktion in Gang setzte. Die Situation war ganz einfach: Ein Professor jätete mit seiner fünfjährigen Tochter Unkraut im Garten. Der Professor war Martin Seligman. Er war bereits eine bekannte Koryphäe der Psychologie und hatte beispielsweise herausgefunden, wie Hilflosigkeit erlernt wird und welche Auswirkungen dies hat. Außerdem war er 1997 mit weitem Vorsprung zum Vorsitzenden des einflussreichen Verbandes der amerikanischen Psychologen (APA)[4] gewählt worden. Seine Tochter war Nikki, die es mit dem Unkrautjäten nicht so ernst nahm. Sie warf das Unkraut in die Luft und tanzte und sang dazu. Martin Seligman schimpfte daraufhin mit ihr und sie verzog sich, um nach ein paar Minuten wiederzukommen. Sie wollte mit ihrem Vater reden und sagte ihm, dass sie früher immer schnell geweint habe und an ihrem fünften Geburtstag selber entschieden habe, sich zu ändern. Wenn ihr das gelungen sei, sagte sie, dann könne sich doch ihr Vater genauso ändern und nicht mehr so ein Miesepeter sein.

Das saß. Martin Seligman dachte nach und gestand sich ein, dass er tatsächlich ein Miesepeter war. Er hatte eine Familie voller Sonnenschein und war selbst oft schlecht gelaunt. Bei Nikki erkannte er früh gereifte Stärken, z. B. das Leben selbst in die Hand zu nehmen. Seine Aufgabe als Vater war es nicht, sich um ihre Schwächen zu kümmern, wie er das bislang versuchte zu tun, sondern sie zu unterstützen und zu fördern, ihr Leben um ihre Stärken herum aufzubauen. Nun ergab ein Gedanke den nächsten: Könnte es sein, dass ein riesiger gesellschaftlicher Nutzen dadurch entsteht, dass Menschen das tun, was ihren Stärken entspricht, statt an ihren Fehlern zu arbeiten? Was bedeutet das für die Psychologie? Sie hat sich bislang stark um Krankheiten gekümmert und um das, was nicht funktioniert. Was wäre, wenn es zusätzlich auch eine psychologische Forschung gäbe, die sich um die besten Dinge des Lebens kümmert? Was wäre, wenn Eltern und Lehrer diese

Wissenschaft anwenden würden, um widerstandsfähige und seelisch starke Kinder großzuziehen? Kinder, die einen Platz in der Welt einnehmen, in der sie persönliche Erfüllung finden. Können auch Erwachsene wie Martin Seligman glücklicher werden und was braucht es dazu? Können sie mehr Erfüllung in ihrem Leben finden und welche Auswirkungen hat dies? Die Psychologie könnte mit ihren wissenschaftlichen Techniken Antworten auf diese Fragen finden.

Martin Seligman hatte für die Präsidentschaft beim APA kandidiert, weil er spürte, dass er eine Mission hatte. Ihm war jedoch nicht klar gewesen, welche das war. Jetzt im Garten, nachdem die Kettenreaktion seiner Gedanken abgelaufen war, war ihm auf einmal klar, was seine Mission für seine Präsidentschaft und die Psychologie sein würde: Sie brauchte eine Erweiterung: Die Erforschung der positiven Aspekte des Lebens, die Positive Psychologie[5].

1.2 Was ist eigentlich Positive Psychologie genau?

Lass uns mit einer Definition beginnen:

> Die Positive Psychologie beschäftigt sich in Forschung und Praxis mit den Bedingungen und (Wechsel-)Wirkungen, die eine optimale Entwicklung von Personen, Gruppen und Organisationen ermöglichen[6].

Diese Definition kommt etwas trocken daher. Sie wird anschaulicher, wenn wir uns vergegenwärtigen, was die Psychologie bislang geleistet hat. Bis Ende des letzten Jahrhunderts hat sich die Psychologie neben Grundlagenforschung (z. B. wie Lernen funktioniert, wie wir uns vom Säugling bis zum Greis entwickeln, wie wir in Gruppen interagieren und welche Persönlichkeitsunterschiede es gibt) vor allem mit der wichtigen Frage beschäftigt, wie Menschen mit psychischen Störungen geholfen werden kann. 1949 gab es für psychische Krankheiten keine einzige Behandlung, deren Wirksamkeit einer wissenschaftlichen Prüfung standhielt. Ein halbes Jahrhundert später können mindestens 14 psychische Krankheiten durch Psychotherapie und Medikamente wesentlich abgemildert oder sogar geheilt werden[7]. Das sind großartige Fortschritte. Die Psychologie hat es geschafft, dass Menschen, deren Leben durch eine psychische Erkrankung eingeschränkt war, wieder ein funktionierendes Leben führen können. Vereinfacht gesagt hilft bislang die Psychologie

Menschen von −5 wieder auf 0 zu kommen. Dieser Fokus ist wichtig, jedoch fehlte bis 1998, als Martin Seligman die Positive Psychologie ausrief, die andere Seite: Wie kommen Menschen von 0 auf +5 oder von +3 auf +8? Wie kannst du, wenn du ein „normales" Leben hast, daraus ein großartiges Leben machen?

Das zeigen auch sehr eindrucksvoll folgende Zahlen: Zwischen 1887 und 2000 erschienen 57 800 wissenschaftliche Studien zu Angst und 70 856 zu Depression. Dagegen gab es nur 5 701 Untersuchungen zur Lebenszufriedenheit, 2 958 zu Glück (Happiness) und ganze 851 Artikel erwähnen das Wort Freude[8].

Während die Psychologie sehr erfolgreich in der Erforschung und Behandlung psychischer Krankheiten wurde, vernachlässigte sie die Mehrzahl der gesunden Menschen und die Erforschung der Aspekte, die Menschen aufblühen lassen, psychisch stark machen und zu einem gesunden Leben führen. Die Positive Psychologie stellt nur die Balance wieder her, denn die Psychologie hat sich seit ihrem Beginn im 19. Jahrhundert das Ziel gesetzt, das Erleben und Verhalten zu erforschen und dazu gehört sowohl das, was nicht funktioniert, als auch das, was gut funktioniert. Diese Entwicklung finde ich sehr spannend, weil sich daran erkennen lässt, dass auch eine Wissenschaft von gesellschaftlichen Trends und Anforderungen beeinflusst wird. Die Zeit war nun reif, sich auch um die guten Aspekte des Lebens zu kümmern.

Martin Seligman forderte daher 1998 in seiner historischen Grundsatzrede, dass sich die Positive Psychologie damit beschäftigen solle, wie die besten und größten persönlichen Qualitäten gebildet werden: Optimismus, Mut, Zukunftsorientierung, soziale Kompetenz, soziale Verantwortung, Freude und Sinn. Sie soll helfen, das Leben von Menschen erfüllter zu machen, sie soll herausfinden, was zu Wachstum und Aufblühen führt, was Menschen hilft, aus Niederschlägen gestärkt hervorzugehen. Die Positive Psychologie soll herausfinden, welche Erziehung starke und gesunde Kinder hervorbringt, welche Arbeitsbedingungen zur größten Zufriedenheit bei den Beschäftigten führen und welche Politik die stärksten Zivilgesellschaften bildet. Sie soll eine wissenschaftlich fundierte Vision davon entwickeln, was das Leben von Menschen besser macht, eine Vision, die verständlich und attraktiv ist[9]. Kannst du verstehen, warum ich von der Positiven Psychologie so begeistert bin? Erstmals in der Menschheitsgeschichte bekommen wir fundierte Antworten auf diese wichtigen Fragen.

Lass mich dieses Kapitel zur Definition der Positiven Psychologie anhand mehrerer Aspekte abrunden, die dir ein noch klareres Bild geben, denn insbesondere das Wort „positiv" kann zu Missverständnissen führen:

- **Die Positive Psychologie beschäftigt sich auch mit den „negativen" Dingen des Lebens.** Sie ist eine Wissenschaft, die sich mit dem Leben ganzheitlich beschäftigt und zum Leben gehören auch negative Gefühle und Niederlagen. Allerdings stellt sie andere Fragen: Beispielsweise fragt sie, wie wir aus einer Niederlage oder einem Schicksalsschlag gestärkt hervorgehen können oder welchen Nutzen wir aus unseren negativen Gefühlen ziehen können.
- **Die Positive Psychologie hat nichts mit dem positiven Denken zu tun**, auch wenn die Begriffe sich leicht verwechseln lassen. Das positive Denken sagt sehr vereinfacht: Glaube absolut an das, was du erreichen willst, blende alles andere aus und dann erreichst du es auch. Dies kann beim positiven Denken so weit führen, dass kranke Menschen den Vorwurf bekommen, sie hätten nicht positiv genug gedacht[10]. All das hat nichts mit Positiver Psychologie zu tun. Die Positive Psychologie hilft uns, ein erfüllteres Leben zu führen, dazu gehören jedoch auch Täler. Sie ermöglicht uns, mehr Glück in unser Leben zu bringen, dies ist allerdings kein verordnetes Glücklichsein und schwierigere Zeiten, in denen wir uns nicht gut fühlen, gehören ebenfalls zu unserem Leben und unseren Wachstumsprozessen.
- **Es gibt keine negative Psychologie.** Ich werde immer wieder gefragt, was denn dann die negative Psychologie sei. Diesen Begriff gibt es nicht, er würde auch den großartigen bisherigen Leistungen der Psychologie nicht gerecht werden.
- **Die Abwesenheit von unglücklichen oder negativen Gefühlen lässt nicht automatisch glückliche oder positive Gefühle entstehen.** Das ist ein häufiger Irrtum, dem wir Menschen unterliegen. Wir glauben, wenn alles Negative weg ist, muss alles positiv sein. Es ist jedoch wie bei einer schönen Blume. Wenn du das ganze Unkraut entfernt hast, heißt dies nicht automatisch, dass die Pflanze gut wächst. Sie braucht nahrhaften Boden, Wasser und Licht. Diese Faktoren bringen sie zum Wachsen und Aufblühen. Das sind jedoch ganz andere Qualitäten als die Entfernung der behindernden Faktoren. Dies zeichnet ebenfalls die Positive Psychologie aus: Sie erforscht genau diese Faktoren.
- **Die Positive Psychologie stellt andere Fragen.** Am deutlichsten wurde dies für mich durch die Erzählungen von John Gottmann. Der amerikanische Psychologieprofessor ist ein weltweit anerkannter Experte für

Beziehungen und Ehestabilität. Er dachte, er könne hinter das Geheimnis guter Beziehungen kommen, wenn er verstand, was Beziehungen scheitern ließ. So kam er jedoch nicht weiter. Erst als er fragte, was dazu führt, dass Menschen auch noch nach Jahrzehnten in glücklichen Beziehungen leben, bekam er die entscheidenden Antworten[11], über die wir später in diesem Buch sprechen werden. Die Frage bestimmt die Antworten und du erkennst sofort der Unterschied zwischen Frage 1: „Welche Faktoren führen bei Jugendlichen, die in einer Umgebung voller Gewalt aufwachsen, dazu, dass sie straffällig werden?" und Frage 2: „Was führt dazu, dass Jugendliche aus einem solchen Umfeld später ein erfolgreiches Leben aufbauen?" Je nach Frage gibt es ganz unterschiedliche Antworten.

Die Positive Psychologie hat ihren Ursprung an den Universitäten in den USA, daher kommen auch sehr viele Forschungsergebnisse von dort. In Deutschland haben wir hierzu noch vergleichsweise wenig geforscht. Wenn du im Laufe des Buches immer wieder von Untersuchungen aus den USA liest, dann weißt du nun, was die Ursachen dafür sind.

Ich hoffe, du hast nun ein sehr gutes Bild davon, was die Positive Psychologie ausmacht. Lass uns jetzt danach fragen, was Glück ist.

1.3 Was bedeutet eigentlich „glücklich"? Und was könnten die Zutaten für ein gelingendes Leben sein?

Im Deutschen sind „Glück" und „glücklich" sehr unglückliche Begriffe, weil sie in verschiedenen Bedeutungen gebraucht werden. Das Englische unterscheidet hier besser[12], denn es gibt:

- „luck", das „Zufallsglück", das bedeutet im Deutschen „Glück gehabt", jemand konnte einen Unfall gerade noch vermeiden oder hat einen Lottogewinn bekommen. Interessanterweise symbolisieren wir Glück mit ganz seltenen Dingen: mit einem vierblättrigen Kleeblatt, dem Schornsteinfeger, einem Glückscent, den du auf der Straße findest. Wenn du es dir genau überlegst, dann bringt unsere Kultur zum Ausdruck: Glück ist etwas ganz Seltenes, das irgendwann vielleicht in dein Leben tritt. Das mag für das Zufallsglück stimmen, jedoch wissen wir heute aus der Wissenschaft, dass wir das Glück der beiden folgenden Kategorien sehr stark selbst in der Hand haben:

- „**pleasure**", das bedeutet im Deutschen „jetzt im Augenblick glücklich sein", es meint das Glücksgefühl, das Gefühl von Freude, Vergnügen, Genuss im Hier und Jetzt.
- „**happiness**" bezeichnet die generelle Zufriedenheit im Leben, d. h. Lebensfreude über einen längeren Zeitraum.

Wenn du dir diese Unterscheidung ansiehst, dann geht es in diesem Buch um „pleasure" und „happiness". Beide Glücksarten hängen eng zusammen: Wer häufig Glücksgefühle hat, ist auch mit seinem Leben zufriedener und wer mit seinem Leben zufriedener ist, berichtet auch in der Regel öfter von positiven Gefühlen[13]. In diesem Buch geht es darum, wie du dieses Glück für dich steigern kannst.

Es geht jedoch um noch viel mehr. Lass dir dazu folgende Frage stellen: „Angenommen ich biete dir an, dass in deinem Gehirn ein modernes kleines Gerät mit vielen dünnen Elektroden eingebaut wird. Danach schwimmst du schwerelos in einem Becken und ein Supercomputer steuert die Elektroden so, dass du glaubst, richtig zu leben. Dir passieren nur die besten Dinge und dein Gehirn wird so stimuliert, dass du bis an dein Lebensende nur noch Glücksgefühle hast. Würdest du das Gerät nehmen wollen?" Wenn ich diese an das Gedankenexperiment des Philosophen Robert Nozick[14] angelehnte Frage in Seminaren stelle, dann lehnen die meisten dieses natürlich bislang nur in der Theorie denkbare Angebot ab. Vielleicht hast du auch so gedacht. Ich würde das Gerät auch nicht annehmen wollen. Was die meisten Menschen bei der Frage bewegt ist, dass sie echtes Glück fühlen möchten statt simuliertes und außerdem spüren, dass ein Leben noch weit mehr enthalten darf als ausschließlich Glücksgefühle und Vergnügen.

Martin Seligman unterscheidet drei Arten von glücklichem Leben:

- Das **angenehme Leben**: Damit ist das Leben voller Glücksgefühle, Freude, Spaß und Vergnügen gemeint. Er nennt es auch das „Hollywood-Leben", etwas platt könnte man sagen: „Das Leben ist eine Party". Was meinst Du? Wäre das etwas für dich?
- Das **gute Leben**: Damit ist das Leben voller Flow gemeint. Das bedeutet, du lebst deine Stärken und hast oft das Gefühl, dass du in deine Aufgaben so vertieft bist, dass die Zeit stehenbleibt. Das klingt viel weniger spektakulär als das Partyleben. Wir werden jedoch noch sehen, dass diese Art den Menschen eine tiefe Befriedigung gibt.

- Das **sinnvolle Leben**: Damit ist ein Leben gemeint, von dem du sagst, du setzt dich für etwas ein oder hast eine Verbindung zu etwas, das größer ist als du selbst. Sinn kann eine weitere sehr wichtige Zutat für ein gelungenes Leben sein.

Was ist nun für dich für ein gelingendes Leben wichtig? Für mich sind dabei zwei Aspekte ganz entscheidend: Zum einen kannst nur du entscheiden, was für dein Leben stimmig ist. Während sich für den einen ein „Hollywood-Leben" richtig anfühlt, möchte ein anderer vielleicht in seinem Beruf Menschen helfen und für einen dritten ist es noch etwas völlig anderes. Zum anderen geht es für mich nicht um ein „entweder oder", sondern vielmehr darum, dass du dir aus den verschiedenen Zutaten eines gelingenden Lebens jeweils so viel aussuchen kannst, wie es sich für dich richtig anfühlt. Aus allem, was die Positive Psychologie herausgefunden hat und was ich in meinen Beratungen und Seminaren erleben durfte, habe ich zwölf Zutaten für ein gelingendes Leben in der folgenden Übersicht herausgearbeitet.

Abb. 1.1 ist als erste Orientierung für dich gedacht. Positive Gefühle meint beispielsweise Vergnügen, Genuss, Glücksgefühle (das „Hollywood-Leben"). Flow steht für die Aspekte, die Martin Seligman dem „guten Leben" zuschreibt, und Sinn für das oben skizzierte „sinnvolle Leben". Positive Beziehungen und Liebe stehen unter anderem für die tiefe Freundschaft mit Menschen, also beispielsweise jemanden zu haben, den

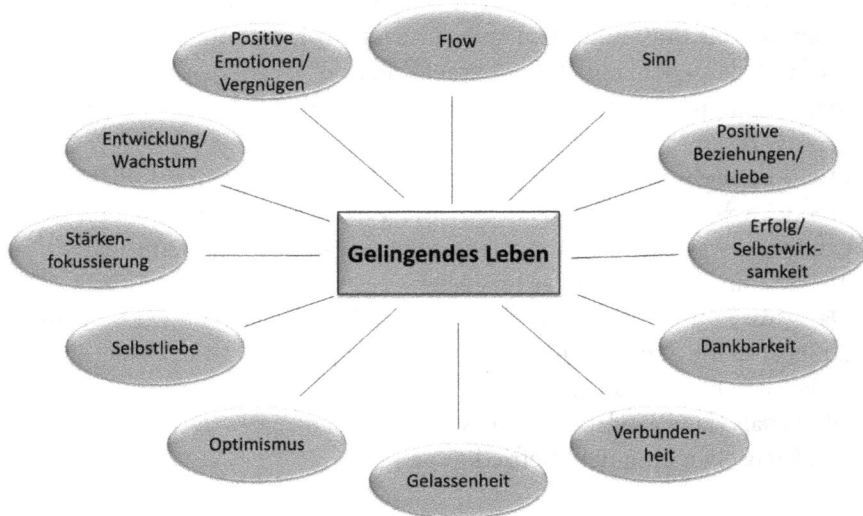

Abb. 1.1 Zwölf Zutaten für ein gelingendes Leben

man um vier Uhr morgens anrufen kann. Erfolg und Selbstwirksamkeit stehen dafür, das Leben selbst in die Hand zu nehmen und zu erfahren, das eigene Leben und die eigene Umwelt zu gestalten und wirksam zu sein. Diese ersten fünf Zutaten fasste Martin Seligman übrigens zu seiner **Theorie des Wohlbefindens** zusammen[15]. Weitere sehr lohnende Zutaten sind Dankbarkeit, Verbundenheit (mit der Natur, mit der Welt, mit den anderen Menschen und den eigenen Herzensthemen), Gelassenheit (sich selbst und anderen gegenüber nachsichtig sein, Zufriedenheit, akzeptieren, was ohnehin ist, wie es ist), Optimismus, Selbstliebe, die Fokussierung auf die eigenen Stärken (und leben dieser in allen Lebensbereichen) sowie Entwicklung und Wachstum der eigenen Persönlichkeit. Alle in diesem Buch beschriebenen Haltungen, Wege und Übungen lassen sich mindestens einer der zwölf Zutaten zuordnen.

Ich finde es wirklich grandios, dass wir heute so eine „Landkarte" für ein gelingendes Leben haben. Übrigens hängen diese Zutaten miteinander zusammen[16]. Das hat einen großen Vorteil: Wenn du für dein Leben beispielsweise alle zwölf Zutaten ausbauen möchtest, dann brauchst du nicht zwingend an allen zwölf zu arbeiten. Du kannst es dir wie bei einem Mobile vorstellen: Wenn du an der einen Seite ziehst, dann kommt auch alles andere in Bewegung. Wähle dir im Verlauf des Buches die Zutaten aus, die du besonderes verstärken möchtest. Das setzt eine Aufwärtsspirale in Gang, die auch die anderen Bereiche und damit das Leben insgesamt verbessert.

Ich liebe die Positive Psychologie, weil sie uns allen Erkenntnisse und Anleitungen liefert, um unser Leben zu verbessern und so zu gestalten, wie wir es uns vorstellen. Ich freue mich sehr, wenn du dieses Buch mit Genuss liest und die Möglichkeiten für dich auswählst, um dein Leben zum Aufblühen zu bringen. Ein Leben zu leben, wie du es dir vorstellst, hängt auch eng damit zusammen, dass es sich gut anfühlt und du dadurch glücklich und zufrieden bist. Mit diesen Aspekten wollen wir uns jetzt beschäftigen.

1.4 Warum es von Vorteil ist, glücklicher und zufriedener zu sein

Vielleicht denkst du dir: Was ist das für eine Frage? Glücklich und zufrieden zu sein fühlt sich einfach richtig gut an. Wer will das nicht? Ich sehe das auch so. Allein das gute Gefühl wäre schon Grund genug, dieses Thema weiter zu verfolgen. Ich möchte dir jedoch noch von den vielen weiteren

Vorteilen berichten, die positive Emotionen in unserem Leben haben. Es gibt hierzu inzwischen eine riesige Anzahl wissenschaftlicher Studien:

Bessere geistige Fähigkeiten
Glückliche Menschen sind kreativer und können Probleme besser und schneller lösen[17]. Zudem führt eine gute Stimmung dazu, dass Menschen geistig flexibler sind[18] und andere Menschen positiver wahrnehmen[19]. Auch Lernen geht in positiver Stimmung leichter[20]. Viele Untersuchungen belegen eindrucksvoll, dass positive Gefühle unsere Wahrnehmung weiten, uns auf neue Ideen bringen, uns helfen neue Kompetenzen aufzubauen, die Auswirkungen von Stress zu löschen und uns sogar helfen, Ressourcen zu entwickeln, um mit Niederlagen und Misserfolgen viel besser umzugehen und viel schneller wieder aufzustehen[21].

Soziale Beziehungen
Glückliche Menschen verfügen über sehr gute soziale Beziehungen[22], sie sind weniger selbstsüchtig, sind mitfühlender und möchten ihr Glück gerne teilen[23]. Das ist übrigens ein interessanter Punkt: Glückliche Menschen wollen nicht glücklicher als andere sein. Sie möchten, dass es allen gut geht und empfinden keine Genugtuung, wenn es anderen schlechter geht, sondern Mitgefühl[24].

Lass dir von einer außergewöhnlichen Untersuchung etwas ausführlicher berichten. Du kennst sicher auch die folgende Situation: Du wirst fotografiert und der Fotograf ruft „Lächeln!" Die meisten von uns lächeln dann auch brav, selbst wenn es uns gerade nicht danach ist. Neben diesem willentlichen Foto-Lächeln gibt es jedoch auch das authentische Lächeln. Dieses sogenannte Duchenne-Lächeln[25] zeichnet sich vor allem dadurch aus, dass sich die Haut in den äußeren Augenwickeln leicht kräuselt. Das geschieht, wenn es uns wirklich gut geht und wird durch Muskeln hervorgerufen, die nur ganz schwer willentlich beeinflussbar sind. Diesen Unterschied machten sich die Forscher zu Nutze und analysierten von 141 Frauen einer Abschlussklasse die Fotos im Jahrbuch. Drei lächelten nicht, rund die Hälfte zeigte das Duchenne-Lächeln. Die Forscher interessierte, ob es einen Zusammenhang zwischen dem Foto und den Ehen viele Jahre später gab. Die Untersuchung brachte ganz erstaunliche Ergebnisse. Die Frauen mit dem Duchenne-Lächeln, die eine authentische Fröhlichkeit auf den Fotos zeigten, waren 30 Jahre später glücklicher verheiratet und berichteten über viel größeres persönliches Wohlbefinden[26]. Man könnte nun vermuten, dass dies auch ein Effekt von Schönheit ist. Deshalb untersuchten die Forscher auch diesen Aspekt. Jedoch zeigte sich, dass es kein Einfluss der äußerlichen

Attraktivität war, sondern der Effekt allein durch den Ausdruck eines echten Lächelns zu erklären ist.

Ein langes Leben
Übrigens ist das kein Einzelbefund. Forscher untersuchten beispielsweise die Fotos eines Baseball-Registers von 1952 und unterteilten die Fotos in drei Kategorien: kein Lächeln, „Fotolächeln" und echtes Duchenne-Lächeln. Die Forscher interessierte, ob es einen Zusammenhang zwischen den Fotos und der Lebenserwartung gibt. Auch hier waren die Ergebnisse erstaunlich: Die Baseball-Spieler ohne Lächeln wurden im Durchschnitt 72,9 Jahre, diejenigen mit Fotolächeln 75,0 Jahre und die Spieler mit dem echten authentischen Lächeln wurden 79,9 Jahre alt[27]. Bei diesen Untersuchungen müssen wir etwas vorsichtig mit der Interpretation sein, weil aus solchen Daten noch nicht die exakte Ursache für die längere Lebenserwartung hervorgeht. Dennoch ist der Zusammenhang doch sehr erstaunlich und ich möchte dir auch deshalb von diesen Studien berichten, weil sie so außergewöhnlich sind.

Eine andere ebenfalls ungewöhnliche Untersuchung weist gleichermaßen in die Richtung, dass positive Emotionen zu einem längeren Leben führen. Hierbei fanden Wissenschaftler einen beeindruckenden Zusammenhang zwischen den positiven Emotionen in einem kurzen Aufsatz von Nonnen, den sie vor ihrem ewigen Gelübde verfasst hatten, und der späteren Lebenserwartung. Die Forscher stellten fest, dass die Nonnen, die in ihren Aufsätzen viele positive Emotionen zum Ausdruck gebracht hatten, bis zu 10 Jahre länger lebten[28].

Noch detaillierte wurde dieses Thema in einer anderen groß angelegten Studie mit 2 282 Teilnehmenden im Alter zwischen 65 und 99 Jahren untersucht. Hierbei wurde die Teilnehmenden gebeten, aus dem Blickwinkel ihres gesamten bisherigen Lebens einzuschätzen, wie stark folgende vier Aussagen auf sie zutreffen: „Ich fühlte mich genauso gut und wertvoll wie andere Menschen", „Ich blickte hoffnungsvoll in die Zukunft", „Ich war glücklich" und „Ich genoss das Leben". Der Durchschnittswert aus den Antworten zeigt an, wie glücklich, zufrieden und optimistisch die Teilnehmenden in ihrem bisherigen Leben waren. Nach zwei Jahren stellten die Forscher fest, dass dieser Durchschnittswert eine zuverlässige Prognose des jeweiligen Invaliditätsrisikos und der Lebenserwartung erlaubt. Werden andere Einflussfaktoren wie Tabak- und Alkoholkonsum, Körpergewicht und Alter herausgerechnet, dann zeigt sich, dass das Risiko zu sterben oder invalide zu werden bei glücklichen und zufriedenen Menschen um 50 % geringer ist[29].

Optimismus ist ebenfalls für die Lebenserwartung ein wichtiger Wirkfaktor. Forscher stellten fest, dass optimistische Menschen im

Durchschnitt 19 % länger leben als ihre prognostizierte Lebenserwartung[30]. Diese entspricht auch in etwa den Ergebnissen der oben genannten Nonnenstudie.

Gesundheitliche Vorteile
Positive Emotionen schützen vor Erkältungskrankheiten. In einer Studie erklärten sich 334 Erwachsene im Alter von 18 bis 54 Jahren bereit, zum Zweck der Studie mit Erkältungsviren durch Nasentropfen angesteckt zu werden. Die Wissenschaftler maßen zuvor umfangreich die positiven und negativen Emotionen der Teilnehmer. Was denkst du, was war das Ergebnis? Menschen mit starken positiven Gefühlen entwickelten seltener eine Erkältung als Menschen mit einer mittleren positiven Emotion. Am häufigsten war die Erkältung bei den Personen mit den geringsten positiven Emotionen. Die negativen Emotionen wie beispielsweise Angst oder Niedergeschlagenheit hatten einen geringeren umgekehrten Einfluss, d. h. je mehr negative Emotionen messbar waren, umso wahrscheinlicher war es, dass sich die Personen ansteckten. Die positiven Emotionen stellten jedoch das Hauptmerkmal für die Vermeidung einer Erkältung dar[31].

Optimismus schützt vor Herz-Kreislauf-Erkrankungen. Das zeigte sich beispielsweise bei einer Untersuchung von über 1 300 Männern. Optimistische Männer entwickelten 25 % weniger Herz-Kreislauf-Erkrankungen als der Durchschnitt. Umgekehrt war es genauso: Die Gruppe der wenig optimistischen Männer entwickelte 25 % mehr Herz-Kreislauf-Erkrankungen[32].

Auch ist interessant, dass Menschen, deren Stimmung durch humorvolle Filme aufgeheitert wurde, körperlichen Schmerz besser aushalten können[33].

Vorteile bei der Arbeit
Glückliche Menschen sind produktiver und erzielen ein höheres Einkommen. Sie werden von ihren Vorgesetzten besser bewertet und bekommen mehr Unterstützung, sowohl von ihren Führungskräften als auch ihren Kolleginnen und Kollegen[34]. In einer breit angelegten Studie mit australischen Jugendlichen zeigte sich, dass Glücklichsein die Gefahr von Arbeitslosigkeit reduziert und die Wahrscheinlichkeit für gute Arbeitsplätze und ein gutes Einkommen erhöht. Übrigens zeigte sich dabei auch, dass die glücklicheren Jugendlichen eher einen Partner fanden und heirateten[35]. In Experimenten konnte deutlich nachgewiesen werden, dass der emotionale Zustand für die Leistung ausschlaggebend ist. Wir Menschen leisten mehr, wenn wir in positiver Stimmung sind, setzen uns höhere Ziele und halten länger durch[36]. Sehr deutlich zeigt es sich auch in einer Fülle von Untersuchungen, dass Glücklichsein zu deutlich mehr Erfolg führt[37].

Wir haben gesehen, dass positive Emotionen, Glück und Zufriedenheit sich nicht nur wunderbar anfühlen, sondern darüber hinaus vielfältige weitere positive Auswirkungen auf unser Leben haben: Wir lernen leichter, lösen Probleme besser, bekommen ein höheres Einkommen, können mehr leisten, haben bessere soziale Kontakte, bauen Ressourcen auf, um mit herausfordernden Situationen besser umzugehen, sind gesünder und leben länger. Auch wenn manche Ansätze der Forscher sehr ungewöhnlich sind, die breite Flut an wissenschaftlichen Ergebnissen zu den lebensverbessernden Auswirkungen der positiven Emotionen ist überwältigend. Die Evolution wusste schon, warum sich diese Gefühle so gut anfühlen und wir alle so gerne mehr davon haben: Wir verbessern dadurch unser gesamtes Leben.

1.5 Kann ich glücklicher werden? Kann man Glück lernen?

Vielleicht hast du dich das auch schon gefragt. Denn dass Glücklichsein großartig ist und viele weitere positive Wirkungen hat, ist die eine Seite, aber hast du es auch in der Hand glücklicher zu werden und wenn ja, wie geht das?

Zu der Frage, ob Glück und Lebenszufriedenheit sich steigern lassen, gibt es eine Antwort der Wissenschaft und diese ist klar und mehr als eindeutig. Sie lautet: Ja!

Es gibt unzählige Untersuchungen, die zeigen, dass sich Glücklichsein verändern lässt und, was noch besser ist, diese Untersuchungen zeigen zudem, was wirkt und was nicht wirkt. Über viele dieser Studien wirst du im Folgenden noch lesen, wenn ich dir davon detailliert berichte. Du erhältst hier ein wahres Buffet an Möglichkeiten und kannst dir aussuchen, was zu dir passt. Freue dich schon jetzt auf all diese Strategien, die schon vielen Menschen ermöglicht haben, ein Leben mit viel positiverem Lebensgefühl, mit mehr Intensität, Freude und Elan zu führen.

Doch eine Frage gilt es noch zu klären. Zu welchem Anteil kannst du dein Glück selbst in die Hand nehmen und wieviel Anteil haben andere Faktoren, die du nicht beeinflussen kannst?

Das ist auch eine spannende Frage, die die Positive Psychologie bereits intensiv untersucht hat. Es gibt viele Menschen, die Glück und Lebenszufriedenheit vor allem außen oder bei anderen sehen: Wenn ich mehr Geld hätte, mein Partner liebevoller wäre, ich einen anderen Job hätte etc., dann wäre ich glücklich. Die Wissenschaft hat untersucht, was die Unterschiede zwischen dem Glücksniveau der Menschen erklärt. Generell gibt es drei mögliche Ursachen: Es gibt zum einen deine Lebensumstände, d. h. wieviel Geld du hast, ob du gesund bist, wie sicher dein Job ist, wie dein Umfeld ist, ob du in Kalifornien lebst oder in einer Gegend, in der es viel regnet. Es geht also um alles, was dich im Außen umgibt. Zum anderen hast du selbst Einfluss auf dein Glück, mit deinen Einstellungen, Haltungen, Zielen und deinem Denken, also durch das, was innerlich in dir passiert. Neben diesen Aspekten gibt es noch einen dritten Bereich, das sind deine Gene.

Bevor du weiterliest, was schätzt du, wieviel Prozent Einfluss hat jeder dieser drei Bereiche darauf, wie glücklich du dich fühlst?

Hier ist das Ergebnis der Forscher (Abb. 1.2): Lass uns mit den Genen starten. Sie erklären bis zu 50 %. Dies lässt sich mit Studien an eineiigen Zwillingen, die in unterschiedlichen Lebensumständen aufwachsen, untersuchen. Die Gene haben also durchaus einen starken Einfluss darauf, ob unser „Glücksgrundrauschen" eher oben oder eher unten liegt. Da der genetische Einfluss nicht so leicht veränderbar ist, bleiben noch die anderen 50 %, die verändert werden können. Die Lebensumstände sind für nur rund 10 % unserer Lebenszufriedenheit verantwortlich. Das überrascht viele. Ob wir also einen Ferrari haben oder kein Auto, ob wir dreimal im Jahr in den Urlaub fliegen oder dafür kein Geld haben, ob wir in einer Villa mit Pool oder in einer engen alten Wohnung leben, ob wir Leistungssportler sind oder im Rollstuhl sitzen, all das und was es sonst noch an äußeren Umständen gibt, all das hat nur einen recht überschaubaren Anteil, wenn man fragt, was die Unterschiede im Glücksniveau langfristig erklärt. Mit

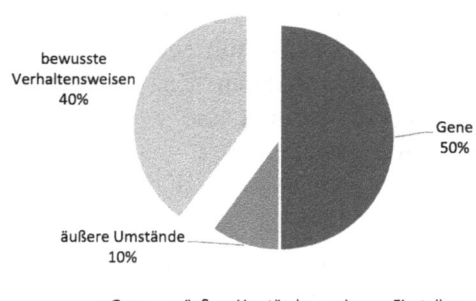

Abb. 1.2 Ursachen für unterschiedliche Glücksniveaus

10 % gibt es einen Einfluss, dieser ist aber längst nicht so hoch, wie wir oft denken. Wir selbst, unsere alltäglichen Handlungen und Gedanken – und das ist auch das einzige, was wir unmittelbar beeinflussen können – repräsentieren die restlichen 40 %[38]. Sind 40 % viel? Natürlich wäre ein größerer Anteil besser, jedoch finde ich, mit 40 % können wir unglaublich viel bewegen. Übrigens noch ein Satz zu den Genen: Wenn du an deine Eltern denkst, dann kommt deren Glücklichsein auch nur zu höchstens 50 % von den Genen und nicht alle Gene sind in jeder Generation aktiv. Wer also besonders glückliche Eltern hat, hat nicht zwingend perfekte Gene bekommen, und wessen Eltern eher griesgrämig sind, kann selbst über viele „Glücksgene" verfügen.

Die Antwort der Wissenschaft ist somit, dass du einen großen Teil deines Glücks selbst in der Hand hast. Viele Menschen versuchen mit großen Anstrengungen über die äußeren Umstände glücklicher zu werden. Doch selbst ein Lottogewinn[39] oder der Umzug ins südliche Kalifornien[40] bringen auf längere Sicht nichts, weil wir uns an die neuen Umstände gewöhnen. Es ist jedoch auch möglich, dein persönliches Glücksniveau dauerhaft anzuheben[41]. Der erfolgreiche Weg mit dem größten Hebel führt hierbei über die innere Einstellung und bewusste Verhaltensweisen[42] und das gesamte weitere Buch wird dich genau dabei unterstützen.

Anmerkungen
1. Aristoteles (1979). In H. Flashar (Hrsg.). *Aristoteles Werke in deutscher Übersetzung*. Darmstadt: Wissenschaftliche Buchgesellschaft.
2. Martens, J. (2014). *Glück in Psychologie, Philosophie und im Alltag*. Stuttgart: Kohlhammer.
3. Beck, H. & Prinz, A. (2017). *Glück. Was im Leben wirklich zählt*. Köln: Eichborn.
4. APA steht für American Psychological Association mit damals rund 150.000 Mitgliedern, vgl. Seligman, M. E. P. (2014). *Flourish: Wie Menschen aufblühen. Die Positive Psychologie des gelingenden Lebens*. München: Kösel.
5. Seligman, M. E. P. (2002). *Der Glücksfaktor. Warum Optimisten länger leben*. Köln: Bastei Lübbe.; Seligman, M. E.P. (1999). The President's Address (Annual Report). American Psychologist, 54, 559–562.
6. Zitiert nach Tomoff, M. (2015). *Positive Psychologie in Unternehmen: Für Führungskräfte*. Heidelberg: Springer-Verlag. Originalquellen: Gable, S. L., & Haidt, J. (2005). What (and why) is positive psychology?. *Review of general psychology*, *9*(2), 103–110.; Alex Linley, P., Joseph, S., Harrington, S., & Wood, A. M. (2006). Positive psychology: Past, present, and (possible) future. *The Journal of Positive Psychology*, *1*(1), 3–16.

7. Seligman, M. E. P. (2002). *Der Glücksfaktor. Warum Optimisten länger leben*. Köln: Bastei Lübbe.
8. Myers, D. G. (2000). The funds, friends, and faith of happy people. *American psychologist, 55*(1), 56–67.
9. Seligman, M. E.P. (1999). The President's Address (Annual Report). *American Psychologist*, 1999, 54, 559–562.
10. Ehrenreich, B. (2010). *Smile or Die: Wie die Ideologie des positiven Denkens die Welt verdummt*. München: Kunstmann. Barbara Ehrenreich kritisiert in ihrem Buch nicht nur das positive Denken, sondern unter anderem auch die Positive Psychologie. Diese Kritik ist jedoch wenig substanziell.
11. Gottman, J., Gottman, J. S., & DeClaire, J. (2006). *Ten Lessons to Transform Your Marriage: America's Love Lab Experts Share Their Strategies for Strengthening Your Relationship*. Harmony.
12. Ruckriegel, K. (2010). *Glücksforschung (Happiness Research) – Erkenntnisse und Konsequenzen*. Wirtschaftsphilologen Verband Bayern e. V., Mitteilungen, (193), S. 41–46.
13. Nave, C. S., Sherman, R. A., & Funder, D. C. (2008). Beyond self-report in the study of hedonic and eudaimonic well-being: Correlations with acquaintance reports, clinician judgments and directly observed social behavior. *Journal of research in personality, 42*(3), 643–659. – Aus wissenschaftlicher Sicht ist die Unterscheidung beider Konzepte von großer Bedeutung. Für die Praxis und für Interventionen zu einem gelingenden Leben ist aufgrund des relativ starken Zusammenhangs, der sich in den Forschungsarbeiten zeigt, der ständige Hinweis auf die Unterschiede von geringerer Bedeutung und für Leserinnen und Leser eher ermüdend. Daher verwende ich beide Begriffe im Folgenden oft in einem Zusammenhang, ohne jeweils auf die expliziten Unterschiede hinzuweisen.
14. Diese Frage geht auf das Gedankenexperiment des amerikanischen Philosophen Robert Nozick zurück. Die Hauptfrage der Philosophie ist dabei, ob es möglich wäre, dass wir in einer solchen Welt leben (d. h. unser Gehirn nur mit Elektroden von einem Supercomputer gereizt wird), oder ob es unserem Gehirn möglich ist, zu beweisen, dass dies nicht der Fall ist. Ähnliche Überlegungen stellte auch der Philosoph Hilary Putnam an. Vorläufer dieser Überlegungen gibt es noch viel früher, beispielsweise bei René Descartes und in dem berühmten Schmetterlingstraum des chinesischen Meisters Zhuang im 4. Jahrhundert v. Chr. Vgl. auch Nozick, R. (1976). *Anarchie, Staat, Utopia*. München: Moderne Verlagsgesellschaft.
15. Ziel dieser Theorie ist ein zunehmendes Aufblühen der Menschen. Dieses Modell ist auch unter dem Akronym PERMA bekannt. Hierbei steht P für positive emotion, E für engagement (Flow), R für positive relationships, M für meaning (Sinn) und A für accomplishment (Errungenschaft, Wirksamkeit,

Zielerreichung). Vgl. Seligman, M. E. P. (2014). *Flourish: Wie Menschen aufblühen. Die Positive Psychologie des gelingenden Lebens.* München: Kösel.
16. Die Psychologie als Wissenschaft sucht danach, möglichst unabhängige Faktoren zu finden. In diesem Buch geht es mir jedoch darum, dass du aus der Wissenschaft einen möglichst großen Nutzen für dein Leben ziehen kannst. Deshalb sind in dieser Übersicht bewusst nicht unabhängige Konstrukte aufgeführt, sondern die Aspekte, die zu einem gelungenen Leben einen großen Beitrag leisten können.
17. Isen, A. M., Daubman, K. A., & Nowicki, G. P. (1987). Positive affect facilitates creative problem solving. *Journal of personality and social psychology*, *52*(6), 1122–1131.; Isen, A. M., Rosenzweig, A. S., & Young, M. J. (1991). The influence of positive affect on clinical problem solving. *Medical Decision Making*, *11*(3), 221–227.; Fredrickson, B. L. (1998). What good are positive emotions?. *Review of general psychology*, *2*(3), 300–319.
18. Murray, N., Sujan, H., Hirt, E. R., & Sujan, M. (1990). The influence of mood on categorization: A cognitive flexibility interpretation. *Journal of Personality and Social Psychology*, *59*(3), 411–425.
19. Baron, R. A. (1987). Interviewer's moods and reactions to job applicants: The influence of affective states on applied social judgments. *Journal of Applied Social Psychology*, *17*(10), 911–926.
20. Masters, J. C., Barden, R. C., & Ford, M. E. (1979). Affective states, expressive behavior, and learning in children. *Journal of Personality and Social Psychology*, *37*(3), 380–390.
21. Fredrickson, B. L. (2011). *Die Macht der guten Gefühle: wie eine positive Haltung Ihr Leben dauerhaft verändert.* Frankfurt am Main: Campus.
22. Diener, E., & Seligman, M. E. (2002). Very happy people. *Psychological science*, *13*(1), 81–84.
23. Seligman, M. E. P. (2002). *Der Glücksfaktor. Warum Optimisten länger leben.* Köln: Bastei Lübbe.
24. Lyubomirsky, Sonja (2013). *Glücklich sein. Warum Sie es in der Hand haben, zufrieden zu leben.* Frankfurt am Main: Campus.
25. Dieses ist nach seinem Entdecker, dem französischen Physiologen und Neurologen Guillaume-Benjamin Amand Duchenne de Boulogne benannt.
26. Harker, L., & Keltner, D. (2001). Expressions of positive emotion in women's college yearbook pictures and their relationship to personality and life outcomes across adulthood. *Journal of personality and social psychology*, *80*(1), 112–124.
27. Abel, E. L., & Kruger, M. L. (2010). Smile intensity in photographs predicts longevity. *Psychological Science*, *21*(4), 542–544.
28. Im Orden der Schulschwestern von Notre Dame verfassten die Novizinnen vor dem Ablegen des ewigen Gelübdes einen kurzen Lebenslauf mit 200 bis 300 Wörtern. Im Schnitt waren die Novizinnen dabei 22 Jahre alt. Viele Jahrzehnte

später wurden diese Lebensläufe unter Einhaltung strenger wissenschaftlicher Kriterien je nach Gehalt an positiven Emotionen vier Kategorien zugeordnet. Von der fröhlichsten Gruppe waren im Alter von 85 Jahren noch 90 % der Nonnen am Leben. Bei der Gruppe mit den geringsten positiven Emotionen waren es dagegen nur 34 %. Obwohl viele andere Faktoren ebenfalls untersucht wurden (beispielsweise wie fromm die Nonnen waren), fanden die Forscher nur die Stärke der positiven Emotion, die auf die Lebenserwartung einen so starken Einfluss hatte. Vgl. Danner, D. D., Snowdon, D. A., & Friesen, W. V. (2001). Positive emotions in early life and longevity: findings from the nun study. *Journal of personality and social psychology*, *80*(5), 804–813.; Seligman, M. E. P. (2002). *Der Glücks-Faktor. Warum Optimisten länger leben*. Köln: Bastei Lübbe.

29. Ostir, G. V., Markides, K. S., Black, S. A., & Goodwin, J. S. (2000). Emotional well-being predicts subsequent functional independence and survival. *Journal of the American Geriatrics Society*, *48*(5), 473–478.
30. Maruta, T., Colligan, R. C., Malinchoc, M., & Offord, K. P. (2000). Optimists vs. pessimists: Survival rate among medical patients over a 30-year period. In *Mayo Clinic Proceedings*, 75 (2), 140–143.
31. Cohen, S., Doyle, W. J., Turner, R. B., Alper, C. M., & Skoner, D. P. (2003). Emotional style and susceptibility to the common cold. *Psychosomatic medicine*, *65*(4), 652–657.
32. Kubzansky, L. D., Sparrow, D., Vokonas, P., & Kawachi, I. (2001). Is the glass half empty or half full? A prospective study of optimism and coronary heart disease in the normative aging study. *Psychosomatic medicine*, *63*(6), 910–916.
33. Weisenberg, M., Raz, T., & Hener, T. (1998). The influence of film-induced mood on pain perception. *Pain*, *76*(3), 365–375.
34. Staw, B. M., Sutton, R. I., & Pelled, L. H. (1994). Employee positive emotion and favorable outcomes at the workplace. *Organization Science*, *5*(1), 51–71.
35. Marks, G. N., & Fleming, N. (1999). Influences and consequences of well-being among Australian young people: 1980–1995. *Social Indicators Research*, *46*(3), 301–323.
36. Hom, H. L., & Arbuckle, B. (1988). Mood induction effects upon goal setting and performance in young children. *Motivation and Emotion*, *12*(2), 113–122.
37. Lyubomirsky, S., King, L., & Diener, E. (2005). The benefits of frequent positive affect: Does happiness lead to success? *Psychological Bulletin*, 131 (6), 803–855.
38. Lyubomirsky, Sonja (2013). *Glücklich sein. Warum Sie es in der Hand haben, zufrieden zu leben*. Frankfurt am Main: Campus.
39. Brickman, P., Coates, D., & Janoff-Bulman, R. (1978). Lottery winners and accident victims: Is happiness relative? *Journal of Personality and Social Psychology*, 36(8), 917–927.

40. Schkade, D. A., & Kahneman, D. (1998). Does living in California make people happy? A focusing illusion in judgments of life satisfaction. *Psychological Science*, *9*(5), 340–346.
41. Lucas, R. E., Clark, A. E., Georgellis, Y., & Diener, E. (2003). Reexamining adaptation and the set point model of happiness: reactions to changes in marital status. *Journal of personality and social psychology*, *84*(3), 527-539.
42. Lyubomirsky, S., Sheldon, K. M., & Schkade, D. (2005). Pursuing happiness: The architecture of sustainable change. *Review of general psychology*, *9*(2), 111–131.

2

Grundlagen: Wie wir unsere Wirklichkeit erschaffen und was das mit Glück zu tun hat

In diesem Teil des Buches geht es um das faszinierende Thema, wie wir Menschen unsere Wirklichkeit erschaffen und welchen massiven Einfluss diese meist unbewussten Prozesse auf unser Leben und unser Glück haben. Das ist unglaublich spannend und kann deine Sicht auf die Welt verändern. Letztlich ist es gar nicht so schwierig, glücklicher und erfüllter zu leben, nur hat uns dies bisher kaum jemand erklärt. Die Einsichten aus diesem Buchteil werden dir helfen, mit Menschen noch besser umzugehen und dein Leben an dem auszurichten, was dir wirklich wichtig ist. Wenn du weißt, was psychologisch in dir passiert, dann ist es für dich noch leichter zu verstehen, warum die vielen Übungen und die verschiedenen Haltungen und Wege, die in den nächsten Buchteilen beschrieben werden, deine Lebenszufriedenheit und deine Lebensfreude erhöhen können.

Ich erinnere mich noch gut an eine Fortbildung vor vielen Jahren, in welcher der Referent darüber sprach, dass jeder von uns seine eigene Wahrheit und Wirklichkeit hat und es so etwas wie „die Wahrheit" gar nicht gibt. Für mich war das damals völlig unverständlich. Ich dachte, es gibt doch klar eine objektive Wahrheit und jeder kann sie doch auch sehen. Vielleicht geht es dir genauso. Für mich war damals das, was ich wahrnahm, die Wahrheit. So ist es eben und jeder andere Mensch muss es auch so sehen.

Es gibt jedoch unglaublich spannende Prozesse in unserer Wahrnehmung und spätestens nachdem du dieses Kapitel gelesen hast, kennst du die großen Einflussfaktoren auf deine Wahrnehmung und weißt danach, wie relativ deine Wahrheit tatsächlich ist. Das wird dir sehr helfen, sowohl für mehr Lebenszufriedenheit und Glück, als auch für einen besseren Umgang mit

Menschen. Für mich sind das lebensverändernde Einsichten und deshalb möchte ich mit dir gleich zu Beginn dieses Buches darin eintauchen.

2.1 Die Entdeckung des Pygmalioneffekts

Der deutschamerikanische Professor für Psychologie, Robert Rosenthal, machte bereits in den 60er-Jahren zusammen mit Lenore Jacobson ein Experiment mit bis heute bahnbrechenden Ergebnissen. Ich liebe diese Untersuchung, weil sie zeigt, wieviel mehr in unserem Leben möglich sein kann. Robert Rosenthal lehrte an der renommierten Harvard University und ging an eine amerikanische Grundschule, deren Direktorin Lenore Jacobson war, um folgende Studie durchzuführen. Er erklärte den Lehrkräften, dass es ihnen an der Harvard University gelungen sei, einen Test zu entwickeln, der exakt vorhersagen könne, welche Schülerinnen und Schüler sich in den nächsten Monaten überdurchschnittlich stark entwickelten, weil sie ein besonderes Leistungspotenzial hätten. Rosenthal nannte solche Kinder Bloomers (Aufblüher).

Bis auf die Direktorin gab es niemanden an der Schule, der wusste, dass dies nicht der Wahrheit entsprach und Teil der Untersuchung war. Was Robert Rosenthal zu diesem Zeitpunkt nämlich den Lehrkräften nicht sagte, war, dass es gar keinen solchen Test gab und er bei den Schülern nur einen gewöhnlichen IQ-Test durchführte. Anschließend wählte er per Zufallsprinzip einzelne Schüler pro Klasse (ca. 20 %) aus und behauptete gegenüber den Lehrkräften, dass dies die „Bloomers" sind, also jene Schüler, von denen zu erwarten sei, dass sie sich besonders gut entwickelten. Gleichzeitig verpflichtete er die Lehrkräfte dazu, diese Information auf keinen Fall weiterzugeben, um Diskriminierungen zu vermeiden. Niemand sollte wissen, dass genau diese Schülerinnen und Schüler aufblühen werden. Zudem sollten die Kinder durch dieses Wissen ja auch auf keinen Fall beeinflusst werden. Die Lehrkräfte glaubten nun ihre „Bloomers" zu kennen, schließlich waren dies die Ergebnisse des Professors der renommierten Harvard University.

Bei psychologischen Untersuchungen wird uns immer wieder einmal begegnen, dass die untersuchten Personen während der Studie nicht das eigentliche Ziel kennen bzw. ihnen gesagt wird, dass etwas ganz anderes untersucht würde. Dies ist bei manchen Fragestellungen unumgänglich, um bestimmte Effekte überhaupt nachweisen zu können. Allerdings bedarf dies auch hohen ethischen Standards. In vielen Ländern müssen solche Studien deshalb vorab durch eine Ethikkommission geprüft und genehmigt werden und am Ende der Studie werden die untersuchten Personen natürlich über das tatsächliche Ziel und die Ergebnisse aufgeklärt.

2 Grundlagen: Wie wir unsere Wirklichkeit erschaffen …

Als Robert Rosenthal bei seiner Untersuchung die Schüler nach einem halben Jahr und dann erneut nach einem Jahr und zwei Jahren untersuchte, fand er die folgenden unglaublichen Ergebnisse: Die zufällig per Los als „Bloomers" ausgewählten Schüler hatten nicht nur deutlich bessere Noten. Das ließe sich noch gut damit erklären, dass die Lehrkräfte eben den „Bloomers" aufgrund ihrer Erwartung bessere Noten gaben. Das wirklich Bahnbrechende dabei war jedoch, dass sich der IQ der Schüler deutlich verbesserte und zwar um bis zu 20 bis 30 IQ-Punkte[1]. Dies war ein riesiger Sprung, vor allem verglichen mit den „gewöhnlichen" Schülern. Außerdem gaben die Lehrkräfte bei Befragungen an, dass die „Bloomers" intellektuell neugieriger, selbstbewusster und glücklicher seien. Auch wenn diese Einschätzung der Lehrkräfte subjektiv und von ihrer Erwartung eingefärbt sein kann, so konnte die starke Steigerung des Intelligenzquotienten objektiv und übrigens besonders in den ersten beiden Klassenstufen nachgewiesen werden[2]. Robert Rosenthal bezeichnete dies als Pygmalioneffekt (nach der mythologischen Figur Pygmalion, der sich als Bildhauer in die von ihm geschaffene Elfenbeinstatue verliebte, die mithilfe der Göttin Venus zum Leben erwachte).

Doch wie kommt dieser Effekt zustande (Abb. 2.1)? Betrachten wir die Hintergründe dazu an folgendem Beispiel: Ein Lehrer hat eine Erwartung. Er verhält sich entsprechend und überträgt diese Erwartung auf eine Schülerin. Diese überträgt die Erwartung in ihr Selbstkonzept und fängt an, sich anders zu verhalten. Und voilà: Die Erwartung beginnt sich zu realisieren.

Die Ursache für diese Veränderung liegt allein in der Erwartung der Lehrerin oder des Lehrers. Sie verhalten sich den Bloomers gegenüber entsprechend ihrer Erwartungen. Dies konnten die Wissenschaftler in vier Aspekten beobachten:

- durch eine wärmere Beziehung,
- durch differenziertere Rückmeldungen,
- durch mehr Angebot an Informationen und
- durch mehr Gelegenheit zu antworten und sich zu melden[3].

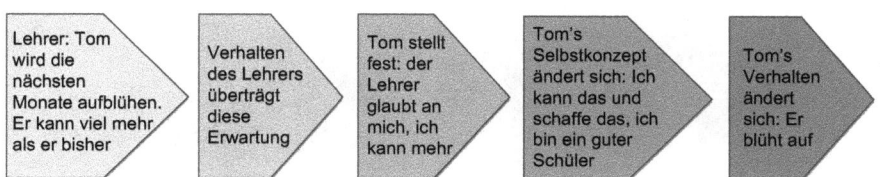

Abb. 2.1 Wie der Pygmalioneffekt wirkt

Du kannst dir sicher gut vorstellen, dass es einen Unterschied macht, ob ein Schüler bei schweren oder leichten Fragen eher aufgerufen wird, wie lange die Wartezeit auf eine Antwort ist, mit welchen Reaktionen (verbal oder nonverbal) eine Lehrkraft auf richtige oder falsche Antworten des Schülers reagiert etc. Allein die Erwartung eines Lehrers reichte somit aus, Schüler zum Aufblühen zu bringen.

Übrigens kann dieser Effekt auch in die andere Richtung wissenschaftlich nachgewiesen werden. Forscher überzeugten Schulklassen, dass diese von der besten Lehrerin oder dem besten Lehrer der Schule unterrichtet werden. Auch diese Lehrkräfte waren nur zufällig ausgewählt worden und auch bei diesen Untersuchungen zeigte sich, dass die Schüler solche Lehrer am Ende des Schuljahres nicht nur tatsächlich besser bewerteten, sondern bei ihnen auch mehr Freude am Unterricht und bessere Noten hatten[4].

Der Pygmalioneffekt beschränkt sich nicht nur auf die Schule. In den vielen Jahren, die ich als Personalleiter tätig war, konnte ich immer wieder beobachten, dass sich Beschäftigte durch den Wechsel einer Führungskraft plötzlich extrem positiv (aber auch teilweise negativ) entwickelten. Auch hier hatte die Einschätzung der Führungskraft deutliche Auswirkungen. Meine Einzelbeobachtungen entsprechen den Ergebnissen, die Wissenschaftler bei Erwachsenen im Arbeitskontext fanden. Der Pygmalioneffekt wirkt genauso zwischen Führungskräften und Beschäftigten (Abb. 2.2). Viele Studien haben nachgewiesen, dass die positiven

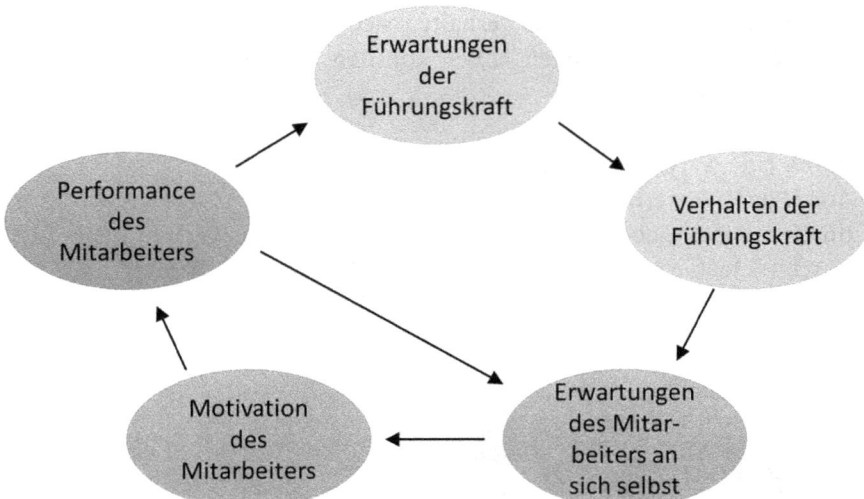

Abb. 2.2 Die Wirkungsweise des Pygmalioneffekts in der Arbeitswelt

Erwartungen und das Zutrauen von Führungskräften zu ihren Mitarbeitern dazu führen, dass sich diese Erwartungen erfüllen[5].

Die positiven Erwartungen einer Führungskraft an eine Mitarbeiterin oder einen Mitarbeiter zeigen sich im Verhalten der Führungskraft. Diese wirkt auf die Selbsterwartung des Mitarbeiters. Die Motivation steigt und damit auch die Leistung und die Erfolge des Mitarbeiters. Die Erfolge wirken auf die Erwartungen des Mitarbeiters an sich selbst zurück und auf die Erwartungen der Führungskraft, die sich in ihren Erwartungen bestätigt sieht.

Die Erwartung der Führungskraft und ihr Zutrauen an ihr Team sind ein zentraler Einflussfaktor auf die Performance und das Verhalten der Mitarbeiter, die oft im Führungsalltag nicht reflektiert werden. Dies bedeutet nicht, dass die Erwartung der Führungskraft alles bedingt, jedoch zeigt der Pygmalioneffekt, warum sich die Wahrscheinlichkeit massiv erhöht, dass die Erwartungen einer Führungskraft am Ende auch Realität werden. Dieser Effekt funktioniert genauso hinsichtlich der Performance eines ganzen Teams und leider auch in die negative Richtung.

> **Reflexionsfragen**
> - Wo in meinem Leben konnte ich den Pygmalioneffekt entweder bei mir oder bei anderen beobachten?
> - Wer glaubte an mich? Welche Folgen hatte dies für meine Entwicklung?
> - An wen glaube ich und an wen glaube ich nicht? Welche Ergebnisse zeigen sich? Können die Ergebnisse von meinen Erwartungen beeinflusst sein oder sind diese völlig unabhängig von mir?

Mich faszinieren die Ergebnisse dieser Untersuchung immer wieder von Neuem. Sie zeigen, wie veränderbar und beeinflussbar unser Leben ist. „Nur" weil die Lehrer Erwartungen an die Schüler haben und sich dadurch deren Selbstkonzept ändert, steigen ihr IQ, ihre Noten und ihre Schulfreude. Diese Erkenntnisse sind nicht nur für Lehrkräfte, Eltern und Führungskräfte extrem wichtig. Jeder von uns kann davon maßgeblich profitieren, denn wir benötigen nicht den Umweg über eine Lehr- oder Führungskraft, die uns etwas zutraut, sondern wir haben unsere eigene Erwartungshaltung selbst in der Hand. Wir können diesen Prozess bewusst für uns nutzen und ohne Umweg über eine Führungs- oder Lehrkraft die Abkürzung nehmen, indem wir unser Selbstkonzept reflektieren, neu gestalten und festigen. Die Studie zum Pygmalioneffekt zeigt sehr eindrucksvoll, dass allein durch die Veränderung unseres Selbstkonzeptes weitreichende Veränderungen möglich sind. Was dadurch alles für dich, dein Leben und dein Glücksgefühl möglich wird und welche interessanten Prozesse dabei ablaufen, damit beschäftigen wir uns nun detailliert.

2.2 Selbsterfüllende Prophezeiungen

Letztlich steckt hinter dem Pygmalioneffekt[6] das bekannte Konzept der selbsterfüllenden Prophezeiung. Lass uns mal ein paar Beispiele für andere selbsterfüllende Prophezeiungen anschauen. Da gibt es z. B. den Schüler, der sagt, er könne nie einen Text ohne Versprecher vor der Klasse vorlesen. Dann wird er aufgerufen, fängt an zu lesen und – na klar – verspricht sich. Es kann auch die Schülerin sein, die sich selbst prophezeit, dass sie einen Blackout haben wird, wenn sie vor der Klasse das Gedicht auswendig vortragen muss, was dann auch tatsächlich eintritt. Auch unser Erwachsenenleben ist voll mit Beispielen: Die Angestellte, die einen neuen Chef bekommt und sich prophezeit, dass nun endlich ihr Potenzial gesehen wird, hat gute Chancen, dass es auch tatsächlich so kommt. Oder der Mann, der schon nach dem ersten Zusammentreffen mit seinem neuen Nachbarn wusste, dass es mit diesem viel Streit geben wird. Mit großer Wahrscheinlichkeit kommt es auch so. Wenn jemand zu einer Party eingeladen ist und vorhersagt, dass er dort sicher interessante Menschen kennenlernen und sich mit ihnen über spannende Themen unterhalten wird, dann tritt das ebenfalls mit hoher Wahrscheinlichkeit ein. Eine andere Person, die auf die gleiche Party eingeladen ist und vorhersagt, dass sie sich den ganzen Abend langweilt, hat auf derselben Party ebenfalls sehr gute Chancen, dass sie Recht behalten wird. Das Kuriose ist, dass beide sagen werden, sie hätten die Party und die Menschen dort richtig eingeschätzt, tatsächlich haben sie sich jedoch ihre Realität selbst erschaffen, ohne sich dessen bewusst zu sein. Das macht es auch so schwer, diesen Prozess zu durchschauen. Dadurch, dass sich selbsterfüllende Prophezeiungen oft erfüllen, fühlen sich die Menschen in ihrer „weisen" Vorausschau bestätigt, ohne zu merken, dass sie das Ergebnis selbst erschaffen haben und sie genauso gut das Gegenteil hätten erreichen können. Selbsterfüllende Prophezeiungen gibt es auch auf übergeordneter Ebene. So sind bereits liquide und gesunde Banken zusammengebrochen, weil es das Gerücht gab, dass die Bank illiquide sei. Alle Kunden haben dann bei der noch gesunden Bank ihr Geld abgehoben, was am Ende dazu führte, dass die Bank tatsächlich zahlungsunfähig wurde. Am Aktienmarkt lassen sich ähnliche Phänomene beobachten.

Der US-amerikanische Professor für Soziologie, Robert Merton, beschrieb Mitte des letzten Jahrhunderts das Konzept der selbsterfüllenden Prophezeiung erstmals ausführlicher. Er schrieb „Die selbsterfüllende Prophezeiung ist anfänglich eine falsche Definition der Situation, die ein neues Verhalten hervorruft, welches bewirkt, dass die ursprünglich falsche

Auffassung richtig wird."[7] Der „Prophet" fühlt sich am Ende bestätigt, obwohl seine Annahme am Anfang nicht korrekt war. Lass uns das am Beispiel des Mannes beleuchten, der schon beim ersten Zusammentreffen mit seinem neuen Nachbarn wusste, dass es nur Streit geben würde. Gleich am ersten Abend nach dessen Einzug hört unser Mann laute Musik aus der Nachbarwohnung und fühlt sich sofort bestätigt. Er weiß „instinktiv", dass der Nachbar ihn nur ärgern will, und ihm ist klar, dass hier gleich zu Beginn der nachbarschaftlichen Beziehung glasklare Worte nötig sind. Er klingelt bei ihm und sagt ihm schon mal richtig seine Meinung. Du kannst dir vorstellen, wie es weitergeht. Eine neue Realität entsteht auf der Grundlage der Prophezeiung. Ohne diese hätten sich die Männer vielleicht gut verstanden. Wenn wir dem Mann danach sagen, dass er diese Realität selbst geschaffen hat, würde er verständnislos den Kopf schütteln und sagen, dass es doch klar das rücksichtslose Verhalten seines neuen Nachbars war und er das von vornherein richtig eingeschätzt habe, was man jetzt ja unschwer erkennen könne.

Du wirst mich im Laufe dieses Buches noch näher kennenlernen und feststellen, dass ich nicht in „schwarz oder weiß", in „richtig oder falsch" bzw. „ja oder nein" denke. Die Welt ist viel zu bunt und vielschichtig, um sie in zwei Kategorien zu pressen. Bei selbsterfüllenden Prophezeiungen ist es genauso. Du kannst nicht sagen: Jede Prophezeiung erfüllt sich, fertig. **Es ist jedoch so, dass eine gemachte Prophezeiung mit deutlich höherer Wahrscheinlichkeit nur deshalb Wirklichkeit wird, weil du sie gemacht hast.** Es ist kein Automatismus und keine 100 %-Garantie, kein „schwarz oder weiß", jedoch ein mächtiger Faktor für unser Leben. Dessen sind wir uns in der Regel überhaupt nicht bewusst, wir beeinflussen damit jedoch ständig unser Leben. Deshalb ist es für uns so gewinnbringend, uns damit zu beschäftigen. Ich bin auch nicht der Meinung von Robert Merton, dass die erste Annahme immer falsch sein muss. Mir kommt es darauf an aufzuzeigen, wie unsere Annahmen unser Leben beeinflussen und unsere Prophezeiungen und Erwartungen massiv dazu beitragen, Wirklichkeit zu erschaffen. In der psychologischen Forschung wurde über die letzten Jahrzehnte eine große Anzahl von Studien hierzu durchgeführt. Dennoch ist es erstaunlich, dass es kaum einen Gesamtüberblick[8] gibt und dieses wichtige Thema in unserem Bewusstsein so wenig präsent ist.

Umso wichtiger ist, dass wir dem Thema nun ganz auf den Grund gehen. Was passiert hier psychologisch? Das ist deshalb für dich so wichtig, weil sich das Potenzial hinter diesem Wissen erst auf den zweiten Blick zu erkennen gibt. Auf den ersten Blick denken wir, das ist alles logisch, alles klar und weiter. Auf den zweiten Blick zeigt sich, dass wir es hier mit **dem** Schlüsselprozess in unserem Leben zu tun haben. Dieser Prozess bedingt nicht nur, ob wir Freude im Beruf oder in der Freizeit haben, sondern alles, was wir erreicht haben, was wir sind und was für uns möglich ist, geht von diesem Prozess aus.

Ich werde die Erkenntnisse, die wir nun sammeln, weiter unten in einem Wahrnehmungsmodell zusammenfassen. Du wirst dann sehen, dass wir unsere Wirklichkeit tatsächlich selbst erschaffen.

2.3 Filter und Täuschung

Als erstes schauen wir uns den Prozess der Wahrnehmung an.

Dein Gehirn ist genial. Hast du dir schon einmal Gedanken gemacht, wie viele Informationen jede Sekunde an dein Gehirn gemeldet werden und wie viele dir davon tatsächlich bewusst werden? Überlege ruhig kurz. Wieviel Prozent kommt von allem, was dein Körper über seine Sinne wahrnimmt, in deinem Bewusstsein an? Hast du eine Schätzung?

Wissenschaftler drücken die Informationsmenge wie beim Computer in Bits pro Sekunde aus. Bislang können die Wissenschaftler die Informationsmenge, die in einer Sekunde zu unserem Gehirn gemeldet wird, nur schätzen, indem sie diese aus der Zahl der Rezeptoren (z. B. auf der Netzhaut), der Anzahl der Nervenbahnen, der unterscheidbaren Reize und der Anzahl möglicher Reize pro Sekunde hochrechnen. Eine vorsichtige Schätzung[9] kommt dabei auf mehr als 3,3 Millionen Bits pro Sekunde[10].

Weißt du, wie viele Dinge du andererseits gleichzeitig im Kurzzeitgedächtnis, also im Bewusstsein, behalten kannst? Das sind nur sieben (die Bandbreite reicht in der Regel von fünf bis neun). Das ist gut belegt und ganz typisch, wenn wir z. B. eine Zahlenkombination (unbekannte Telefonnummer oder TAN) im Gedächtnis behalten wollen. Forscher nennen dies unsere Bewusstseinskapazität und diese liegt übersetzt auf die Einheit Bit/s zwischen 20 und 60 Bit/s. Was dein Gehirn so genial macht ist, dass es aus dieser sekündlichen Informationslawine dir nur die wichtigsten Dinge ins Bewusstsein durchstellt. Im Moment ist es dieser Text, den du liest. Wenn ich dich jetzt bitte, mal zu hören, was um dich herum passiert, dann stellt dein Gehirn sofort diese Informationen durch, die eben noch ausgeblendet waren. Oder fühle mal, wie sich die Unterlage anfühlt, auf der du dich befindest, oder deine Kleidung auf der Haut. Jetzt lässt dein Gehirn genau diese Informationen durch.

Was hier passiert, ist eine lebenswichtige Aufgabe. Alle Informationen sind grundsätzlich da, aber nur das Wichtige oder Neue wird auch durchgelassen. Ist dir jemals während des Essens aufgefallen, welchen Lärm dein

Kauen in deinem Kopf macht? Achte bei deinem nächsten Essen darauf. Dein Gehirn filtert das einfach weg, denn es ist der Meinung, dass das nicht wichtig ist, es ist ja schließlich bei jedem Essen das Gleiche.

Wenn unser Gehirn 3,3 Mio. Bit/s bewusst verarbeiten müsste, wären wir völlig lebensunfähig. In deinem Gehirn arbeitet ununterbrochen ein gigantischer Filter. Wenn wir unser Bewusstsein mit 40 Bit/s annehmen, dann bedeutet dies, dass uns nur 0,0012 % aller zur Verfügung stehenden Informationen überhaupt bewusst werden! Auch die Zahl von 0,0004 % ist weit verbreitet. Hier werden die 40 Bit/s mit einer deutlich höheren Schätzung ankommender Informationen (rund 10 Mio. Bit/s) ins Verhältnis gesetzt. Es gibt sogar Forscher, die behaupten, dass das Verhältnis zwischen der maximalen Informationsmenge, die unser Gehirn erreicht, und unserer bewussten Wahrnehmung nur 10 Millionen zu 1 ist[11]. Hierbei gibt es sicher nicht die eine unumstößliche Zahl, weil diese bislang nur auf Hochrechnungen und Schätzungen der Wissenschaftler beruht. Ich bleibe im Folgenden bei der plakativen Zahl von 0,0012 %. Sie soll nicht für eine exakte Konstante stehen, sondern nur symbolisieren, was für uns hier wichtig ist: **Wir nehmen nur einen winzigen Bruchteil unserer Welt wirklich wahr.** Dennoch oder gerade deswegen ist diese Filterfunktion eine Meisterleistung unseres Gehirns! Dies hat jedoch auch einen Haken: Viele, vielleicht auch wichtige Informationen werden dir nicht bewusst. Dein Gehirn stellt sie dir einfach nicht in dein Bewusstsein durch.

Vielleicht kennst du folgende Erfahrung, die ich vor Kurzem machte. Meine Frau interessiert sich für ein bestimmtes Automodell, mit dem ich mich dann auch beschäftige. Plötzlich sehe ich auf der Straße viele dieser Autos. Wenn ich es nicht besser wüsste, dann würde ich felsenfest behaupten, dass diese vorher alle nicht da waren. Werdende Eltern kennen dieses Phänomen genauso. Plötzlich gibt es ganz viele Schwangere auf der Straße und überall sind Kinderwagen. Zuvor gab es natürlich sowohl die Autos als auch die Schwangeren und die Kinderwagen. Unser Filter fand das nicht wichtig und hat es einfach nicht weitergeleitet. Da sind wir dann schon bei einem Grundstein für die selbsterfüllende Prophezeiung. Wenn ich etwas erwarte, dann entdecke ich natürlich auch alle Hinweise, die dies bestätigen. Dies bedeutet, dass die Filterfunktion sich nach deinen bisherigen Erfahrungen, Interessen und deinem Weltbild flexibel einrichtet. Dein Filter ist ein guter Freund von dir. Er gibt dir das, wonach du suchst. Im Gegenzug lässt er alles andere weg, was ihm nicht wichtig erscheint, damit du mit der Informationsflut zurechtkommst.

Die **erste Erkenntnis** ist: **Wir haben einen leistungsstarken und genialen Filter, der uns das Überleben ermöglicht. Gleichzeitig führt dieser**

Prozess dazu, dass wir nur einen minimalen (0,0012 %) Ausschnitt der Welt wahrnehmen und andere wichtige Aspekte uns gar nicht bewusst werden. Wir glauben, dass die Welt genau so ist, wie wir sie sehen. Das ist eine extrem wichtige Überlebensstrategie, denn wir könnten mit der Reizflut gar nicht zurechtkommen. Unser Bewusstsein ist langsam, fehlerhaft und braucht auch noch stoffwechselphysiologisch viel Energie. Deshalb gilt aus Sicht des Gehirns, je automatisierter eine Funktion abläuft, umso besser. Der bedeutende deutsche Hirnforscher und Professor für Verhaltensphysiologie Gerhard Roth kommt daher zu der vielleicht etwas überspitzten Schlussfolgerung: „Bewusstsein ist für das Gehirn ein Zustand, der tunlichst zu vermeiden und nur im Notfall einzusetzen ist.[12]"

Daneben gibt es noch ein „kleines" Problem. Nicht nur, dass uns 99,9988 % aller wahrgenommenen Reize nicht bewusst werden, nein, das Bild, das wir aus dem Rest zusammenstellen, ist konstruiert und dabei passieren auch noch Fehler. Da wird etwas dazugegeben, was gar nicht da ist, da wird aufgrund von Erfahrungen interpretiert, was zu einem falschen Ergebnis führt. Dies wird durch Wahrnehmungstäuschungen sehr plastisch und anschaulich. Es gibt dazu eine riesige Zahl an Abbildungen und viele Bücher, die nur davon handeln. Hier findest du eine kleine Auswahl, die den Effekt deutlich macht.

In Abb. 2.3 sind die Linien parallel. Lege gerne ein Lineal auf die Linien. Dein Gehirn lässt dich jedoch nicht die parallelen Linien wahrnehmen[13].

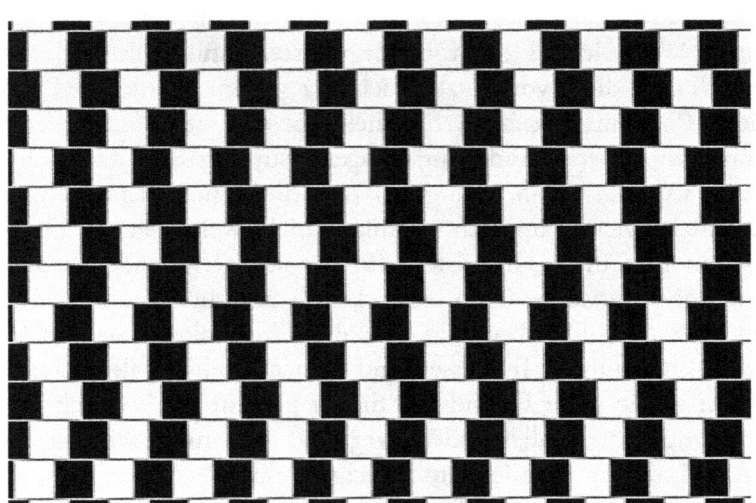

Abb. 2.3 Wahrnehmungstäuschung: Die waagrechten Linien sind parallel

2 Grundlagen: Wie wir unsere Wirklichkeit erschaffen ...

Abb. 2.4 zeigt das Hermann-Gitter: Siehst du die schwarzen Punkte an den Stellen, an denen sich die weißen Linien schneiden? Aber Achtung, wenn du sie genau anschaust, dann verschwinden sie und an den Stellen erscheinen weiße Punkte.[14]

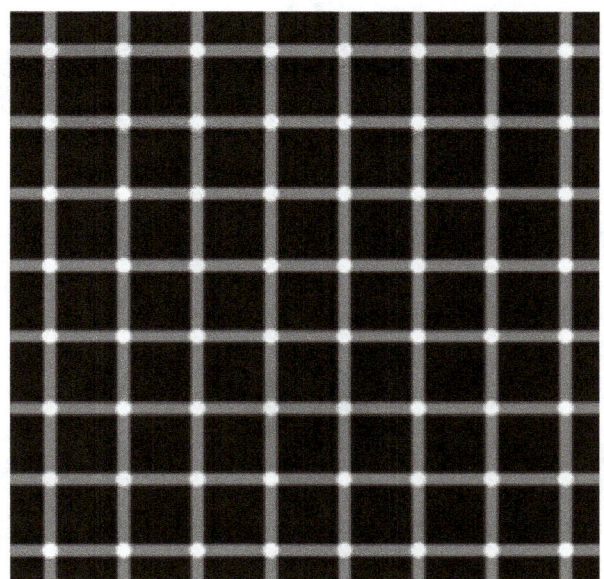

Abb. 2.4 Wahrnehmungstäuschung: Das Hermann-Gitter

Abb. 2.5 zeigt die Ebbinghaus-Illusion: Beide inneren Kreise sind gleich groß.[15]

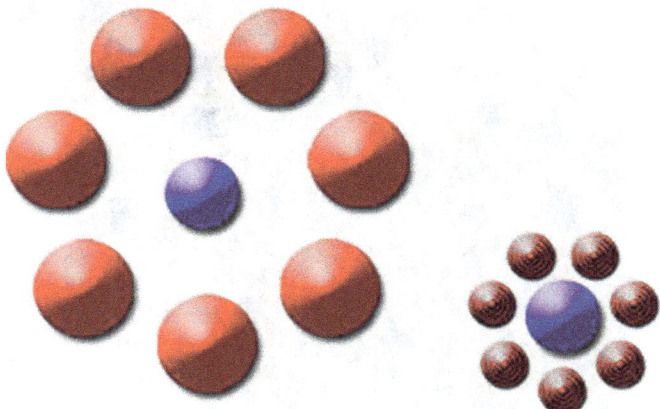

Abb. 2.5 Wahrnehmungstäuschung: Die Ebbinghaus-Illusion

Abb. 2.6 zeigt das Kanizsa-Dreieck[16]: Dein Gehirn zeigt dir ein weißes Dreieck, das auf der Spitze steht. Das ist gar nicht da, sondern ergibt sich aus der Anordnung der schwarzen Symbole und Linien.

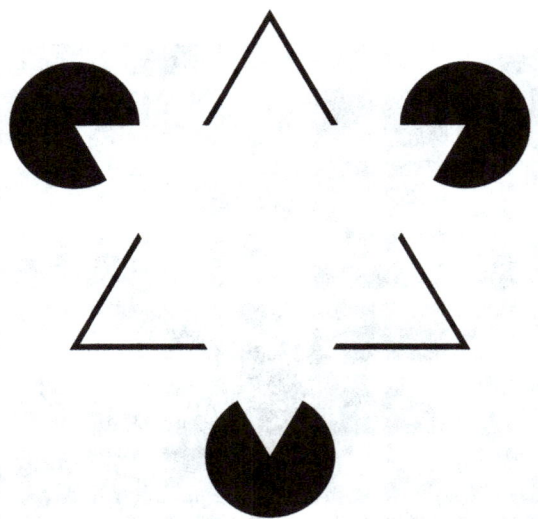

Abb. 2.6 Wahrnehmungstäuschung: Das Kanizsa-Dreieck

Bewegen sich die Sterne, wenn du auf die Mitte schaust (Abb. 2.7)? Ist das tatsächlich so und dein Buch ist aus Zauberpapier oder zeigt dir dein Gehirn eine Bewegung, bei der sich in Wirklichkeit nichts bewegt?[17]

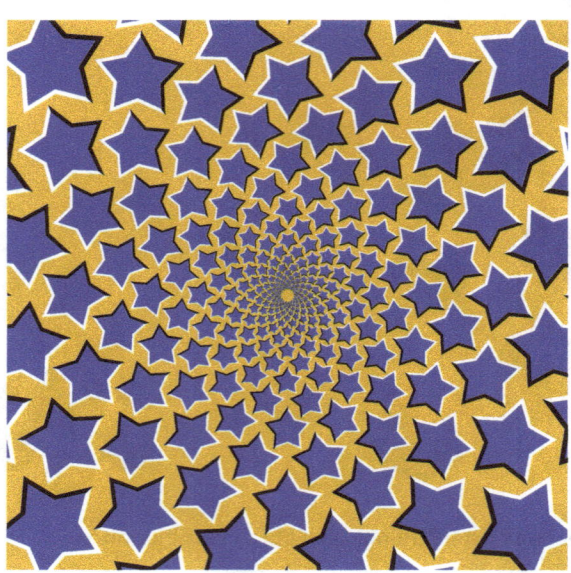

Abb. 2.7 Wahrnehmungstäuschung: Sterne, die sich bewegen

Bewegt sich etwas auf Abb. 2.8? Stehen die Kreise still, wenn du sie genau anschaust?[18]

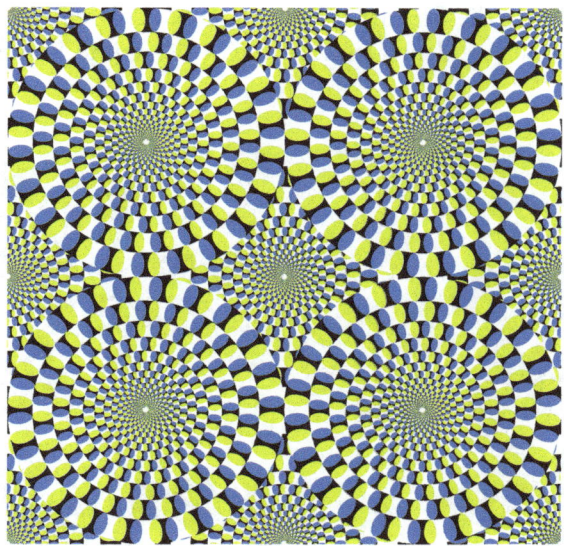

Abb. 2.8 Wahrnehmungstäuschung: Bewegen sich die Kreise oder stehen sie still?

Was sind das für raffinierte Blumen in Abb. 2.9? Sobald du eine Blume, die sich dreht, genau fokussierst, merkt sie das und bleibt sofort stehen. Dafür kann es sein, dass die dann nicht mehr beobachteten anderen Blumen

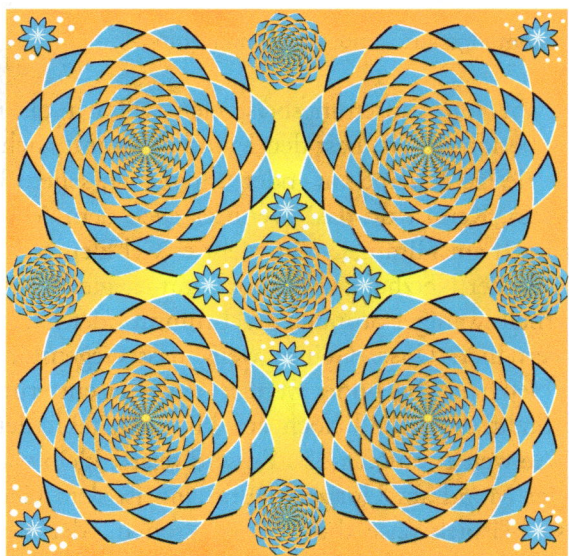

Abb. 2.9 Wahrnehmungstäuschung: die raffinierten Blumen

anfangen sich zu drehen. Kann es sein, dass dir dein Gehirn Dinge zeigt, die gar nicht existieren? Könnte sowas in deinem Leben auch vorkommen? Wie real ist unsere Wahrnehmung?[19]

Schaue dir ruhig die Schmetterlinge in Abb. 2.10 reihum an. Es sieht so aus, dass sie größer werden. Dennoch bleibt der grüne Hintergrund unverändert sichtbar.[20]

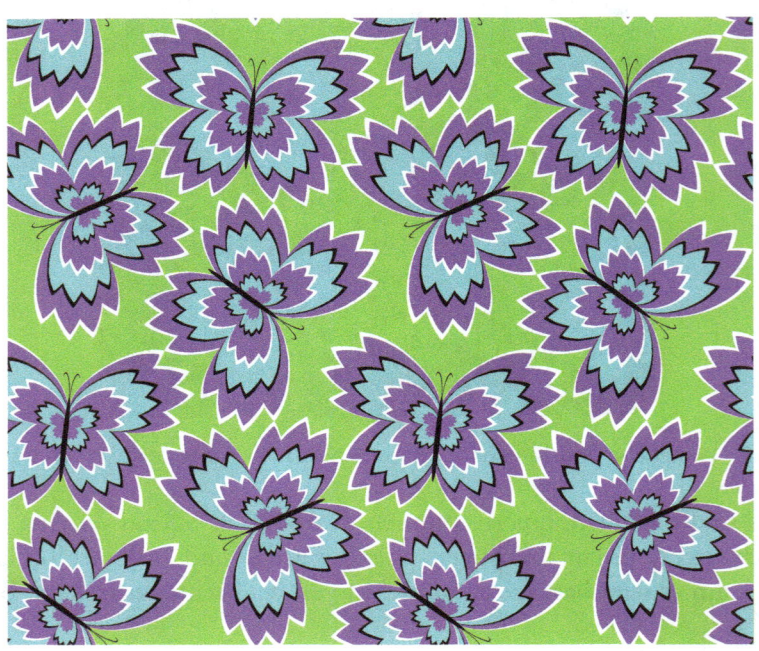

Abb. 2.10 Wahrnehmungstäuschung: die Schmetterlinge

Aus der Vielzahl von Täuschungsbeispielen will ich dir noch von der Mondtäuschung berichten. Du hast den Mond bestimmt auch schon einmal am Horizont als riesige Scheibe auf- oder untergehen sehen. Das kann sehr beeindruckend sein. Kennst du das? Wenn er nach dem Aufgehen ein paar Stunden später hoch am Himmel steht, sieht er viel kleiner aus. Das Abbild des Mondes auf deiner Netzhaut war jedoch immer gleich groß. Der Mond ist ja nicht innerhalb weniger Stunden geschrumpft oder hat sich weiter entfernt. Was passiert hier? Unser Gehirn weiß, dass Gegenstände umso kleiner auf unserer Netzhaut abgebildet werden, je weiter entfernt sie sind (z. B. am Horizont). Steht der Mond hoch am Himmel, fehlt dem Gehirn ein Anhaltspunkt, wie weit er entfernt ist. Er wird relativ klein wahrgenommen. Geht dagegen der Mond am Horizont auf, dann ist dem Gehirn durch die Umgebung, also beispielsweise durch Baumkronen oder Berge, klar, dass alles dort weit entfernt sein muss. Wenn der Mond dort zu sehen ist, dann schließt das Gehirn daraus, dass er riesig sein muss und genauso zeigt uns unser Gehirn dann auch den Mond. Steht er später hoch am Himmel, dann sehen wir ihn realistisch und viel kleiner.

Achte beim nächsten Mal darauf, wenn du den Mond aufgehen siehst. Mir geht es dabei immer wieder genauso wie bei den anderen Wahrnehmungstäuschungen: Ich weiß zwar, dass die Wahrnehmung von meinem Gehirn falsch dargestellt wird, sie lässt sich dadurch aber auch nicht richtigstellen. Ich mache in einer solchen Situation dann das aus meiner Sicht einzig Vernünftige: über mich lächeln, dankbar für die Aussicht sein und den grandiosen Anblick genießen. Oft wäre dieser gar nicht so schön und beeindruckend mit einem Mond, der in seiner korrekten Größe erschiene.

Die **zweite** Erkenntnis ist: **Unser Gehirn konstruiert unsere Wahrnehmung und es kommt vor, dass wir etwas wahrnehmen, was in der Realität nicht so ist.**

Neben der Herausforderung, dass wir nur einen winzigen Bruchteil der Außenwelt bewusst wahrnehmen und dieser teilweise von unserem Gehirn noch falsch dargestellt wird, kommen jetzt noch unsere Bewertungen durch unsere innere Stimme dazu.

2.4 Innere Stimme und Bewertungen

> Deine Emotionen folgen deinen Gedanken genauso zuverlässig, wie Babyenten ihrer Mutter. Aber die Tatsache, dass Babyenten vertrauensvoll folgen, bedeutet nicht, dass die Mutter auch weiß, wohin sie geht. (David Burns)

Kennst du deine innere Stimme? Vielleicht sagst du „ja, kenne ich", vielleicht hörst du aber in dir den Satz „Was meint er mit innerer Stimme? Ich habe keine innere Stimme, noch nie!" oder du hast den Gedanken „Ich höre nichts, also habe ich keine innere Stimme!" Dann ist sie das. Unsere innere Stimme begleitet uns von früh bis spät und liebt es, Kommentare abzugeben, sowohl uns selbst als auch anderen gegenüber: „Die bildet sich etwas auf ihre Figur ein", „Ich schaue schrecklich aus", „Du und eine Ansprache halten, da werden alle innerlich die Augen verdrehen". Oft ist diese innere Stimme unsere größte Kritikerin, oft kritischer als alles, was uns andere sagen. Du hast eine tolle Idee und die Stimme kommt sofort: „Das wird sowieso nichts" oder „Das kannst du nicht". Die Dinge, die der Filter in unser Bewusstsein lässt, werden durch die innere Stimme bewertet. Das ist auch ein grundsätzlich guter und natürlicher Prozess. Nur gibt es auch hier einen Haken: Nicht nur, dass die Bewertung oft viel zu negativ ist, nein, sie speist sich aus unseren Erwartungen und unserem Weltbild und stimmt damit nicht unbedingt mit der Außenwelt überein und auch diese Bewertungen gestalten unsere Realität.

Nehmen wir noch einmal den Mann mit seinem neuen Nachbarn und die Musik, die er von ihm hört. Seine innere Stimme könnte ihm sagen: „Oh, der weiß sicher noch nicht, wie hellhörig hier gebaut wurde. Ich sage ihm das mal, dann macht er die Musik leiser und alles ist geklärt." Unserem Mann, der ohnehin schon wusste, dass es mit dem Neuen nur Ärger geben würde (selbsterfüllende Prophezeiung), sagt seine Stimme: „Wusste ich es doch, der will mich gleich am ersten Tag ärgern. Das ist eine bodenlose Unverschämtheit, mit den alteingesessenen Bewohnern hier so umzugehen!" Du merkst, was hier passiert. Ein gleicher Sachverhalt wird völlig unterschiedlich emotional eingefärbt und bewertet. Bei den meisten Menschen ist es so, dass diese Prozesse völlig unbewusst ablaufen. Sie haben ihre Wahrheit, diese ist so und es gibt logischerweise auch nur diese. Unsere innere Stimme und dieser dauernde Bewertungsprozess zeichnen unser Bild der Welt. Ein Bild, das auch ganz anders aussehen könnte. Dieses Bild, das wir von der Welt und von uns haben, führt dann zu Verhaltensweisen, die dieses Bild am Ende meist bestätigen.

Stell dir einen schüchternen Mann vor. Er sieht eine attraktive Frau und schon ist seine Stimme da: „Lass es bleiben, sie anzusprechen. Das kannst du doch ohnehin nicht. Sie will bestimmt nichts von dir wissen…" So erschafft dieser Mann seine Wirklichkeit. Stell dir mal vor, du bist Psychologe und willst dem Mann helfen. Was machst du? Wäre eine Therapie hilfreich? Müssten wir vielleicht langwierig die ganze Kindheit aufarbeiten oder gibt es einfachere Möglichkeiten?

Es gibt dazu spannende Untersuchungen[21], aus denen wir für unser Leben viel lernen können. Forscher gingen dabei folgendermaßen vor: Eine Vielzahl männlicher Studenten füllte verschiedene Fragebögen aus. Darin enthalten war auch ein Testverfahren für Schüchternheit. Aus allen Teilnehmern wählten die Wissenschaftler dann die besonders schüchternen Männer aus und baten sie, an einer weiteren Untersuchung teilzunehmen, bei der es um Interaktionen gehen sollte. Mehr sagten sie den Teilnehmern dazu nicht. Das eigentliche Experiment lief dann wie folgt ab: Den schüchternen Männern wurde gesagt, dass sie nun mehrere Gespräche führen würden. Der Versuchsleiter begleitete jeden Mann in einen Raum, in dem bereits eine Studentin saß. Er sagte beiden nur, dass es jetzt ihre Aufgabe sei, eine Unterhaltung zu führen, und er nach zwölf Minuten wieder zurückkommen würde. Dann verließ er den Raum. Nach zwölf Minuten bat der Versuchsleiter den schüchternen Mann, ihm zur nächsten Interaktion im nächsten Raum zu folgen. Dort wartete eine weitere Studentin. Wieder sollten beide 12 Minuten miteinander sprechen. Insgesamt führte jeder Mann sechs Gespräche mit unterschiedlichen Frauen. Am nächsten Tag wurde exakt der gleiche Ablauf mit sechs anderen Frauen wiederholt.

Die Frauen, die bei diesem Experiment mithalfen, waren alle ebenfalls Studentinnen. Sie wurden vom Versuchsleiter gebeten, einfach ein positives und freundliches Gespräch zu führen, so wie sie das mit jemandem täten, den sie vor Kurzem getroffen haben und mit dem sie gerne eine kurze Unterhaltung hätten. Sie sollten auch neue Themen in das Gespräch einbringen und auf keinen Fall irgendetwas Negatives zu ihrem Gesprächspartner sagen. Weder die Frauen noch die Männer wussten, dass es bei dem Experiment um Schüchternheit ging.

Die Männer hatten somit zwölf schöne Gespräche von jeweils zwölf Minuten Länge. Doch können 144 Minuten etwas an langjähriger Schüchternheit verändern? Das war tatsächlich der Fall. Das Selbstbewusstsein der Teilnehmer erhöhte sich und die Ängstlichkeit, mit Frauen ins Gespräch zu kommen, reduzierte sich signifikant. Diese starken Effekte waren dauerhaft und konnten auch noch nach sechs Monaten gemessen werden. Es zeigte sich eine hochgradige Veränderung in der Selbstwahrnehmung. Außerdem stellte sich heraus, dass die Anzahl von Verabredungen mit Frauen nach dem Experiment signifikant anstieg[22]. Nach sechs Monaten wurden (schon aus ethischen Gründen) die Teilnehmer über den tatsächlichen Hintergrund der Untersuchung informiert. Interessanterweise veränderte sich das neu gewonnene Selbstbewusstsein dadurch nicht mehr, weil zwischenzeitlich so viele positive Erfahrungen gemacht worden waren. Die Teilnehmer erzählten, dass sie noch nie zuvor in so kurzer Zeit so viele Frauen getroffen hätten und dass sie nicht mehr zu nervös sind, um sie anzusprechen. Der gleiche positive Effekt konnte auch bei schüchternen Frauen nachgewiesen werden[23].

Was war hier passiert? Über viele Jahre waren die Männer schüchtern, hatten nahezu keine Verabredungen und waren ängstlich, wenn sie Frauen ansprechen wollten. In einer gesteuerten Situation erleben sie, dass sie tolle Gespräche mit Frauen führen können. Diese Erfahrung führte dazu, dass sie im echten Leben nun auch aktiv Frauen ansprachen und sich verabredeten. Ohne dass ihnen das bewusst war, hat diese Erfahrung ihre innere Stimme verändert, weil sie danach anders über sich dachten[24]. Selbst als die Forscher anderen Teilnehmern in späteren Untersuchungen vorher sagten, dass es um die Behandlung ihrer Schüchternheit ginge, zeigten sich die gleichen positiven Effekte[25].

Was können wir nun für unser Leben daraus lernen? Eine Schlussfolgerung daraus ist, dass es manchmal sinnvoll ist, sich so zu verhalten, als ob wir etwas bereits könnten. Wenn du Angst hast, vor Gruppen zu sprechen, warum nicht bewusst vor einer kleinen Gruppe sprechen und auch dir gegenüber so zu tun, als ob es nichts Natürlicheres für dich gäbe, als voller Freude vor einer Gruppe zu stehen? Für mich ist dieser Aspekt so interessant, weil dies bedeutet, dass wir nicht nur dadurch etwas ändern können, dass wir anders denken, sondern wir können auch unser Denken verändern, indem wir einfach etwas verändern, etwas anders oder etwas Neues tun. Denn dadurch passt sich dein Selbstbild an: Du hast es gemacht und deine innere Stimme ändert sich. Bei der nächsten Gelegenheit kommt vielleicht zuerst das alte Muster: „Um Himmels willen, ich kann doch keinen Vortrag halten", doch dann kommt sehr schnell die Erfahrung: „Wieso, das lief doch vor der Kleingruppe sehr gut …". Deshalb ergibt es durchaus Sinn, die eigene Komfortzone immer weiter auszudehnen. Der englische Satz bringt das auf den Punkt: „**Fake it till you make it**" („Tue so, als ob du es könntest, bis du es kannst").

Zudem können wir an dieser Untersuchung sehr gut sehen, dass unsere innere Stimme uns immer vorplappert, wie die Welt ist. Wenn sie uns sagt, dass wir schüchtern sind, dann ist das genauso unsere Wahrheit, wie wenn sie uns sagt, dass wir ganz großartig darin sind, aktiv auf andere zuzugehen und sie für uns zu gewinnen. Du siehst daran auch, wie jeder seine Wahrheit für sich hat und dennoch diese Wahrheit nur auf seiner Konstruktion beruht.

Jeder hat seine Wahrheit und das ist auch legitim. Ich habe oben davon berichtet, wie ich anfangs damit gehadert habe, dass es nicht **die eine** Wahrheit und Realität gibt. Als ich dann jedoch die Prinzipien verstanden hatte, brachte mir dies unglaublich viele Vorteile. Ich will dir von meiner Einstellung und meinen Erfahrungen berichten.

Für mich darf jeder seine Wahrheit haben. Sie ist ein Produkt seines Filters und seines Weltbilds, das sich durch seine innere Stimme ausdrückt. Wenn ich weiß, dass der andere eine andere Wahrnehmung oder eine andere Wahrheit hat, dann kann ich ganz anders mit ihm kommunizieren. Auch bei einem Konflikt interessiert mich erstmal die Wahrheit des anderen. Er hat das Recht auf seine Wahrheit und diese möchte ich anerkennen und vor allem kennenlernen. Ich gebe dir ein Beispiel aus dem Arbeitsleben: Als Personalleiter hatte ich immer wieder die Situation, dass z. B. ein Betriebsrat oder ein Vertreter der Gewerkschaft mich völlig aufgebracht kontaktierte.

Mir war in solchen Situationen immer wichtig zu verstehen, was passiert war und woher der Ärger kam. Das war kein psychologischer Kniff, sondern mich interessierte die Sichtweise des anderen wirklich. Ich wollte ganz verstehen, was bei dem anderen los war. Mich interessierte also, was sein Filter an Informationen zu ihm durchgelassen hatte und welche Wertungen seine innere Stimme ihm zurief. Dann hatte ich einen Einblick in die subjektive Wahrheit meines Gegenübers.

Wenn ich dem anderen so zuhörte und mit dieser Haltung nachfragte, passierte immer Folgendes: Mein Gegenüber beruhigte sich zunehmend und fühlte sich verstanden, wenngleich das nicht bedeutete, dass wir einer Meinung waren. Auf diese Weise wurde jedoch ein sachliches Gespräch möglich. In diesem Moment hatte ich die Chance, ihm mein Bild der Situation zu vermitteln und meine „Wahrheit" zu erläutern, wohlwissend, dass auch diese nicht objektiv richtig sein muss.

Ab diesem Zeitpunkt war es dann ein Leichtes, über Lösungen zu reden. Es war eine völlig andere Situation, als wenn ich versucht hätte, gleich vehement dem anderen meine Wahrheit überzustülpen. Wohlgemerkt es wurde leicht, über Lösungen zu reden. Das bedeutet nicht zwingend, dass es auch leicht war, eine Lösung zu finden. Aber die Wahrscheinlichkeit, Lösungen zu erarbeiten, die für alle annehmbar waren, erhöhte sich dadurch deutlich.

Letztlich ist das die ganze Kunst der Empathie: den anderen versuchen zu verstehen und sich in ihn einzufühlen, sich sozusagen bildlich in seine Schuhe zu stellen und eine Angelegenheit aus seinen Augen zu sehen.

Jeder darf seine Wahrheit haben und behalten. Es geht darum, was wir daraus machen.

Lass mich dir an dieser Stelle noch etwas von meiner Haltung erzählen, insbesondere, wenn du viel mit Gruppen zu tun hast. Als Führungskraft war es mir immer wichtig, dass die verschiedenen Wahrheiten auch eingebracht wurden. Das habe ich stark gefördert. Ich sage immer „**Ich liebe die Unterschiedlichkeit.**" Ich schätze es sehr, wenn andere Meinungen vorhanden sind, das bewahrt mich und das Team vor unausgewogenen Entscheidungen. Auch hier gilt, dass jeder seine Wahrheit haben darf, d. h. jeder soll seine Einschätzung äußern und es ist nicht nötig, dass alle am Ende die gleiche Wahrheit, Meinung oder Haltung haben. Das spart Zeit und Energie, die sonst verloren geht, wenn darüber diskutiert wird, wer nun recht hat. Viel sinnvoller ist es zu besprechen, was bei Würdigung der unterschiedlichen Sichtweisen die beste Vorgehensweise ist. Zur richtigen Zeit ist dann eine Entscheidung nötig, entweder durch die Gruppe oder – wenn dies nicht funktioniert – durch die Führungskraft. Die Entscheidung ist dann jedoch besser, weil ganz unterschiedliche Sichtweisen und Aspekte beleuchtet wurden, und meine Erfahrung ist, dass die Entscheidung auch von allen mitgetragen wird, weil jeder gehört wurde und weiß, wie die Entscheidung zustande kam. Jeder vernünftige Mitarbeiter weiß, dass nicht jede Entscheidung nach seinem Wunsch ausgehen kann. Meine persönliche Erfahrung ist zudem, dass eine Gruppe, in der diese Grundhaltung vorherrscht, sowohl in ihrer Leistungsfähigkeit als auch in ihrem Engagement und Spaß deutlich vor anderen Gruppen liegt.

Die **dritte Erkenntnis** in diesem Kapitel lautet: **Deine innere Stimme bewertet ständig deine Wahrnehmung und löst deine Gefühle und Handlungen aus. Du bist jedoch nicht deine innere Stimme. Sie resultiert vor allem aus dem, was andere dir über dich und die Welt erzählt haben. Das ist sehr relativ und stimmt oft gar nicht.** Dieser Mechanismus ist jedoch mächtig, denn am Ende erschafft er deine Wirklichkeit. Wenn du dir dessen bewusst bist, kannst du deine Wirklichkeit selbst gestalten und die Gestaltung deines Lebens selbst übernehmen.

Die **vierte Erkenntnis** lautet: **Jeder hat ein anderes Bild von der Welt, das er durch sein individuelles Wahrnehmungsmuster erschaffen hat.** Es gibt hierbei kein Richtig oder Falsch. So wie du denkst, dass dein Bild richtig ist, so denkt es ein anderer über sein Bild, nur dass beide sehr unterschiedlich sein können. Dies zu verstehen und zu akzeptieren, ist eine gute Grundlage für Empathie und soziale Kompetenz.

> **Übung: Meiner inneren Stimme und meinen Bewertungen auf der Spur**
>
> Kennst du die Situation, dass du irgendwo warten musst, z. B. an der Kasse? Ich habe jetzt für dich eine wunderbare Übung für alle diese Situationen und natürlich auch überall sonst. Diese geht ganz einfach:
>
> Schau dich einfach in deiner Umwelt um. Schau dir zum Beispiel die Menschen an, die mit dir warten, und achte nur darauf, was deine innere Stimme dir gleich anfängt zu erzählen. Auf sie ist Verlass, versprochen! Vielleicht lästert sie sofort drauf los, vielleicht beschwert sie sich, vielleicht bewundert sie jemanden, vielleicht entdeckt sie etwas Schönes. Das ist alles ein Ausdruck deiner automatisierten Gedanken und deiner Bewertungen. Achte einfach bewusst darauf und reflektiere dich kritisch. Das ist eine gute Art bewusst mitzubekommen, was uns unsere innere Stimme die ganze Zeit weismachen möchte, denn auch dies ist nicht die Wahrheit.
>
> Du wirst erstaunt sein, wie schnell deine Wartezeiten vergehen und welche Muster du bei dir entdecken wirst. Im weiteren Verlauf des Buches werden wir das noch viel tiefer betrachten und verstehen, wie dies mit unseren Gefühlen, unserem Lebensglück und unserer Lebenszufriedenheit insgesamt zusammenhängt.

2.5 Wie wir unsere Wirklichkeit erschaffen

Nun sind wir schon tief in die Psychologie der Wahrnehmung und in die Konsequenzen für die Praxis eingetaucht. Alles, was wir bisher besprochen haben, lässt sich in Abb. 2.11 zusammenfassen.

Wir beginnen links oben bei der Außenwelt, die wir wahrnehmen. Im Schritt 1 geht es um den Prozess, wie diese Außenwelt in unserem Bewusstsein abgebildet wird. Dort kommt am Ende nur ein winziger Teil der Außenwelt an und diese Abbildung ist konstruiert und unter Umständen verzerrt. Du erinnerst dich an den Filter und die Wahrnehmungstäuschungen.

Ich saß kürzlich mit meiner Tochter auf der Terrasse und sie meinte plötzlich: „Die Nachbarkinder spielen ein komisches Spiel." Erst dann nahm ich die Stimmen der Kinder überhaupt wahr, zuvor hatte ich dies völlig ausgeblendet. So funktioniert eben unser Filter.

Im Schritt 2 wird das, was im Bewusstsein ankommt, von unserer inneren Stimme bewertet. Hier wirken unsere innere Haltung, unsere Erfahrung und vor allem unsere Schwachstellen und „Knöpfe" im Hintergrund. Hier stellen sich die Weichen: Wenn wir die Musik des neuen Nachbarn hören, platzen wir entweder schier vor Ärger oder wir denken uns: „Ich muss ihm

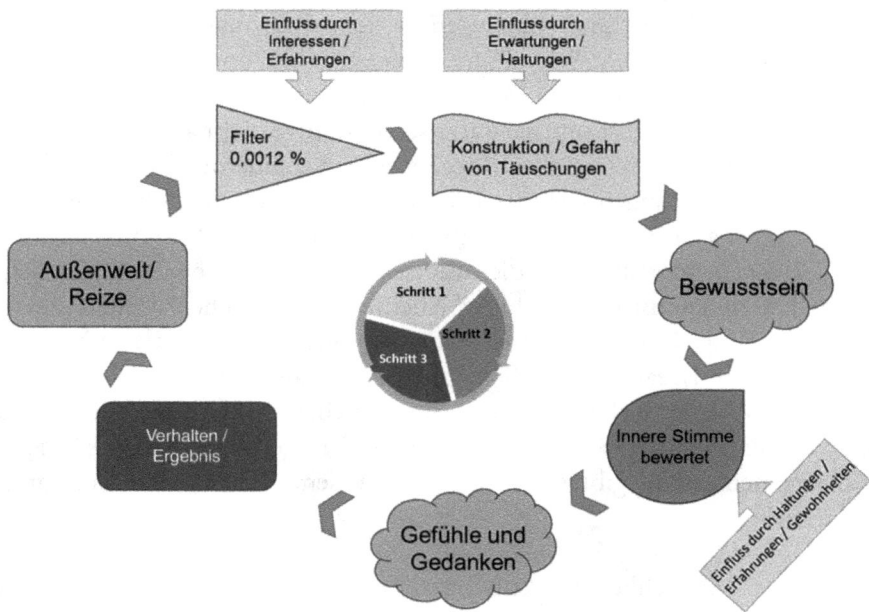

Abb. 2.11 Wahrnehmungskreislauf

unbedingt erzählen, wie hellhörig das hier ist". An dieser Stelle haben wir einen gewaltigen Hebel für unser Lebensglück und auch für unseren Erfolg.

Denn – und damit sind wir schon beim dritten Schritt – aus dieser Bewertung entspringen unsere Gefühle und diese ergeben vermengt mit unseren Überlegungen unsere Handlungen. Der Kreis schließt sich. Wir verhalten uns in einer bestimmten Form und nehmen die Ergebnisse unserer Handlungen erneut wahr.

Dieser Kreislauf erklärt dir auch, warum die selbsterfüllenden Prophezeiungen die Wahrscheinlichkeit so stark erhöhen, dass sie sich erfüllen. Du nimmst die Dinge wahr, die zur Realisierung deiner Prophezeiung beitragen, und deine innere Stimme färbt sie so ein, dass du dich so verhältst, dass sie immer mehr Wirklichkeit werden. Das funktioniert in die positive wie auch in die negative Richtung.

Stell Dir einen Schüler vor. Er kämpft mit einer echt schweren Matheaufgabe und das nun schon einige Zeit. Er hat noch keinen Lösungsweg herausgefunden. Eine erste Frustration stellt sich ein und die Weichen stellen sich auch hier nach seiner inneren Stimme und seiner Bewertung. Wenn er sich sagt, „Ich bin zu dumm für solche Aufgaben, da haben wir es wieder und Spaß macht es auch keinen", dann wird er relativ bald aufgeben. Wenn er sich denkt, „Wow, das ist eine echt knifflige Aufgabe. Ich krieg das aber raus, die meisten dieser Aufgaben konnte ich lösen. Lass mich nochmal überlegen, welche Informationen hier in der Aufgabenstellung stehen. Wie könnte das gehen?", dann hat er deutlich größere Chancen, die Aufgabe zu lösen. Dies alles wirkt dann wieder zurück auf sein Bild über sich selbst und verstärkt seine positive Sicht auf sich selbst.

Kannst du nun mit diesem Prozess alles verändern? Einfach selbsterfüllende Prophezeiungen generieren und alles läuft wie am Schnürchen? Als Psychologe ist es mir wichtig, mich an wissenschaftlichen Prinzipien zu orientieren. Deshalb schreibe ich, „die Wahrscheinlichkeit erhöht sich deutlich", und nicht, „du kannst mit absoluter Sicherheit alles erreichen". Dieser Prozess ist sehr mächtig, jedoch bringt er keine 100 %ige Garantie. Ich möchte dir ein seriöses und realistisches Bild auf wissenschaftlicher Grundlage geben, statt wie in vielen Lebensratgebern und Büchern zum positiven Denken Versprechungen abzugeben, die am Ende oft nicht gehalten werden können.

Zusammenfassend gibt es für mich in diesem Kapitel zwei ganz große Erkenntnisse:

1. Unsere Möglichkeiten, über diesen Prozess eine veränderte Lebenswirklichkeit entstehen zu lassen, sind vielleicht nicht grenzenlos, jedoch riesig.

2. Sei dir selbst gegenüber gesund kritisch und prüfe, ob das, was du wahrnimmst, denkst und glaubst, wirklich zutreffend ist. Vieles ist relativ, kann auch anders betrachtet werden oder ist einfach übernommen. Es kann sein, dass du an etwas nur deshalb glaubst, weil es sich seit Jahrzehnten bestätigt. Denke an die Untersuchung mit den schüchternen Männern. Wenn dein Weltbild exakt das Gegenteil wäre, dann würde es sich vielleicht seit Jahrzehnten bestätigen. Es lohnt sich sehr, dies zu reflektieren.

Die renommierte Glücksforscherin und Professorin für Psychologie an der University of California, Riverside, Sonja Lyubomirsky kommt daher zum Ergebnis: „Was wir über uns und die Welt denken, hat mehr Einfluss auf unser Glück oder Unglück als unsere tatsächlichen Lebensumstände."[26]

2.6 Dein Schlüssel für ein glücklicheres Leben

Ich möchte mit dir nun gerne noch weiter und tiefer gehen, nämlich hin zu dem Punkt, wie du alles, was wir nun gesehen haben, für dein Leben nutzen kannst.

Vielleicht denkst du dir jetzt gerade: „Na prima, ein desolater Wahrnehmungsprozess soll mir bei einem genialen Leben helfen. Wie soll das denn gehen?" Die gute Nachricht ist: Es gibt einen Weg!

Je länger ich über unsere Wahrnehmung und unser Gehirn nachdenke und in die Forschungsarbeiten eintauche, umso faszinierter bin ich davon. Fasziniert von der gewaltigen Informationsverarbeitung, die sekündlich in unserem Gehirn abläuft, von der Filterung und Bewertung der Informationen, dem Vergleich mit bisherigen Erfahrungen, dem Abspeichern von allem, was uns wichtig erscheint, und dann noch von dieser damit verbundenen grandiosen Palette von Gefühlen und deren Bedeutung. Kein Wunder, dass unser Gehirn ein Drittel unseres täglichen Kalorienbedarfs verbraucht[27]. Das ist bei Tieren je nach Art ein deutlich geringerer Anteil.

Unser menschliches Gehirn kann jedoch noch viel mehr. Es hat noch eine weitere faszinierende Fähigkeit. Es kann über sich selbst nachdenken, sich selbst reflektieren und damit sein eigenes Denken und Fühlen wiederum verändern. Genau diese Fähigkeit ist der Schlüssel für ein glücklicheres Leben und genau diese Fähigkeit werden wir uns neben vielen anderen Themen im Rest dieses Buches zunutze machen. Wir können unser Gehirn „einfach so machen lassen" oder wir können „zuschauen", lernen und den Prozess verändern. Nach allem, was wir dazu heute wissen, gelingt dies in jedem Lebensalter.

Eine entscheidende Erkenntnis dabei ist, dass diese Prozesse ohnehin in unserem Gehirn pausenlos ablaufen. Die Bewertungen haben wir vielleicht von unseren Eltern, unseren Freunden oder beispielsweise durch die Werbung und die Medien übernommen. Bewusst in diesen Prozess einzugreifen, übersetze ich mit „wach leben" und das Leben leben, das ich leben will, statt den Erwartungen anderer gerecht zu werden.

Ich will dir jedoch erstmal von mir erzählen. Ich war viele Jahre nicht „wach" und lebte nicht bewusst mein Leben, sondern ließ mich leben. Dabei war ich hochaktiv, aber nicht bei mir und dem, was ich wirklich mochte und was mich ausmacht. Ich nenne das „Autopilot-Modus". Als Manager war ich beispielsweise sehr erfolgreich, jedoch lebte ich einfach von früh bis spät meinen elektronischen Terminkalender. Wenn ich dann spätabends nach Hause kam, hörte ich meiner Frau oft auch nicht richtig zu. Wenn ich drei Stunden Auto fuhr, konnte ich mich danach kaum an die Fahrt erinnern, da ich alle meine Rückrufe dabei erledigte. Ein richtig krasses Erlebnis hatte ich, als ich aus dem Flugzeug ausstieg und mich in der angedockten Fluggastbrücke fragte, ob ich jetzt eigentlich in Berlin, Düsseldorf oder Köln war. Wenige Sekunden später dämmerte es mir dann, dass es Köln/Bonn sein musste. Auch diese Situation ließ mich umdenken. Denn obwohl äußerlich alles sehr erfolgreich lief, spürte ich innerlich eine Leere und tief in mir wusste ich, dass ich nicht so leben wollte. Ich lebte im Hamsterrad und das war mir am Wochenende oder im Urlaub auch mal bewusst, nicht jedoch, während ich darin lief. Letztlich war mein Leben grau. Es fehlten die brillanten Farben. Obwohl ich wach war, war ich nicht bei mir und letztlich „schlafend".

Vielleicht erlebst du dein Leben auch manchmal so im Autopilot-Modus oder als Hamsterrad. Es muss auch nicht so extrem sein, wie es bei mir war. Meiner Erfahrung nach geht es vielen Menschen so. Das Leben ist dadurch jedoch grau, es wird einfach gelebt und die Menschen haben vielleicht im Urlaub eine kurze Zeit, in der sie spüren können, wie sich ein leuchtendes Leben anfühlt.

Du wirst in diesem Buch ganz viele Möglichkeiten finden, um dein Leben farbenfroh zu gestalten. Dies bedeutet übrigens nicht nur, achtsam bei sich zu sein. Du wirst noch viel mehr entdecken und aus dem beschriebenen Buffet an Möglichkeiten, das aussuchen können, was dir zusagt. In jedem Fall steigt jedoch deine Wachheit allem gegenüber, was um dich ist, und eben auch deinem Wahrnehmungsprozess gegenüber. Das ist sehr spannend, es geht ja um dich! Du kannst dich wie einen guten Freund begleiten, dir beim Denken und Fühlen „zusehen". Du kennst die oben erwähnten Unzulänglichkeiten in deiner Wahrnehmung und kannst dir den einen oder anderen Hinweis geben, eine Sache vielleicht auch aus einem anderen Blickwinkel zu betrachten, und kannst bewusst ein gelingendes Leben für dich schaffen.

Den Blickwinkel, aus dem du dich selbst beobachten und reflektieren kannst, nennt man **Metaperspektive**. Das bedeutet, dass du dich aus einer übergeordneten Perspektive ansiehst und bewusst beobachtest, was gerade passiert. Dies ist wirklich eine einzigartige Funktion unseres Gehirns und diese Funktion solltest du nutzen.

Sich selbst aus der Metaperspektive wahrzunehmen hat zwei große Vorteile:

- Du hast mehr Lebensgefühl, dein Leben wird allein dadurch bunter. Es ist nicht mehr so, dass du einfach so vor dich hin lebst. Du bist achtsam. Du spürst das Leben. Du spürst Faszination. Bei mir entsteht oft Gänsehaut, einfach, weil es pures Leben ist. Weil es ein Wunder und live in uns ist.
- Der zweite Vorteil ist: Du kannst verändern. Du bist nicht mehr Opfer, sondern du kannst aktiv gestalten. Du kannst in den Wahrnehmungs- und Denkprozess, der ungesteuert ohnehin abläuft, eingreifen. **Die Metaperspektive ist dein Schlüssel für ein gelingendes Leben.**

Das kann alles ändern. Das Leben vieler Menschen ist grau und plätschere vor sich hin. Mit diesem Schlüssel wird jedoch alles anders. Wenn sie sich nun beobachten, wenn sie lernen, wie und warum sie reagieren, wenn sie sich hinterfragen, dann wechselt das Leben von grau in den Abenteuermodus. Es gibt ständig etwas zu entdecken. Wenn du so herangehst, dann lernst du dich viel besser kennen und wächst innerlich. Dir wird klarer, für was du stehst, du wirst konstruktiver im Umgang mit Widerstand. Du spürst die Geschenke des Lebens und schätzt sogar die Stürme, die dich stärker werden lassen. Bildlich gesprochen wirst du dich auf dem wunderbaren Meer deines Lebens nicht mehr länger in deinem grandiosen Segelboot treiben lassen. Du wirst am Ende dieses Buches wissen, wie du die Segel setzen kannst und wie du das Ruder einsetzt. Dabei wirst du dich viel besser kennenlernen und viel besser fühlen.

In diesem Buch findest du eine Vielzahl an Erkenntnissen der derzeitigen wissenschaftlichen Forschung. Du weißt am Ende dieses Buches, was glücklicher und zufriedener macht. Dafür liebe ich die Positive Psychologie: Sie bringt Licht ins Dunkel und enthüllt die Mechanismen, wie wir Menschen noch großartiger denken, fühlen und leben können.

Freue dich auf diese Entdeckungsreise. Ich bin sehr dankbar, in einer Zeit zu leben, in der schon einige dieser Gesetze enthüllt und wissenschaftlich geprüft worden sind.

2.7 Hedonistische Anpassung oder wie lange macht mich mein neues Auto glücklich?

Wenn du glücklicher werden willst, dann solltest du unbedingt das Phänomen kennen, das die Wissenschaftler „**hedonistische Anpassung**" nennen. Lass uns diesen Begriff anhand eines Beispiels betrachten: Wenn du mich früher gefragt hättest, ob ich total glücklich wäre, wenn ich eine große Summe im Lotto gewinnen würde, dann hätte ich dir geantwortet: „Na klar, alle Probleme sind gelöst. Ich wäre glücklich ohne Ende." Denkst du auch so? Die meisten Menschen glauben, dass sie die Erfüllung eines lang ersehnten Wunsches sehr lange glücklich mache und umgekehrt, dass sie ein großer Verlust für lange Zeit oder gar für immer traurig werden ließe. Wir haben schon oft die Erfahrung gemacht, dass wir uns glücklich fühlen, wenn ein Ziel erreicht ist, wenn wir einen langersehnten Wunsch endlich erfüllt bekommen haben. Dafür sind wir auch bereit viel zu opfern und gehen davon aus, dass wir dann langanhaltendes Glück empfinden. Wie ist das aber tatsächlich?

Daniel Gilbert, Professor an der Harvard University, und weitere Kollegen haben untersucht, wie richtig wir damit liegen, unsere Glücks- und Unglücksgefühle nach bestimmten Ereignissen vorauszusagen. Eine spannende Untersuchung führten sie mit Assistenzprofessoren von der University of Texas in Austin durch[28]. Dazu muss man wissen, dass Assistenzprofessoren viele Jahre hart arbeiten und viele Entbehrungen hinnehmen, um dann eine endgültige Anstellung als Professor zu erhalten. Daniel Gilbert befragte nun die Assistenzprofessoren, ob sie glaubten, dass sich ihr Glücksgefühl über die Zeit verändere, wenn sie erführen, dass sie entweder Professor werden oder endgültig keine Anstellung als Professor bekommen werden. In diesem Fall ist dieser Karrieretraum für immer versagt, weil es keine weitere Chance der Bewerbung mehr gibt. Wenn sich die Assistenzprofessoren dies vorstellten, dann schätzten sie, dass sie sehr bedrückt sein würden, ihr Lebenstraum wäre geplatzt und sie schätzten, dass die Auswirkungen dieses Tiefschlags auf ihr Glücksgefühl sehr lange anhalten würden. Sie wurden dabei gebeten, bis zu 10 Jahre nach der Entscheidung anzugeben, wie sich ihr Glückgefühl verändern würde.

Wenn sich die Assistenzprofessoren dagegen vorstellen sollten, wie sich ihr Glücksempfinden verändern würde, wenn sie die Anstellung bekämen, dann sagten sie das genaue Gegenteil vorher. Sie hätten ihr Lebensziel nach so langer und harter Arbeit erreicht, sie wären überglücklich und dies über ebenfalls sehr lange Zeit.

Nun haben die Forscher untersucht, wie sich das Glücksempfinden tatsächlich nach einer so weitreichenden Entscheidung veränderte, und mit den Aussagen verglichen. Womit die Assistenzprofessoren richtiglagen, war, dass sich das Glücksgefühl unmittelbar nach der Zu- oder Absage stark nach unten oder oben veränderte. Sie irrten sich jedoch in ihrer Einschätzung, wie lange diese Effekte anhalten würden. Tatsächlich zeigte sich nämlich, dass sie nach einiger Zeit auf einem ähnlichen Glücksniveau wie vor der Entscheidung lagen. Diejenigen, die Professoren geworden waren, hatten sich daran gewöhnt, und diejenigen, denen es nicht gelungen war, kamen darüber hinweg.

Eine andere, fast schon zum Klassiker gewordene Studie[29] untersuchte die Veränderung der Lebenszufriedenheit an zwei extremen Gruppen: Lottogewinnern und Menschen, die durch einen Unfall querschnittsgelähmt wurden. Auch hier zeigten sich nach dem Eintritt solcher Ereignisse starke Veränderungen in der Lebenszufriedenheit. Während die Lottogewinner im siebten Himmel schwebten, mussten die Querschnittsgelähmten mit dem Verlust ihrer Bewegungsfreiheit zurechtkommen. Über die Zeit jedoch näherten sich beide wieder ihrem Ausgangsniveau an. Auch hier zeigt sich diese erstaunliche Gewöhnung an die neue Situation, ob es auf der einen Seite um Reichtum geht oder auf der anderen Seite darum, auf fremde Hilfe angewiesen zu sein und sein Leben künftig ganz anders leben zu müssen. Die Untersuchung zeigte zudem noch ein spannendes Ergebnis: Die Freude an alltäglichen Beschäftigungen (sich mit Freunden unterhalten, fernsehen, frühstücken) war bei den Querschnittsgelähmten höher ausgeprägt als bei den Lottogewinnern. Während die letztgenannte Gruppe sich durchaus an diesen Beschäftigungen erfreuen konnte, hatten sich die Lottogewinner an ein anderes Niveau gewöhnt und hatten daran nicht mehr ganz so viel Freude wie zuvor.

Was lernen wir nun daraus? **Der Mensch gewöhnt sich an seine Umstände.** Selbst einschneidende Ereignisse haben nur einen vorübergehenden Einfluss auf unser Glücksempfinden, wir gewöhnen uns schließlich daran, sowohl an die positiven als auch an die negativen Aspekte.

Diesen Vorgang nennen die Wissenschaftler **hedonistische Anpassung** und sprechen oft auch vom psychologischen Immunsystem. Dieses heilt den Verlustschmerz bezüglich der Bewegungsfreiheit der Querschnittsgelähmten und nivelliert gleichermaßen auch das „Wolke-7"-Gefühl der Lottogewinner. Was wir daraus lernen können und sollten, ist, dass wir uns an äußere Umstände schnell gewöhnen und sich diese viel kürzer auf unser Lebensglück auswirken als wir üblicherweise glauben.

Ich machte diese Erfahrung mit einem Auto. Gegen Ende meines Studiums hatte ich ein sehr klappriges Auto, das ich so lange fuhr, bis es verschrottet werden musste. Meine nachfolgenden Autos waren auch langjährig gebraucht. Als ich dann meine erste Managementaufgabe übernahm, hatte ich die Möglichkeit, mir ein neues Auto nach meinen Wünschen zu bestellen. Meine Vorfreude war riesig und als es dann geliefert wurde, war es wie Weihnachten. Es war ein wirklich großartiges Gefühl. Doch nachdem einige Wochen vergangen waren, ebbte dieses Gefühl ab. Ich hatte mich jetzt an dieses Auto gewöhnt, es war weiter schön und gut, aber es erzeugte nicht mehr diese Glücksgefühle. Dafür hätte es ein nächstes nagelneues, noch besseres Auto gebraucht und auch an dieses hätte ich mich gewöhnt und so wäre es weitergegangen.

Du erkennst daran die große Falle, in die wir tappen können. Die Werbung erzählt uns ständig, „kauf dir dieses und es geht dir besser" und „kauf dir jenes und du wirst glücklich sein". Was die Werbung verschweigt, ist die hedonistische Anpassung. Das Glücksgefühl über die neuen Schuhe ebbt genauso ab wie die Freude über die neue Uhr. Wir gewöhnen uns schlicht an sie.

Damit sind wir Menschen nicht alleine. Auch Tieren geht es so. Wenn sich z. B. Affen daran gewöhnt haben, dass es nach einem Lichtsignal Äpfel gibt, dann löst dies keine freudige Erregung mehr aus. Werden nun die Tiere überrascht, weil es statt Äpfel die noch viel leckeren Rosinen gibt, dann konnten die Wissenschaftler die freudige Erregung auch bei den dafür relevanten Neuronen im Affengehirn messen. Aber nicht lange. Schon bald gewöhnten sich die Affen an das Luxusessen. Die hedonistische Anpassung wirkte. Als die Wissenschaftler den Affen dann wieder „nur" Äpfel gaben, sank das Erregungsniveau sogar unter den normalen Ruhezustand – ein Zeichen für einen kurzen depressiven Zustand. Die Affen waren messbar enttäuscht. Auch an die Äpfel gewöhnten sich die Tiere wieder schnell und schon bald war alles wieder so, als ob es die Rosinen nie gegeben hätte[30].

Die Strategie, Glück über äußere Umstände zu finden, funktioniert nur bedingt und in der Regel nur kurzfristig. Wir werden in den nachfolgenden zwei weiteren Kapiteln sehen, mit welchen Haltungen und mit welchen Übungen und Strategien wir unser Lebensglück langfristig steigern können. Außerdem werden wir uns ansehen, was du tun kannst, um den Gewöhnungsprozess zu verlangsamen und die Glücksgefühle länger zu genießen.

Was kannst du nun aus dem Wissen um die hedonistische Anpassung ableiten? Für mich ist dies die folgende Schlussfolgerung: **Materielle**

Dinge haben auf Grund der hedonistischen Anpassung nur einen sehr begrenzten Einfluss auf unsere Lebenszufriedenheit und unser Glück. Überschätze also nicht den Wert materieller Dinge. Sie sind keine Garantie für Glück. Es wäre falsch, jahrelang z. B. in einem unglücklichen Anstellungsverhältnis zu verharren, nur um das Geld für eine tolle Anschaffung zu haben, in der Hoffnung danach für immer glücklich zu sein. Oder jahrelang in unglücklichen Umständen zu bleiben, um immer mehr Geld anzuhäufen. Es ist besser, seiner Bestimmung mit einem klapprigen Auto zu folgen und dafür mehr Lebensfreude zu haben, als über längere Zeit unglücklich zu sein, nur um sich das nagelneue Auto leisten zu können.

Dennoch ist dies kein Plädoyer gegen materielle Dinge. Nutze sie, genieße sie in vollen Zügen, erlebe auch das momentane Glück mit ihnen und koste es ruhig aus. Verfalle nur nicht dem Irrglauben, dass dies ein dauerhafter Weg zum Glück ist und es sich lohnen würde, lange unglücklich zu sein, um dann endlich das Ersehnte zu kaufen.

> **Reflexionsfragen**
>
> - Wann war ich bei einer meiner letzten Anschaffungen nach dem Kauf glücklich? Wie lange hat es angehalten?
> - Habe ich mich schon einmal von der Illusion blenden lassen, dass ich sehr lange glücklich sei, wenn ich etwas errungen oder bekommen habe?
> - Wie wichtig sind mir materielle Dinge? Habe ich dafür schon einmal auf viele schöne andere Dinge verzichtet? Hat es sich gelohnt?

2.8 Exkurs: Neuroplastizität – unser Gehirn erfindet sich ständig neu

Wusstest du, dass sich unser Gehirn ununterbrochen verändert? Erst durch modernste und neuartige Untersuchungsverfahren konnten Forscher erkennen, dass sich unser Gehirn in seiner Vernetzung ununterbrochen und relativ schnell dem anpasst, was wir denken und tun. Wir können unser Leben verändern und inzwischen können wir sogar nachweisen, dass dadurch auch die Verdrahtung in unserem Gehirn umgestellt wird. Außerdem konnten die Forscher herausfinden, wo das Glück in unserem Gehirn wohnt. Mehr dazu kannst du in den Online-Zusatzmaterialien nachlesen: Exkurs 1 auf http://extras.springer.com.

2.9 Macht Geld glücklich?

Über König Midas wird folgende mythische Geschichte erzählt:

> Der mächtige König Midas glaubte einst, wenn er unsagbar reich werde, dann sei auch sein Glück für immer gesichert. Gott Dionysos, bei dem er einen Wunsch frei hatte, erfüllte ihm sein Begehren, dass fortan alles, was er berührte, zu reinem Gold werde. Und siehe da, wenn König Midas einen Stein aufhob, hatte er Gold in seinen Händen, und wenn er seinen Tisch berührte, verwandelte sich dieser ebenfalls augenblicklich in pures Gold. König Midas wusste, dass ihn jetzt nichts mehr darin hindern konnte, der reichste und damit auch der glücklichste Mann der Welt zu werden. Als er hungrig wurde, bereute er jedoch bald seinen Wunsch. Als er das Essen berührte, wurde auch dieses augenblicklich zu Gold und als er nach dem Glas mit dem wunderbaren Rotwein griff, verwandelte sich dies ebenfalls sofort in pures Gold. Es wird erzählt, dass die Götter Mitleid mit ihm hatten und ihm den Rat gaben, sich im Fluss Paktalos zu waschen, um seine Gabe loszuwerden. Dies befolgte er auch. Seine Gabe verschwand. Wenn Menschen im Fluss Paktalos Gold finden, dann soll dies auf König Midas zurückgehen.

Was meinst du? Macht Geld glücklich? Macht viel Geld glücklicher? Ein Sprichwort meint: „Geld macht nicht glücklich, aber beruhigt ungemein." Stimmt das? Wir wollen jetzt diesem wichtigen Thema auf den Grund gehen. Erfreulicherweise gibt es hier auch Forschungsergebnisse, sowohl für Einzelpersonen als auch für ganze Nationen.

Die Psychologen Kostadin Kushlev und Elizabeth Dunn gingen in ihrer Forschungsarbeit der Frage nach, ob Geld dazu führt, dass Menschen sich tagtäglich glücklicher fühlen bzw. ob es hilft, dass sie weniger Traurigkeit empfinden. In die Untersuchung flossen die Einschätzungen von über 12 000 Menschen ein. Es zeigte sich folgendes Ergebnis: Geld führt nicht dazu, dass Menschen Tag für Tag glücklicher sind. Allerdings hat es einen geringen, jedoch messbaren Effekt, weniger traurig zu sein. Glücklichsein und Traurigsein hängen nur bedingt zusammen. Wer nicht traurig ist, ist nicht automatisch glücklich und umgekehrt. Die Forscher erklären sich das so, dass Menschen mit Geld mehr Optionen haben, mit Widrigkeiten des Lebens umzugehen. Wer beispielsweise ein Loch in seinem Dach feststellt, der kann das Problem relativ schnell lösen lassen, wenn er Geld hat. Wer dagegen arm ist, hat weniger Optionen und muss möglicherweise mit den Folgen über Monate leben. Wir können als erstes festhalten: Geld erhöht nicht das tägliche Glücksgefühl[31].

Neben dem emotionalen Glücklichsein und Sich-voller-Lebensfreude-Fühlen gibt es noch eine zweite Komponente: die Lebenszufriedenheit. Während das Glücklichsein im Augenblick erlebt wird, bezieht sich die Einschätzung der Lebenszufriedenheit auf einen längeren zurückliegenden Zeitraum. Wie steht es mit der Lebenszufriedenheit: Haben reiche Menschen mehr davon?

Dieser Frage ging Ed Diener nach. Er untersuchte den Zusammenhang von Geld mit dem subjektiven Wohlbefinden. Dieses enthält neben der Lebenszufriedenheit weitere Komponenten wie finanzielle Zufriedenheit, angenehme Gefühle und die Abwesenheit unangenehmer Gefühle. Hier fanden die Forscher einen schwachen positiven Zusammenhang, d. h. mit mehr Geld steigt auch die subjektive Zufriedenheit ein klein wenig an[32].

Dabei ist es wichtig zu betrachten, von welchem Ausgangsniveau man ausgeht. Für einen armen Menschen, der sich einschränken muss, möglicherweise kaum das Geld für das tägliche Essen oder in manchen Ländern das Geld für die medizinische Versorgung für sich und seine Familie aufbringen kann, für einen solchen Menschen führt mehr Geld zu einem messbaren Anstieg sowohl von Lebenszufriedenheit als auch von Glücksempfinden. Menschen, bei denen die Grundbedürfnisse erfüllt sind, freuen sich zwar kurzzeitig über eine Gehaltserhöhung, dieser Effekt verpufft jedoch schnell wieder, sobald die hedonistische Anpassung wirkt.

Diese Zusammenhänge zeigen sich auch in sog. Metaanalysen. Hierbei fassen die Wissenschaftler eine Vielzahl von Studien zusammen, um zu einer fundierten Aussage zu kommen. In einer solchen Metaanalyse wurden die Daten von insgesamt 111 verschiedenen Studien aus 54 Ländern zum Zusammenhang zwischen materiellem Status und subjektiver Zufriedenheit untersucht. Das Ergebnis war sehr deutlich: In ökonomisch niedrig entwickelten Ländern sowie Ländern mit geringem Bildungsniveau zeigte sich ein nachweisbarer Zusammenhang zwischen Geld und Zufriedenheit. Dieser Zusammenhang wurde jedoch sehr klein, wenn die Forscher die Analysen in hochentwickelten Industrieländern bzw. in Ländern mit hohem Bildungsniveau auswerteten[33]. Dies bedeutet, dass in den reicheren Ländern Geld kaum Auswirkung auf die Zufriedenheit der Menschen hat.

Ed Diener wollte dem Thema Geld und Glück bzw. Zufriedenheit noch mehr im Detail auf den Grund gehen. In seine Untersuchung flossen die Befragungsdaten der Gallup-Organisation von über 136 000 Menschen aus 132 Ländern der Erde ein. Bei dieser Studie untersuchte er den Zusammenhang zwischen Einkommen mit genereller Lebenszufriedenheit und davon getrennt mit positiven und negativen Gefühlen. Auch in dieser

Untersuchung fand er einen Zusammenhang zwischen Einkommen und Lebenszufriedenheit, also der Einschätzung der Menschen, wie ihr Leben insgesamt ist und wie sie meinen, dass es sein sollte. In dieser Studie war der Zusammenhang im Vergleich zu vielen anderen Studien sogar etwas höher. Ed Diener geht davon aus, dass dies daran liegt, dass in die Studie die Daten vieler armer und schwachentwickelter Länder einfloss. Hier wird also genau der Effekt deutlich, dass sich Geldzuwachs im unteren Einkommensbereich viel stärker auf die Lebenszufriedenheit auswirkt. Übrigens bestand der exakt gleiche Zusammenhang auch zwischen Bruttoinlandsprodukt pro Einwohner und Lebenszufriedenheit, d. h. es ist für die Lebenszufriedenheit von Nutzen, in einem reichen Land zu wohnen. Interessant war, dass sich das Einkommen nicht bedeutsam auf die positiven und negativen Gefühle auswirkte. Hierbei zeigte sich erneut der Effekt, dass Geld zwar die Zufriedenheit etwas steigern kann, dass es aber kaum Auswirkungen auf das Glücksempfinden hat. Diese Studie konnte jedoch auch nachweisen, was unser Glücklichsein beeinflusst. Dies war nicht materieller, sondern psychosozialer Wohlstand. Positivere Emotionen hatten diejenigen Menschen, deren psychische Bedürfnisse erfüllt wurden, hierzu zählen Lernen, Autonomie, Respekt, der Einsatz der eigenen Fähigkeiten und jemand, auf den sie im Notfall sicher zählen konnten[34].

Exkurs: Das Glück ganzer Länder
Glück und Lebenszufriedenheit lassen sich nicht nur bei einzelnen Menschen, sondern auch bei ganzen Nationen untersuchen. Hierbei zeigt sich das sog. **Easterlin Paradoxon**: Obwohl sich der materielle Wohlstand in vielen Ländern vervielfacht hat, sind die Menschen nicht glücklicher geworden. Mehr dazu erfährst du in den Online-Zusatzmaterialien: Exkurs 2 auf http://extras.springer.com.

2.10 Warum schlechte Nachrichten für uns so interessant sind

Vielleicht hast du dich auch schon einmal gefragt oder vielleicht dich sogar darüber geärgert, dass in den Medien so häufig negative Themen und Nachrichten in den Vordergrund gestellt werden. Noch stärker ist dieser Effekt im Internet oder bei Boulevard-Zeitungen, deren Schlagzeilen uns noch stärker in den Bann ziehen sollen und den größten Kauf-(oder Klick-)anreiz darstellen. Wir brauchen uns jedoch nicht zu beschweren, denn es wird nur das produziert, was wir – generell gesprochen – auch fordern und sehen wollen.

2 Grundlagen: Wie wir unsere Wirklichkeit erschaffen ...

Aber warum ist das so? Warum springen wir so viel mehr auf Neues und Bedrohliches an? Dazu müssen wir uns die Evolution unseres Gehirns vor Augen halten. Stell dir vor, du bist ein Höhlenbewohner und ganz in dein neuestes Gemälde an der Wand vertieft. Das ist echt herausragend und du bist voll in deinem Flow. Plötzlich hörst du einen Tumult vor der Nachbarhöhle. Das hört sich bedrohlich und gar nicht gut an. Jetzt bist du gut beraten, dir eine Keule zur Bewaffnung zu nehmen und nach dem Rechten zu schauen. Dadurch, dass du rechtzeitig eine mögliche Bedrohung wahrgenommen und darauf reagiert hast, hast du gleichzeitig eine deutlich größere Chance zu überleben und damit deine Gene weiterzugeben, als wenn dich ein Fremder angreift, während du versunken in dein Gemälde die letzten Striche machen willst. Das hätte es dann sowohl mit der Fertigstellung deines Gemäldes aber auch mit deiner Genweitergabe sein können.

Wir haben ein Gehirn vererbt bekommen, das auf Bedrohliches, auf sich Bewegendes und auf Neues schnell reagiert und die Reize sofort ins Bewusstsein durchstellt. Das ist hervorragend und hat unser Überleben ermöglicht. Diese Prozesse sind tief verwurzelt und trotz unserer phantastischen Neuroplastizität lässt sich diese Überlebensprogrammierung nicht kurzerhand fundamental verändern.

Nun kommt jedoch eine Entwicklung dazu, die sich innerhalb nur weniger Jahrzehnte vollzogen hat und an die sich unser Gehirn nicht innerhalb dieses „Wimpernschlags" der Evolution anpassen kann. Es sind die immensen Mengen an Informationen, die uns nun rund um die Uhr zur Verfügung stehen. Vor ein paar Jahrzehnten gab es gerade mal drei Fernsehsender und lief eine gute Sendung, so war diese ein „Straßenfeger". Allein der Begriff zeigt schon, dass das Leben in den Straßen und nicht vor dem Bildschirm stattfand, außer es gab eben eine herausragende Sendung. Die verfügbaren Informationen waren damals überschaubar. Heute haben wir permanenten Zugriff auf alle Nachrichten weltweit, zu jeder Tageszeit und häufig mit Videos.

Das ist alles weder gut noch schlecht, es ist eben die Weiterentwicklung unserer Gesellschaft und unserer Technik und hat grandiose Vorzüge. Ich z. B. liebe es, mir die Vorträge renommierter Forscher anzusehen. Das ist phantastisch, ich kann den Vortrag verfolgen und das nur mit ein paar Klicks. Die Herausforderung für uns ist, uns bewusst zu machen, dass unser Gehirn noch anders programmiert ist. Es arbeitet so, wie es über Jahrmillionen optimal für unser Überleben war: Es konzentriert sich sofort auf alles Neue oder Bedrohliche.

Wir sind gut beraten, uns die Entwicklungsdiskrepanz zwischen unserem Gehirn und dem rasanten technischen Fortschritt bewusst zu machen und damit vernünftig umzugehen. Sonst kann es schnell passieren, dass wir unseren Stresslevel anheben, insbesondere wenn wir uns ständig mit negativen Nachrichten umgeben.

Du kennst inzwischen die Hauptmechanismen deines Gehirns sehr gut. Was dein Gehirn für wichtig hält (und das ist auf jeden Fall Neues oder Bedrohliches), das wird durchgestellt. Je mehr wir in einer bestimmten Richtung denken, umso breiter werden die Straßen dazu in unserem Gehirn. Wir bauen uns unser Weltbild. Auch hier gilt: Sei auf der Hut, dass sich dein Gehirn nicht ein falsches Weltbild zusammenbaut. Denn wenn du dich ständig nur mit schlechten Nachrichten beschäftigst, dann ist es auch kein Wunder, wenn du irgendwann glaubst, die Welt sei nur schlecht. Dabei ist es nur das verzerrte Weltbild. Es gibt dazu jedoch auch eine gute Nachricht. Wir Menschen können in die Metaperspektive gehen und uns reflektieren. Wir brauchen also glücklicherweise nicht noch Tausende Jahre Evolution abzuwarten, sondern können zum einen entscheiden, womit wir uns wirklich beschäftigen wollen, und zum anderen unser Weltbild auch wieder zurechtrücken.

Anmerkungen
1. Rosenthal, R., & Jacobson, L. (1971). *Pygmalion im Unterricht: Lehrererwartung und Intelligenzentwicklung der Schüler*. Weinheim: Julius Beltz.
2. In der Folge der Veröffentlichungen von Robert Rosenthal gab es methodische Kritik an den Untersuchungen. Auch konnte der Effekt nicht durchgängig über alle Klassen nachgewiesen werden. Es scheinen noch weitere Aspekte eine Rolle zu spielen, so berichtet Rosenthal, dass bei den „Bloomers" möglicherweise ein attraktives Aussehen und ein großes Interesse der Eltern für gute Noten den Effekt deutlich unterstützen. Dennoch konnte Robert Rosenthal den Pygmalioneffekt signifikant nachweisen, insbesondere in den ersten Klassenstufen, bei denen die Schülerinnen und Schüler noch keinen „Ruf" an der Schule haben und auch davon auszugehen ist, dass sie selbst noch kein gefestigtes Bild zu ihrem Leistungsvermögen haben.
3. Rosenthal, R. (1990). Geleitwort. In P. H Ludwig (1991), *Sich selbsterfüllende Prophezeiungen im Alltagsleben: Theorie und empirische Basis von Erwartungseffekten und Konsequenzen für die Pädagogik, insbesondere für die Gerontagogik*. Stuttgart: Verlag für Angewandte Psychologie. 9–12.
4. Jamieson, D. W., Lydon, J. E., Stewart, G., & Zanna, M. P. (1987). Pygmalion revisited: New evidence for student expectancy effects in the classroom. *Journal of Educational Psychology, 79*(4), 461–466.
5. McNatt, D. B. (2000). Ancient Pygmalion joins contemporary management: A meta-analysis of the result. *Journal of Applied Psychology, 85*(2), 314–322.; Bezuijen, X. M., van den Berg, P. T., van Dam, K., & Thierry, H. (2009). Pygmalion and employee learning: The role of leader behaviors. *Journal of Management, 35*(5), 1248–1267.

2 Grundlagen: Wie wir unsere Wirklichkeit erschaffen …

6. Ausgangspunkt der Forschung zum Pygmalioneffekt war übrigens die Beobachtung, dass es bei psychologischen Untersuchungen einen Versuchsleitereffekt gab. Dies bedeutet, dass die untersuchten Personen tendenziell so reagierten, wie der Versuchsleiter dies erwartete. Dazu schrieb übrigens Robert Rosenthal seine Dissertation. Interessant ist auch, dass sich dieser Effekt selbst bei Lernversuchen mit Tieren nachweisen ließ. Siehe: Smale, G. G. (1983). *Die sich selbst erfüllende Prophezeiung: positive oder negative Erwartungshaltungen und ihre Auswirkung auf die pädagogische und therapeutische Beziehung.* Freiburg: Lambertus-Verlag.
7. Merton, R. K. (1948). The self-fulfilling prophecy. *The Antioch Review*, 8(2), 193–210. S. 195
8. Eine gute Zusammenfassung bietet: Ludwig, P. H. (1991). *Sich selbsterfüllende Prophezeiungen im Alltagsleben: Theorie und empirische Basis von Erwartungseffekten und Konsequenzen für die Pädagogik, insbesondere für die Gerontagogik.* Stuttgart: Verlag für Angewandte Psychologie.
9. Je nach Berechnungslogik unterscheiden sich die Ergebnisse sehr stark. Manfred Spitzer rechnet beispielsweise, dass im Gehirn rund 2,5 Millionen Nervenfasern ankommen. Jeder Nerv kann bis zu 300 Impulse pro Sekunden abgeben. Ein Impuls steht für ein Bit. Daraus ergibt sich ein Informationsinput von 750 Millionen Bit/s. Siehe: Spitzer, M. (2002). *Lernen. Gehirnforschung und die Schule des Lebens.* Heidelberg: Spektrum Akademischer Verlag. Andere Autoren kommen gar auf eine Anzahl von 1 Milliarde Bit/s. Siehe: Keidel, W. D. (1973). *Kurzgefaßtes Lehrbuch der Physiologie.* Stuttgart: Thieme; Vester, F. (2014). *Denken, Lernen, Vergessen. Was geht in unserem Kopf vor, wie lernt das Gehirn, und wann lässt es uns im Stich?* München: dtv.
10. Becker-Carus, C. & Wendt, M. (2017). *Allgemeine Psychologie. Eine Einführung.* Berlin: Springer. Allein die Augen liefern rund 90 % der Informationen. Dies sind 3 Mio. Bit/s. Die Gesamtinformationsmenge ergibt sich daraus rechnerisch mit 3,3 Mio. Bit/s.
11. Siehe Vester, F. (2014). *Denken, Lernen, Vergessen. Was geht in unserem Kopf vor, wie lernt das Gehirn, und wann lässt es uns im Stich?* München: dtv; Becker-Carus, C. & Wendt, M. (2017). *Allgemeine Psychologie. Eine Einführung.* Berlin: Springer.
12. Roth, G. (2001). *Fühlen, Denken, Handeln. Wie das Gehirn unser Verhalten steuert.* Frankfurt am Main, Suhrkamp, S. 240.
13. Quelle: © Zuberka / Getty Images / iStock.
14. Quelle: gemeinfrei.
15. Quelle: gemeinfrei.
16. Quelle: © edou777 / stock.adobe.com.
17. Quelle: © Vectordivider / Getty Images / iStock.
18. Quelle: © barsukov / stock.adobe.com.
19. Quelle: © Mark J. Grenier / stock.adobe.com.
20. Quelle: © Andrey Korshenkov / stock.adobe.com.

21. Haemmerlie, F. M., & Montgomery, R. L. (1986). Self-perception theory and the treatment of shyness. In Jones, W. H., Cheek, J. M., & Briggs, S. R. (Hrsg.) (2013), *Shyness: Perspectives on research and treatment*. New York: Plenum Press. 329–342.
22. Haemmerlie, F. M., & Montgomery, R. L. (1982). Self-perception theory and unobtrusively biased interactions: A treatment for heterosocial anxiety. *Journal of Counseling Psychology, 29*(4), 362–370.
23. Haemmerlie, F. M. (1983). Heterosocial anxiety in college females: A biased interactions treatment. *Behavior Modification, 7*(4), 611–623.
24. Hinsichtlich der therapeutischen Intervention gibt es noch einen weiteren Aspekt: Die Männer schreiben den Erfolg nicht dem Therapeuten zu, sondern ganz allein sich selbst. Sie allein haben es gekonnt und ohne Mithilfe von jemand anderem. Dadurch sind diese Veränderungen deutlich nachhaltiger.
25. Haemmerlie, F. M., & Montgomery, R. L. (1984). Purposefully biased interactions: Reducing heterosocial anxiety through self-perception theory. *Journal of Personality and Social Psychology, 47*(4), 900–908.
26. Lyubomirsky, S. (2013). *Glücklich sein. Warum Sie es in der Hand haben, zufrieden zu leben*. Frankfurt am Main: Campus. S. 98.
27. Klein, S. (2014). *Die Glücksformel oder wie die guten Gefühle entstehen*. Frankfurt am Main: Fischer.
28. Gilbert, D. T., Pinel, E. C., Wilson, T. D., Blumberg, S. J., & Wheatley, T. P. (1998). Immune neglect: A source of durability bias in affective forecasting. *Journal of personality and social psychology, 75*(3), 617–638.
29. Brickman, P., Coates, D., & Janoff-Bulman, R. (1978). Lottery winners and accident victims: Is happiness relative? *Journal of Personality and Social Psychology*, 36(8), 917–927.
30. Klein, S. (2014). *Die Glücksformel oder wie die guten Gefühle entstehen*. Frankfurt am Main: Fischer.
31. Kushlev, K., Dunn, E. W., & Lucas, R. E. (2015). Higher income is associated with less daily sadness but not more daily happiness. *Social Psychological and Personality Science, 6*(5), 483–489.
32. Diener, E., & Oishi, S. (2000). Money and happiness: Income and subjective well-being across nations. In E. Diener, E. & Suh, E. M. (Hrsg.), *Culture and subjective well-being*. 185–218. Cambridge: The MIT Press.
33. Howell, R. T., & Howell, C. J. (2008). The relation of economic status to subjective well-being in developing countries: a meta-analysis. *Psychological bulletin, 134*(4), 536–560.
34. Diener, E., Ng, W., Harter, J., & Arora, R. (2010). Wealth and happiness across the world: material prosperity predicts life evaluation, whereas psychosocial prosperity predicts positive feeling. *Journal of personality and social psychology, 99*(1), 52–61.

3

Haltungen

Du kennst nun wichtige psychologische Grundlagen unserer Wahrnehmung und den Prozess, wie du die Wirklichkeit in dir erschaffst. Das ist eine perfekte Grundlage, um uns nun konkret damit zu beschäftigen, was dein Leben verbessert und dich glücklicher und zufriedener macht.

In diesem dritten Kapitel geht es um Haltungen. Was ist damit gemeint? Mit Haltung sind die inneren Grundeinstellungen von uns Menschen gemeint, die wiederum unser Denken, Fühlen und Handeln bestimmen. Genau an diesem Punkt sind wir wieder mitten beim Thema Glück, Zufriedenheit und wie sich unser Leben anfühlt, ob es reine Freude oder eher Qual oder etwas dazwischen ist. Ich sage gerne und etwas salopp: **„Wie du ins Leben hinausschaust, so schaut das Leben zurück."** Wie die Mechanismen dahinter funktionieren, haben wir im zweiten Kapitel beim Pygmalioneffekt (siehe Abschn. 2.1) und bei den sich selbst erfüllenden Prophezeiungen (siehe Abschn. 2.2) bereits gesehen. Oft fällt uns jedoch gar nicht auf, wie wir in die Welt hinausschauen, weil wir es immer auf diese Weise tun und nie wirklich darüber nachdenken. Oft sind unsere Haltungen und Einstellungen zwar für unser Leben entscheidend, jedoch uns selbst gänzlich unbewusst. Dieser Teil des Buches bringt dich nun in bewussten Kontakt mit verschiedenen einflussreichen Haltungen und damit auch mit diesen mächtigen Werkzeugen. Die Positive Psychologie kennt viele großartige Unterscheidungen, die dich in die Lage versetzen, bewusster, lustvoller und erfolgreicher in dein Leben einzutauchen. Zudem habe ich hier auch einige Konzepte aus meiner Erfahrung mit einfließen lassen. Insgesamt beschreibe ich 20 Haltungen.

Am Ende dieses Buchteils im Abschn. 3.21 findest du eine Haltungsmatrix. Wenn du möchtest, kannst du nach jedem Abschnitt zu dieser Haltungsmatrix gehen und markieren, wie stark du die jeweilige Haltung bereits lebst und wie stark du sie gerne entwickeln möchtest. Dadurch bekommst du am Ende dieses Kapitels eine gute Zusammenfassung zu deinen Haltungen und kannst daraus für dich entscheiden, welchen Themen du für dein Leben besondere Aufmerksamkeit schenkst.

Dieses ganze Buch soll dir Spaß machen und leicht sein. Es ist wie eine kleine Abenteuerreise in deine eigene Person. Was gibt es Spannenderes, als dich selbst zu entdecken? Was gibt es Spannenderes, als noch mehr herauszufinden, was dir guttut und dich weiterbringt? Und was gibt es Lohnenderes, als deinen persönlichen Glücksschlüssel zu finden, um ein erfülltes Leben zu haben, um das Leben zu schmecken, zu lieben und in vollen Zügen und voller Freude zu genießen?

Manches wird dich mehr und manches weniger betreffen. Starte einfach deine Abenteuerreise und suche nach deinen wichtigsten Glücksschlüsseln. Sie sind so einzigartig wie du und auch genauso wertvoll.

Bereit? Dann los!

3.1 Permission to be human

Diejenigen, die nicht aus vollem Herzen weinen können, können auch nicht aus vollem Herzen lachen. (Golda Meir)

Professor Tal Ben-Shahar hat an der renommierten Harvard University Geschichte geschrieben, indem er eine Vorlesungsreihe hielt, deren Teilnehmerzahl von über 900 Studenten alle bisherigen Teilnehmerzahlen in Harvard in den Schatten stellte. Aber es handelte sich nicht etwa um eine Einstiegsvorlesung zu BWL. Nein, es ging um Positive Psychologie! Dabei hatte er zwei Jahre zuvor noch nicht einmal ein Dutzend Studenten in der gleichen Vorlesung. Im zweiten Jahr waren es durch Mundpropaganda dann schon mehrere Hundert und im dritten Jahr der Harvard-Rekord von über 900. Die Studenten waren fasziniert davon, welche Möglichkeiten die Positive Psychologie für ihr Leben aufzeigte. In diesen Vorlesungen hat Tal Ben-Shahar etwas für mich sehr Bedeutendes gesagt, das sich als **„permission to be human"** oder „sich die Erlaubnis geben, Mensch zu sein" zusammenfassen lässt[1].

Er zeigte auf, dass wir ganz Mensch sein dürfen und sollen. Hierzu gehört das ganze Spektrum von Gefühlen. Es geht nicht darum, dass wir keinerlei negative Gefühle mehr haben. Negative Gefühle gehören genauso zum

Leben wie positive Gefühle. Beide sind wichtig für uns Menschen. Er stellte heraus, dass es nur zwei Gruppen von Menschen gibt, die keinerlei negative Gefühle haben. Na, was denkst du? Es sind Tote und Psychopathen. Für uns, die wir zu keiner der beiden Gruppen zählen, gehört es eben dazu, dass wir auch Wut, Trauer, Schmerz, Enttäuschung etc. fühlen. Das ist ein Zeichen für Lebendigkeit. Deshalb sollten wir uns das auch erlauben. Genau das meint Tal Ben-Shahar mit „permission to be human".

Wir können durch die nachstehend beschriebenen Möglichkeiten erreichen, dass wir schneller wieder aus den negativen Gefühlen herauskommen und die positiven Gefühle noch länger und intensiver auskosten, die negativen Gefühle gehören jedoch ebenfalls zum Menschsein. Ich kann das an mir beobachten: Ich habe unglaublich stark von den Erkenntnissen der Positiven Psychologie profitiert. Ich fühle viel mehr Vitalität, Energie, Glück und Zufriedenheit. Habe ich dadurch keine negativen Gefühle mehr? Die Antwort lautet Nein. Auch ich bin mal schlecht gelaunt, traurig oder frustriert. Auch das gehört zum Menschsein. Tal Ben-Shahar beschreibt dies so schön, indem er sagt, alle Gefühle gehen durch die gleiche Pipeline. Wenn du die Leitung für die negativen Gefühle zustopfst, dann können auch die positiven nicht fließen[2]. Das ist die erste Botschaft: Negative Gefühle gehören dazu. Wir sind eben Menschen und die Frage ist vielmehr, was wir aus diesen Gefühlen machen.

Ich will aber diesen Ausspruch „permission to be human" noch viel weiter fassen. Viele Jahre meines Lebens war ich ein Perfektionist, ich war supergenau und wollte möglichst jeden Fehler vermeiden. Das ist nicht nur anstrengend und nimmt nicht nur Lebensfreude, am Ende ist es oft auch nicht erfolgreich. Für mich war nämlich das Frustrationspotenzial nach einem Misserfolg ungleich höher. Vielleicht ist das auch einer der Gründe, warum ich nie gelernt habe, ein Musikinstrument zu spielen. Wenn du ein neues Instrument lernst, dann gehören ganz viele Fehler dazu. Je mehr du übst, umso mehr Möglichkeiten hast du für Fehler und auch Frustration. Wenn du es einfach so siehst, dass es dazugehört, weil du ja lernst, dann machst du weiter, wirst besser und besser und die Misstöne verschwinden. Wenn du ein Perfektionist bist, wie ich es war, dann gibst du vielleicht bald entnervt auf.

Merkst du worauf ich hinauswill? Wir sind Menschen und keine Computer oder Maschinen. Deshalb gehören Fehler, Misserfolge und auch negative Gefühle dazu. Das heißt nicht, dass sie erstrebenswert sind oder wir uns gar um sie bemühen sollten. Es geht darum, das Leben nicht so bierernst zu sehen und mehr Lockerheit und Spiel hineinzutragen. Ich hatte zum Beispiel vor ein paar Jahren als Personalleiter eine schwierige Verhandlung mit Betriebsräten. Es war nicht nur ein schwieriges Thema, sondern es waren zudem Vertreter sechs unterschiedlicher Gremien und der Gewerkschaft vor Ort und es gab außerdem verschiedene herausfordernde politische Strömungen. Ich dachte, ich wäre gut vorbereitet, und die ersten beiden Stunden liefen auch wunderbar. Als es dann jedoch ans „Eingemachte" ging, gab es einen völligen Eklat und die Verhandlungen wurden abgebrochen.

Ich „kaute" mehrere Tage an dem Thema und machte mir Selbstvorwürfe. Ich hätte dieses und jenes besser vorhersehen und einschätzen können, ich hätte den Termin anders vorbereiten können, ich hätte in der Verhandlung an bestimmten Stellen anders agieren sollen etc. Du kennst bestimmt auch solche Situationen, in denen du voller Selbstvorwürfe bist. Was bedeutet hier, eine Haltung von „permission to be human" einzunehmen?

Im ersten Schritt bedeutet es, dass die negativen Gefühle völlig in Ordnung sind. Das bedeutet, es geht nicht darum, sich abzulenken, alles zu leugnen oder die Gefühle wegzuschieben oder zu verdrängen. Schließlich haben sie eine wichtige Aufgabe. In diesem Fall spornten sie mich an, daraus zu lernen und besser zu werden. Konkret bedeutete das, die Situation ungeschminkt anzusehen und vielleicht zu entdecken, dass es auch unvorhersehbare Aspekte gibt.

Der zweite Schritt ist, nicht in den negativen Gefühlen stecken zu bleiben, nicht so hart mit dir selbst zu sein und die Sache als Möglichkeit zu sehen, daraus zu lernen und für dich klar zu formulieren, was du daraus lernst. Dann bist du auch bereit, groß zu spielen und große Ziele anzugehen.

Dieser zweite wichtige Aspekt der Haltung ist für mich, nachsichtig mit mir zu sein. Auf diese Weise kann ich mir selbst sagen, „hey, du bist ein Mensch, du darfst Schwächen haben, du darfst negative Gefühle haben, du darfst auch mal feige sein und auch mal Bockmist bauen. Du darfst auch scheitern." Das ist natürlich kein Freifahrtschein, sich wie die Axt im Walde zu benehmen und danach mit den Achseln zu zucken und zu sagen, ich bin eben Mensch. Das tun ohnehin die Wenigsten, wenngleich es auch solche Menschen gibt. Die meisten machen sich eher viel zu viele Selbstvorwürfe und Gedanken, ziehen sich selbst dadurch runter und bleiben oft darin stecken, statt sie als Impuls zum Lernen zu sehen. Genau diese Lockerheit, Gelassenheit und das Sich-Lösen von den Selbstvorwürfen will „permission to be human". Jeder von uns ist oft hingefallen, bevor er es geschafft hat zu laufen. Tal Ben-Shahar beschreibt dies so schön mit dem Satz „Lerne zu scheitern oder scheitere beim Lernen", der sich im Englischen noch viel besser anhört: **„learn to fail or fail to learn"**[3]. Kultiviert wird dies auf sogenannten Fuckup Nights: Dort berichten auf hell erleuchteter Bühne beispielsweise Unternehmensgründer von ihren Fehlern und ihrem größten Scheitern und was sie daraus gelernt haben.

Das ist die zweite große Botschaft: Mach dir nicht so viele Selbstvorwürfe, sei nachsichtig mit dir, hadere nicht mit Fehlern und Misserfolgen, lerne jedoch daraus. Fühle mal in dich hinein, wie sich folgender Satz für dich anfühlt: „Du darfst einfach so sein wie du bist, mit allen deinen Facetten, du bist vollkommen in Ordnung". Mir bringt dieser Gedanke eine tiefe Entspannung.

Zusammenfassend lässt sich diese Haltung beschreiben mit

- auch negative Gefühle gehören zum Leben und
- sei nachsichtig und gelassen mit dir selbst, vor allem, wenn du Fehler machst.

> **Reflexionsfragen**
> - Frage dich, wie nachsichtig du mit dir umgehst. Denke an die letzte Situation, die dir einfällt, bei der du einen richtigen Fehler gemacht hast.
> - Kannst du dir gegenüber nachsichtig sein? Dir die Erlaubnis geben, eben Mensch zu sein?
> - Nimmst du es trotzdem als Anlass, um daraus zu lernen und es künftig besser zu machen?
> - Wie machst du dies?

Blättere jetzt zur Haltungsmatrix (Abschn. 3.21) und trage dort ein, wie ausgeprägt du diese Haltung derzeit lebst (mit einem Punkt) und wie stark du diese Haltung in Zukunft ausprägen willst (mit einem Kreuz).

3.2 Konzentriere dich auf deine Stärken, nicht auf deine Schwächen

„Ich will ja niemanden begünstigen. Ich geb dir nur ein paar gute, allgemeine Ratschläge. Und der erste ist: Setz auf deine Stärken."
„Ich hab keine", platzte es aus Harry heraus, bevor er richtig überlegt hatte.
„Entschuldige mal", knurrte Moody, „wenn ich sage, du hast Stärken, dann hast du auch welche. Denk nach. Worin bist du am besten?" (aus J.K. Rowling, Harry Potter und der Feuerkelch)

Diese Haltung kann lebensverändernd sein und dich in dein wirkliches Potenzial bringen. Um dies zu veranschaulichen, bitte ich dich, dir ein Rennpferd vorzustellen. Ich habe ein schwarzes, edles, großes Rennpferd vor Augen. Es strotzt vor Energie und Lust sich zu bewegen. Es hat eine wehende Mähne und ein glänzendes Fell. Stell dir vor, du bist dieses Rennpferd. Du liebst es, schnell unterwegs zu sein. Du bist impulsiv, manchmal auch schreckhaft. Wenn etwas Unerwartetes passiert, bist du mit einem Satz schon 20 Meter weiter, während die anderen Pferde erst anfangen zu bemerken, dass etwas passiert ist. Du kannst sehr schnell reagieren und du kennst kein Pferd, das schneller als du aus dem Stand in den Galopp kommt. Außerdem bist du schnell, sehr schnell. Du kennst kein anderes Pferd, das dich einholen könnte.

Irgendwie kam es jedoch, dass du eine sichere Anstellung als Ackergaul gefunden hast. Das geht zwar schon auch, aber dir macht es nicht so wirklich Freude und du bekommst oft die Rückmeldung, dass du doch noch einigen Entwicklungsbedarf hast. Du sollst daran arbeiten, gelassener zu sein. Beim Loslaufen ziehst du viel zu schnell an und wenn du dann im gemächlichen Tempo unterwegs bist, wird es dir langweilig und du machst Fehler und bist unachtsam. Du hast auch schon ein extra Seminar bekommen „Richtiges Loslaufen als Ackergaul". Dein Eindruck ist, dass es auch schon ein bisschen besser wurde. Beim Arzt warst du auch schon. Er hat dir Tropfen wegen deiner Impulsivität verschrieben. Auch das hilft ein wenig. Trotzdem bist du nicht wirklich glücklich. Deine Ackergaulkollegen können die Sachen alle viel besser und du erhältst in regelmäßigen Gesprächen die Rückmeldung, bei welchen Defiziten du nun endlich Fortschritte machen sollst. Morgens hast du oft gar keine Lust aufzustehen. Nachdem dir immer wieder gesagt wurde, was du nicht so gut kannst, und du dies ja ebenfalls an dir selbst beobachtest, hast du kein Vertrauen mehr in deine Fähigkeiten. Nur manchmal nachts in deinen Träumen siehst du dich über die Felder galoppieren, das fühlt sich an wie fliegen. Oder du siehst dich, wie du mit deiner Schnelligkeit alle anderen Pferde hinter dir lässt und mit großem Jubel ins Ziel einläufst. Aber das sind eben nur Träume…

Mit dieser Geschichte möchte ich dir illustrieren, was einer der Grundpfeiler der Positiven Psychologie ist: die Stärken stärken. In der Vergangenheit war das Weltbild anders. Es ging darum, die Schwächen zu verbessern nach dem Motto: „Was du gut kannst, kannst du ja schon, wir müssen an dem arbeiten, was du nicht kannst." Diesen Fokus kannst du auch heute noch an vielen Stellen beobachten. Wenn Projekte nachbesprochen werden, geht es mehr darum, was nicht gut gelaufen ist, statt auch danach zu fragen, durch welche Stärken jedes Einzelnen der Erfolg zustande kam, und diese Stärken zu würdigen. Die Schule ist auch immer ein gutes Beispiel dafür. Wenn du Kinder hast, dann achte einmal beim Elternabend darauf, wo der Fokus der Lehrerin oder des Lehrers ist: bei den Schwächen oder den Stärken deines Kindes? Dabei sollten wir nicht den Fehler machen, von einem Extrem in das andere zu fallen und die Schwächen komplett auszublenden. Wer einen guten Abschluss machen möchte, ist gut beraten, auch an seinen schwachen Fächern zu arbeiten. Manchmal ist es auch durchaus sinnvoll, sich „durchzubeißen", wenn es um einen Teilbereich geht. Mir geht es um die richtige Balance von beiden und darum, dass der Hauptfokus von dem, was wir tun, auf unseren Stärken liegt.

Ich kann dir in diesem Zusammenhang von Andreas erzählen. Er war ein Außendienstmitarbeiter, der die extreme Stärken hatte, Konzepte auszuarbeiten und Geschäftszahlen richtig gut aufzubereiten. Dinge aktiv beim Kunden zu verkaufen war für ihn immer mit Anstrengung verbunden. Er ist von seinem Naturell aus introvertiert. Es gab zwar nie Kundenbeschwerden, doch es gab auch keine Highlights und seine Verkaufszahlen waren eher im unteren Drittel. Er machte zahlreiche Schulungen und arbeitete an seinen Schwächen, dennoch entwickelte er keine Freude an seiner Arbeit. Als wir seine Situation näher analysierten, wurde Andreas schnell klar, dass das, was er gut konnte, in seinem jetzigen Job nur wenig zum Einsatz kam. Sein Feld wäre es im Innendienst zu arbeiten, vielleicht als Controller. Tatsächlich ergab sich nach ein paar Monaten die Möglichkeit in seinem Unternehmen auf eine Controller-Stelle zu wechseln und die Effekte waren enorm. Er blühte förmlich auf, seine Arbeit machte ihm jetzt richtig Spaß, er bekam in kurzer Zeit außergewöhnlich gute Rückmeldungen und kann inzwischen auf herausragende Erfolge zurückblicken.

Das Beispiel beschreibt gut, was ich dir in diesem Kapitel gerne weitergeben möchte: Schau, dass du im Großen in deinen Stärken bist. Dann ist es im Kleinen sicher sinnvoll, sich trotzdem um die Weiterentwicklung von Schwächen zu kümmern. Für Andreas war das seine Präsentationsfähigkeit, denn zu seinen Aufgaben gehörte es, einmal monatlich vor der Geschäftsführung zu präsentieren. Statt sich schwerpunktmäßig damit zu beschäftigen, was er nicht kann, hat Andreas nun einen Weg gefunden, sich vor allem mit Dingen zu beschäftigen, die er gut kann und dort seine Fähigkeiten auszubauen.

Ich erinnere mich noch gut an die Frage des Redners und Autors Boris Grundl in einem seiner Vorträge. Er hatte in jungen Jahren einen verhängnisvollen Unfall und war nachfolgend querschnittsgelähmt. Er zeigte eine schematische Abbildung seines Körpers. Die eine Farbe zeigte die Regionen, die er noch bewegen konnte, die andere Farbe zeigte die Bereiche, die gelähmt waren. Das war ein sehr großer Bereich. Seine Frage war einfach: „Was glauben Sie, auf welche Farbe habe ich mich konzentriert, damit ich heute erfolgreich vor Ihnen hier sprechen kann?" Er hatte sich natürlich auf das konzentriert, was er noch konnte, und ist damit sehr erfolgreich.

In diesem Kapitel geht es um zwei Schlüsselbotschaften:

- Achte auf deine Stärken und auf die Stärken der anderen.
- Lebe deine Stärken und begib dich in eine Umgebung, in der du deine Stärken voll ausleben kannst.

Die Positive Psychologie zeigt sehr deutlich, dass das Leben seiner Stärken einen riesigen Beitrag zu einem glücklichen und erfüllten Leben leistet[4]. Lebe deine Stärken, denn dadurch wird nicht nur das Leben einfacher und leichter, sondern auch dein Lebensgefühl besser. Doch wie kannst du nun der Reihe nach vorgehen?

Schritt 1: Mache dir die Haltung zu eigen, den Fokus auf deine Stärken zu legen
Es geht nicht darum, deine Schwächen kategorisch auszublenden, sondern ein Gleichgewicht in der Betrachtung herzustellen.

> **Übung**
> Beginne den Tag damit, dass du dir vornimmst, dich über den ganzen Tag verteilt immer wieder zu fragen: „Welche Stärke erlebe ich gerade (bei mir oder bei den anderen)?" Wenn du beispielsweise mit Menschen zusammentriffst, frage dich, was diese besonders gut können. Wenn du einen Projekterfolg besprichst, frage dich, was zum Gelingen beigetragen hat. Beobachte deine Umwelt, wie sie mit diesem Thema umgeht. Wenn du verantwortlich bist oder Einfluss hast, dann lass andere an dieser wundervollen neuen Perspektive teilhaben. Nach einem Teamerfolg kannst du beispielsweise das Team fragen, welche Stärken den Erfolg ermöglicht haben. Lass es dir zur zweiten Natur werden, immer wieder nach den Stärken und den Faktoren zu fragen, die zum Gelingen beigetragen haben.

Schritt 2: Werde dir deiner Stärken bewusst
Das ist ein wunderbarer Schritt, der dir sehr viel Spaß bringen wird. Wenn du dich noch nicht so viel mit deinen Stärken befasst hast, dann kennst du vermutlich viele gar nicht. Es gibt folgenden Effekt: Wenn du etwas nicht oder schlecht kannst, dann merkst du das sofort. Wenn dich jemand auf der Straße auf Englisch nach dem Weg fragt, du jedoch nur sehr schlecht englisch sprichst, dann ist dir sofort klar, dass du das nicht gut kannst. Vielleicht bist du jedoch ein wundervoller Zuhörer. Wenn dir das noch niemand gesagt hat, weißt du es vielleicht gar nicht. Dir fällt es nicht auf, weil es für dich so einfach ist. Dem Leben ist zu eigen, dass es locker und leicht geht, wenn wir in unseren Stärken spielen. Das, was du hervorragend

kannst, fällt dir unter Umständen gar nicht auf, weil es eben so leicht geht und gelingt, dass es für dich nichts Besonderes ist. Deshalb ist es gut, andere Menschen zu fragen.

> **Übung**
>
> Setze dich zu zweit mit einem Menschen aus deinem Umfeld zusammen und bitte ihn, dir zu sagen, welche Stärken er in dir sieht. Mache es dann umgekehrt und teile dieser Person mit, welche Stärken du bei ihr wahrnimmst (sofern es die Person auch wünscht). Geht nicht auf Schwächen ein, sondern bleibt bei den Stärken. Das ist eine wundervolle Übung und du wirst sehr positiv überrascht sein, was die Übung auslöst.
> Das ist übrigens auch eine phantastische Übung für dich in deiner Familie. Setzt euch zusammen, nehmt euch Zeit und sagt euch gegenseitig, was jeder von euch gut kann und welche Stärken jeder beim anderen sieht. Es werden dann Dinge gesagt, die außerordentlich wertschätzend sind, und ihr fragt euch vielleicht, warum ihr so bedeutende und wichtige Dinge nicht schon viel früher ausgesprochen habt.

Das geht natürlich auch im Firmenkontext. Als Führungskraft war es mir wichtig, dass unsere Aufgaben im Team nach den einzelnen Stärken verteilt sind. Wenn eine Überarbeitung der Aufgabenverteilung notwendig war, dann haben wir uns im Team einen Tag Zeit genommen, um den Prozess zu durchlaufen und die Aufgaben so zu verteilen, dass wir jedem Einzelnen gerecht wurden. Das ist nicht immer einfach, am Ende jedoch eine großartige Gruppenleistung und eine hervorragende Basis für die erfolgreiche weitere Zusammenarbeit.

Wenn du noch einen weiteren Zugang zu deinen Stärken suchst, dann gibt es auch im Internet gute Anbieter.

Über die Seite www.authentichappiness.org erreichst du eine Internetseite der Penn University of Pennsylvania. Dort kannst du nach einer Registrierung kostenlos einen gut validierten Test zu den 24 Charakterstärken machen. Dieser Test heißt „VIA Survey of Character Strengths" und kann auch auf Deutsch durchgeführt werden: „VIA Fragebogen zu Signaturstärken". Diesen Test gibt es übrigens ebenfalls kostenlos für Kinder und Jugendliche.

Weitere Empfehlungen für Testverfahren erhältst du auch auf meiner Internetseite: www.norbert-heining.de. Zudem gibt es auf dem Markt eine ganze Reihe von Büchern[5], die sich ausschließlich mit dem Thema Stärken beschäftigen.

Schritt 3: Wähle ein Umfeld, in dem du deine Stärken leben kannst

Wenn du dir deiner Stärken bewusst bist und du durch diese Haltung immer mehr wahrnimmst, wie hilfreich eine Orientierung auf die Stärken ist, dann wird in dir immer stärker der Wunsch entstehen, dort zu arbeiten und zu leben, wo du diese Stärken einbringen kannst. Ich durfte schon öfter beobachten, was passiert, wenn Rennpferde nicht mehr als Ackergaul arbeiten, sondern ihr Element finden und Rennen laufen. Sie blühen förmlich auf, du siehst diesen Menschen an, dass sie richtig dort sind, wo sie sind. Ihre Vitalität, ihre Energie und ihr Selbstausdruck blühen auf und bringen das Beste von ihnen zum Vorschein. Auch deine Stärkenkomposition ist einmalig. Du bist dir oft gar nicht bewusst, was du alles gut kannst. Gewinne mehr Klarheit gegenüber deinen Stärken und lebe sie! Du wirst überrascht sein, wie auch deine Vitalität, Lebensfreude und Energie steigen.

Reflexionsfragen

- Was sind meine Erkenntnisse aus diesem Kapitel?
- Bin ich bislang eher schwächen- oder stärkenorientiert? Oder ist es ausgeglichen?
- Welche Stärken habe ich? Was sind meine Top-5-Stärken? Wo kann ich diese leben und einbringen?
- Wie fühlt sich mein Leben an, wenn ich meine Stärken lebe? Wie fühlt es sich an, wenn ich Dinge tue, bei denen ich meine Stärken nicht einbringen kann?
- Überlege dir, welche Aufgaben es gibt, bei denen du deine Stärken voll leben kannst. Stelle es dir wie in einem Film vor. Wie fühlt sich das für dich an?

Blättere jetzt zur Haltungsmatrix (Abschn. 3.21) und trage dort ein, wie ausgeprägt du diese Haltung derzeit lebst (mit einem Punkt) und wie stark du diese Haltung in Zukunft ausprägen willst (mit einem Kreuz).

3.3 Wie unsere unbewussten Glaubenssätze unser Leben prägen

Wir haben im zweiten Kapitel des Buches erkannt, wie grandios unser Gehirn die Komplexität unserer Umwelt filtert und an unser Bewusstsein nur jene Informationen weiterleitet, die aus Sicht dieses Filters relevant sind. Dies ist ein bemerkenswerter Prozess, der unbewusst und ununterbrochen in jedem von uns abläuft. Wir glauben, dass das, was in unserem Bewusstsein ist, die Realität ist, und erkennen nicht, dass diese Realität gefiltert und konstruiert wurde.

Ein anschauliches Beispiel für die Konstruktion unserer Wirklichkeit durch unser Gehirn ist der blinde Fleck in unserem Auge. Der blinde Fleck ist die Stelle auf der Netzhaut, an der dein Sehnerv den Augapfel in Richtung Gehirn verlässt. An dieser Stelle haben wir keine Photorezeptoren, d. h. wir können an dieser Stelle schlicht nichts sehen. Nun wissen wir jedoch alle, dass wir in unserem Gesichtsfeld keine zwei schwarzen Löcher haben. Obwohl wir tatsächlich an dieser Stelle nichts sehen, ergänzt unser Gehirn einfach die Stelle, „malt" sie sozusagen aus. Die Wissenschaftler nennen dies „filling-in"[6]. Im einfachsten und besten Fall durch die Information des anderen Auges. Aber Du brauchst nur ein Auge zu schließen. Trotzdem kommt kein schwarzes Loch zum Vorschein, weil unser Gehirn aus den Erfahrungen der Vergangenheit und über Farben und Form der Umgebung einfach den Bereich weiterhin „ausmalt". Wir konstruieren unsere Wirklichkeit und glauben felsenfest daran, dass wir diese Stelle sehen, obwohl in Wirklichkeit an dieser Stelle von der Netzhaut nichts aufgenommen wurde.

Anhand der folgenden beiden Abbildungen kannst du deinen blinden Fleck im Selbstversuch erkennen:

> **Übung: Den blinden Fleck bei sich entdecken**
>
> Halte dein rechtes Auge zu und fixiere mit dem linken Auge das X (Abb. 3.1). Variiere dann den Abstand des Buches zum Auge. Wenn der Abstand vom Auge zum Buch ungefähr dreimal so lang ist wie der Abstand zwischen Herz und X, dann verschwindet das Herz. Das Abbild des Herzens ist dann genau an der Stelle des blinden Flecks. Das ist nur an einer Stelle der Fall. Sollte es nicht gleich gelingen, dann variiere langsam den Abstand und fixiere weiter das X. Unser Gehirn malt die Stelle dann einfach mit der restlichen Umgebung aus. Das Herz verschwindet.
>
> Umgekehrt funktioniert es auch. Du hältst dein linkes Auge zu und fixierst das Herz. Dann kannst du das X zum Verschwinden bringen.
>
> Bei dem Muster unten funktioniert es ganz genauso (Abb. 3.2). Halte das linke Auge zu und fixiere den linken schwarzen Punkt. Wenn du den Abstand variierst, tritt bei ca. dem dreifachen Abstand das gleiche Phänomen auf. Unser Gehirn ersetzt den schwarzen Kreis durch Gitterlinien[7].

Hat es bei dir funktioniert? Obwohl etwas da ist, zeigt es uns unser Gehirn einfach nicht und „malt" dafür etwas stimmiges anderes. Wir nehmen es schlicht nicht wahr. Mit unseren unbewussten Glaubenssätzen ist es

Abb. 3.1 Den blinden Fleck entdecken

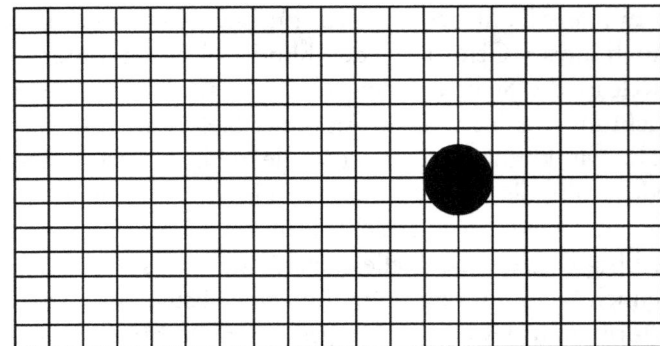

Abb. 3.2 Unser Gehirn ergänzt das Muster

genauso. Sie sind da und hochgradig wirksam, wir sind uns ihrer jedoch meist nicht bewusst.

Wir vertiefen dieses Thema gleich. Zuvor ist es hilfreich, uns ausgewählte Erkenntnisse aus dem zweiten Kapitel des Buches in Erinnerung zu rufen:

- Unsere Wahrnehmung ist konstruiert, das schließt auch ein, dass unser Gehirn uns Dinge zeigt, die in der Realität nicht so sein müssen und wie beim blinden Fleck im Auge gar nicht „gesehen" werden.
- Wir glauben, dass die gezeigte Wahrnehmung die Realität ist.
- Wir nehmen nur einen minimalen Bruchteil aller Informationen wahr.
- Unser Filter lässt die Informationen durch, bei denen er davon ausgeht, dass sie wichtig für uns sind.
- Unser Filter zeigt uns die Informationen so, dass sie entsprechend unserer bisherigen Erfahrungen stimmig sind.

Etwas überspitzt ausgedrückt: **Wahrnehmung ist „Falschnehmung"**[8]. Wir tun also wirklich sehr gut daran, uns immer wieder zu hinterfragen und uns bewusst zu sein, dass das, was wir wahrnehmen, möglicherweise mit der Realität nichts zu tun hat.

Maßgeblichen Einfluss auf unseren Filter und damit auf unsere Sicht der Welt haben unsere Glaubenssätze. Meist haben wir diese Glaubenssätze aus unserer Kindheit von Eltern, Lehrkräften oder anderen für uns wichtigen Personen übernommen. Solche Glaubenssätze können z. B. sein „ohne Fleiß kein Preis", „Geld ist schmutzig und verdirbt den Charakter", „Geld muss man sich hart erarbeiten", „ein Mann (Indianer) kennt keinen Schmerz", „aus mir wird nie etwas", „ich habe immer Pech", „Männer sind Schweine", „ich bin nichts wert", „im Leben wird dir nichts geschenkt", „die Welt ist ungerecht", „nur wenn ich jedem helfe, bin ich ein guter Mensch", „ich bin wertlos und habe nie Erfolg", „ich werde nie einen Partner finden", „ich mache alles falsch", „ich bin schwach", „mir kann nicht verziehen werden", „ich werde immer zurückgewiesen und verlassen", „ich bin verantwortlich für das Glück und Unglück anderer", „ich bin immer der Retter", „ich bin ein Verlierer", „wenn es mir zu gut geht, werde ich bestraft", „mir steht es nicht zu, glücklich zu sein" etc.[9]

Daneben gibt es Glaubenssätze, die uns mehr Möglichkeiten eröffnen: „das Leben liebt mich", „ich bin erfolgreich", „alles wird gut", „ich habe es verdient", „Geld zu verdienen ist einfach", „was mich nicht umbringt, macht mich stärker", „ich bin wertvoll und liebenswert", „das Leben ist leicht und meint es gut mit mir", „ich bin frei", „ich bin auf der Sonnenseite des Lebens", „ich bin zum Erfolg geboren", „was ich in die Hand nehme, gelingt" etc.

Diese Glaubenssätze sind unheimlich mächtig, da sie unseren Filter justieren. Unsere Wahrnehmung folgt diesen Glaubenssätzen und wir erleben immer wieder die Bestätigung dafür. Wirklich tückisch ist, dass unsere Glaubenssätze unbewusst wirken und sich im ersten Schritt einer objektiven Überprüfung entziehen. Es ist ja nicht so, dass wir sagen können: „Das sind meine wichtigsten zehn Glaubenssätze und diese überprüfe ich jedes halbe Jahr auf Richtigkeit." Meist ist es schon schwer, sich seiner Glaubenssätze überhaupt bewusst zu werden. Das liegt daran, dass sie unsere Erklärung dafür sind, wie die Welt funktioniert. Da du den ersten Teil des Buches kennst, ist dir damit auch sofort klar, dass wir all das wahrnehmen, was mit unseren Glaubenssätzen übereinstimmt. Sie wirken als selbsterfüllende Prophezeiung, die mit hoher Wahrscheinlichkeit immer und immer wieder bestätigt wird. Somit gibt es für unser Gehirn im ersten Schritt überhaupt keinen Grund, darüber nachzudenken.

Dennoch haben unsere Glaubenssätze massive Auswirkungen auf unser Leben. Nehmen wir beispielsweise Yvonne, sie ist 29 Jahre alt, hat ein Kind und arbeitet als nicht gut bezahlte Rezeptionistin. Sie hat den Glaubenssatz: „mir passiert eh nichts Gutes im Leben". Sie fühlt sich unglücklich, hat zudem Schulden und wird diese mit ihrem kleinen Gehalt kaum in absehbarer Zeit zurückzahlen. Ein Urlaub mit ihrem Kind war schon lange nicht mehr drin. Dann passiert etwas Außerordentliches in Yvonnes Leben: Ein über 85 Jahre alter Mann lernt durch Zufall über ihre Mutter Yvonne und deren Probleme kennen. Er verfügt über viel, sehr viel Geld, hat ein Herz für sie und möchte einfach nur Gutes in seiner verbleibenden Lebenszeit tun. Deshalb schenkt er ihr so viel Geld, dass ihre Schulden getilgt sind und auch noch etwas für den lang ersehnten Urlaub übrig bleibt. Die meisten würden jetzt annehmen, dass Yvonne im siebten Himmel schwebt und unheimlich glücklich ist: Das ist doch wie ein Sechser im Lotto, alle Probleme sind auf einmal gelöst. Aber nicht bei Yvonne. Sie nimmt zwar das Geld dankend an, es rührt sich aber kein nachhaltig positives Gefühl in ihr. Sie bleibt ihrem unbewussten Glaubenssatz verhaftet, dass das Leben ihr in Zukunft ohnehin nichts Gutes ermöglicht. Eine Freundin von ihr, die Tränen der Freude in den Augen hatte, als sie davon erfuhr, machte das fast wahnsinnig. Yvonne blieb miesepetrig und konnte sich an einem solchen Geschenk kein bisschen erfreuen. Was sich bei Yvonne sehr deutlich zeigt, ist der Filter ihres Glaubenssatzes, der selbst ein so unglaubliches Geschenk als Eintagsfliege einordnet, ganz nach dem Motto: „kurzfristig ist das jetzt gut, aber bald geht es doch wieder so weiter, mir passiert doch eh nichts Gutes im Leben…"

Die Macht der unbewussten Glaubenssätze konnte ich auch in meinem Leben erfahren. Ich hatte den Glaubenssatz: „Ohne Fleiß kein Preis". Diesen hatte ich von meinem Papa übernommen. Er hat immer wieder durchklingen lassen, dass ich nur dann, wenn ich mich anstrenge, auch gute Ergebnisse erreichen kann. Dieser Satz war bei mir noch kombiniert mit: „wenn du perfekte Arbeit ablieferst, bekommst du Anerkennung". Eine Kombination, die durchaus häufig vorkommt. Als ich die klassische Karriereleiter hochkletterte und immer mehr Verantwortung, aber eben auch Aufgaben übernahm, wurde ich der Position voll gerecht, zahlte jedoch durch meine Glaubenssätze auch meinen Preis. Ich arbeitete 60 und mehr Stunden in der Woche, oft auch noch am Wochenende. Ich wollte unbedingt vermeiden, dass etwas liegenbleibt oder „anbrennt", und erreichte durchaus sehr gute Ergebnisse. Meine Familie, die zu Recht mehr Zeit für sich forderte, bekam von mir zur Antwort, dass sie doch die Verantwortung sehen sollte und – die Lieblingsphrase aller, die genauso ticken – dass es eben jetzt eine anstrengende Phase sei.

Mir dämmerte erst nach einigen Jahren und zum Glück noch, bevor mein Körper deutliche Warnsignale zeigte, dass hier meine Glaubenssätze am Werk waren, derer ich mir gar nicht bewusst gewesen war. Stimmt es denn wirklich, dass es nur gute Arbeitsergebnisse gibt, wenn du sehr lange und hart arbeitest, und du dir nie einen Fehler erlauben darfst? Vor vielen Jahren hätte ich leidenschaftlich argumentiert, dass es genau in meiner Verantwortung mit diesem Umfeld gar nicht anders geht. Ich wäre zu 100 % davon überzeugt gewesen. Heute weiß ich, dass es anders geht und das auch sehr gut.

Übrigens will ich Fleiß an dieser Stelle nicht schlechtreden. Fleiß ist eine wichtige Stärke und in wissenschaftlichen Untersuchungen zeigt sich z. B., dass das Maß an Selbstdisziplin den akademischen Erfolg doppelt so gut vorhersagen kann wie der Intelligenzquotient[10]. Mir geht es darum, anhand meines Beispiels aufzuzeigen, wie Glaubenssätze das Leben beeinflussen, ohne dass wir uns dessen bewusst sind. Letztlich geht es auch hier darum, dass alles im richtigen Verhältnis zueinander steht, und das war es bei mir damals nicht.

Zum anderen möchte ich dir zeigen, wie „vertrackt" es mit den Glaubenssätzen ist. Wir tun uns schwer, sie überhaupt zu formulieren, und selbst wenn uns das noch gelingt, glauben wir an sie und blenden alles andere aus. Das ist nur natürlich. Warum sollen wir etwas hinterfragen oder uns mit etwas auseinandersetzen, wenn doch ohnehin für uns alles klar ist und das seit Jahrzehnten? Deshalb ist mir meine Botschaft für dich hier besonders wichtig: Sei mutig und vor allem sehr kritisch, wenn du auf deine Glaubenssätze schaust. Nütze andere Personen als Feedbackgeber. Suche dir dazu Personen, die anders als du ticken. Sonst bleiben die Glaubenssätze einfach versteckt.

Im Folgenden gebe ich dir eine Anleitung, wie es dir möglich ist, deinen Glaubenssätzen auf die Spur zu kommen.

> **Übung: Den unbewussten Glaubenssätzen auf der Spur**
>
> 1. **Schritt:** Schreibe wichtige Bereiche deines Lebens untereinander. Suche dir aus der folgenden Liste diejenigen aus, die für dein Leben von Bedeutung sind und ergänze ggf. eigene Bereiche, die dir wichtig sind: Partnerschaft (Ehe), Familie, Freunde, Arbeit, Hobby, Gemeinschaft, Finanzen, Erholung, Selbstverwirklichung, Gesundheit, Lebensfreude, Spiritualität etc.
> 2. **Schritt:** Markiere die Bereiche, in denen dein Leben nicht so rund läuft, es anstrengend ist oder dir etwas fehlt. Markiere dann die Bereiche deines Lebens, mit denen du zufrieden bist und die gut laufen.
> 3. **Schritt:** Überlege dir nun, wie du glaubst, dass die Welt und das Leben in den markierten Bereichen funktioniert. Sei ganz wachsam und beobachte genau, was du denkst. Überlege immer, ob das vielleicht ein Glaubenssatz ist, den du für wahr hältst, der aber gar nicht stimmen muss. Wenn es z. B. mit den Finanzen in deinem Leben nicht so gut läuft, könnte es sein, dass du denkst: „wenn es was zu verteilen gibt, bekommen es ohnehin immer die Reichen (oder die anderen)" oder vielleicht denkst du: „im Leben wird dir nichts geschenkt und ich werde eh nie viel Geld haben".
> Schlüsselworte für Glaubenssätze sind „immer", „nie", „alle" etc. Wenn solche Wörter enthalten sind, dann sei besonders aufmerksam, wahrscheinlich hast du gerade einen unbewussten Glaubenssatz vor dir. Formuliere die Glaubenssätze, die es dir schwer machen.
> Gehe dann mit den Bereichen, die gut laufen, genauso vor. Formuliere auch für diese Bereiche die Glaubenssätze, die dich unterstützen.
> 4. **Schritt:** Schau dir vor allem die Glaubenssätze an, die es dir schwermachen. Sei sehr kritisch mit dir. Ist es wirklich so im Leben, wie es dir deine Glaubenssätze weismachen wollen? Wirklich immer, nur manchmal, nur unter Umständen? Formuliere dann neue Glaubenssätze, die dich in dem

> Aspekt unterstützen. Lass dich dazu auch von einer nahestehenden Person (ein guter Freund, der Partner) beraten, die idealerweise einen anderen Blick auf die Sache hat. Am besten wäre es, wenn der Lebensbereich, der bei dir nicht so gut läuft, bei dieser Person sehr gut funktioniert. Dann könnt ihr mal wirklich schauen, wie sich die Glaubenssätze unterscheiden. Wenn die Person nämlich einen gleichen unbewussten Glaubenssatz hat, dann erkennt sie ihn bei dir kaum, weil sie ebenfalls glaubt, dass die Welt so funktioniert.
> 5. **Schritt:** Schaue dir an, welche Lebensbereiche du weggelassen hast. Frage dich warum? Möglicherweise führt dich das noch zu einem weiteren verborgenen Glaubenssatz.

Blättere jetzt zur Haltungsmatrix (Abschn. 3.21) und trage dort ein, wie ausgeprägt du diese Haltung derzeit lebst (mit einem Punkt) und wie stark du diese Haltung in Zukunft ausprägen willst (mit einem Kreuz).

3.4 Erlaube dir, glücklich zu sein

> Sobald Sie sich in Ihrem Innersten dafür entscheiden, glücklich zu sein, wird sich das Schicksal in wunderbarer Weise um Sie kümmern. (Oliver Haas)

Wenn ich dich frage, ob du glücklicher werden willst, dann sagst du mit hoher Wahrscheinlichkeit „na klar!". Es lohnt sich jedoch, hier noch etwas tiefer zu forschen. Ich möchte gerne mit dir verstehen, ob du glaubst, dass du für deine Lebenszufriedenheit selbst verantwortlich bist, ob du glaubst, dass du es verdient hast glücklich zu sein und ob du meinst, dass Lebenszufriedenheit für dich veränderbar ist.

Das sind durchaus keine lapidaren Fragen. Mache an dieser Stelle ruhig eine kurze Pause, fühle in dich hinein und beantworte dir diese drei Fragen ganz ehrlich. Es gibt hier kein Richtig oder Falsch. So, wie es im Moment für dich ist, so ist deine aktuelle und persönliche Wahrheit.

Ich will dir im Folgenden aufzeigen, warum deine Haltung bzw. deine Einstellung zu deinem Glück von so weitreichender Bedeutung ist. Wir sind mit diesem Thema wirklich am Pulsschlag für dein Lebensglück! Rufe dir nochmal in Erinnerung, was wir gelernt haben, als wir uns das Experiment zum Pygmalioneffekt (s. Abschn. 2.1) und die selbsterfüllenden Prophezeiungen (s. Abschn. 2.2) angesehen haben. Die Wahrscheinlichkeit ist sehr hoch, dass Dinge in unserem Leben wahr werden, nur weil wir denken, dass sie so sind. Du kennst die psychologischen Mechanismen dahinter, unsere Filter, unsere innere Stimme und unsere Erschaffung unserer Wirklichkeit (s. Abschn. 2.4 und Abschn. 2.5).

Wenn ein Mensch nun glaubt, dass er im Leben ohnehin kein großes Glück verdient hat, dass man Glück hat (also von außen per Zufall bekommt) oder eben auch nicht und dass er sein Glück gar nicht großartig beeinflussen kann, dann entwickelt sich sein Leben auch mit großer Wahrscheinlichkeit exakt so. Leider ist es mit dieser Einstellung auch so, dass eine solche Person vielleicht von ganz vielen Hilfen umgeben ist, diese jedoch entweder gar nicht wahrnimmt (warum auch, man kann doch ohnehin nichts ändern) oder diese ausschlägt und ablehnt. Ich sehe oft Menschen, die ein so viel besseres Leben leben könnten und sich selbst ein Bein stellen und es gar nicht bemerken. Ich versuche zu helfen, wenn ich den Eindruck habe, dass jemand bereit und offen für Hilfe ist. Ich respektiere andererseits auch sehr stark die Selbstbestimmtheit jedes Einzelnen. Wenn eine bestimmte Entwicklung oder Einsicht für jemanden noch nicht dran ist, dann ist das so. Jeder soll und darf so leben, wie er meint, dass es für ihn richtig ist. Gerade im persönlichen Umfeld kann es schmerzlich sein, wenn du siehst, was jemandem helfen würde, jedoch die Person nichts davon wissen möchte. Meist bringt es jedoch auch nichts, weiter zu drängen. Oft verschließt sich die andere Person dem Thema gegenüber noch stärker.

Nach meiner Erfahrung ist es am besten, durch sein eigenes Vorleben zu inspirieren. Dies ist viel wirkungsvoller als jemand anderen von etwas überzeugen zu wollen. Letztlich kann sich nur jeder selbst verändern und das ist schon eine große Aufgabe.

Da du dieses Buch bis hierhin gelesen hast, gibt es bei dir mit hoher Wahrscheinlichkeit eine große Aufgeschlossenheit, dich mit dir selbst zu beschäftigen, um glücklicher und zufriedener zu werden. Vermutlich bist du auch der Meinung, dass jeder von uns seine Lebenszufriedenheit deutlich beeinflussen kann. Lass uns jedoch noch einmal in Erinnerung rufen, was die Wissenschaft hierzu weiß.

Ist Lebenszufriedenheit oder Glück veränderbar?
Die Antwort der Wissenschaft ist ganz klar: **Ja!** (Siehe auch Abschn. 1.5.)

Kommt Glück von außen oder habe ich mein persönliches Glück selber in der Hand?
Hier erinnerst du dich sicher an das Schaubild in der Einleitung (siehe Abschn. 1.5). Mindestens 40 % deines Glücks hast du selbst in der Hand. Die äußeren Umstände spielen eine eher untergeordnete Rolle (10 %). Das ist die Antwort der Wissenschaft. Entscheidend für dich ist jedoch, von was du im tiefsten Inneren überzeugt bist. Denn daraus schaffst du dir deine Wirklichkeit.

Hast du es verdient, glücklich zu sein?
So gestellt, kann diese Frage nicht wissenschaftlich beantwortet werden. Am Ende kannst auch nur du diese Frage für dich beantworten. Ich möchte dir jedoch gerne meine Sicht dazu zur Verfügung stellen.

Wir alle haben – meistens unbewusst – im Laufe unseres Lebens ein Bild von uns und von dem entwickelt, was wir im Leben verdienen. Psychologen nennen dies unser Selbstkonzept, unser Bild von unseren Fähigkeiten, Eigenschaften und Gefühlen[11]. Eltern, Lehrer, Geschwister, Mitschüler etc. haben uns immer wieder gesagt, was sie von uns halten. Großartig wären Sätze gewesen wie: „Ich liebe dich so, wie du bist. Ich sehe die Größe in dir und freue mich, dich zu unterstützen. So, wie du bist, bist du perfekt. Du hast alles, was du brauchst, um ein glückliches und erfolgreiches Leben zu leben. Du hast es verdient, glücklich zu sein. Mache das aus deinem Leben, was du für richtig hältst."

Die Wirklichkeit ist bei den Allermeisten eine völlig andere. Ich bekam z. B. von einem Verwandten immer wieder zu hören: „Du bist faul, dumm und gefräßig." Das sind nicht wirklich beflügelnde Zuschreibungen. Sie sagen viel über die Person aus, die die Äußerungen macht. Meist sind es die eigenen Selbstzweifel, das eigene „Sich-klein-Fühlen" etc., was bei diesen Menschen dazu führt, dass sie andere klein machen und klein sehen möchten, um sich selbst etwas größer zu fühlen. Große Menschen haben das nicht nötig, sie sehen die Größe und die Möglichkeiten im anderen und freuen sich, wenn dieser wächst und größer wird. Als Kind können wir das jedoch nicht erkennen. Wir glauben erst einmal, was uns gesagt wird. Du kennst sicher auch Aussprüche von Eltern, Verwandten und Lehrkräften, die in beide Richtungen gehen können. Auch hier gilt wieder der Pygmalioneffekt: Wir übernehmen diese Bilder in unser Selbstbild und fangen an, in einer solchen Form über uns und das, was wir im Leben machen können, zu denken. Ist das nun die Wahrheit? Nein, es ist das, was wir übernommen haben. Dein Selbstkonzept hat jedoch große Auswirkungen auf dein Leben, weil sich dein Leben mit hoher Wahrscheinlichkeit entsprechend entwickelt. Wenn du schlecht über dich denken solltest, dann hat das nichts mit einer Wahrheit zu tun, sondern mit dem, was du übernommen hast und wofür du durch diese selbsterfüllende Prophezeiung im Leben immer wieder Beweise findest. Das erklärt nur, wie übernommen deine jetzige Weltsicht ist und dass diese damit – und das ist auch eine sehr gute Nachricht – absolut veränderbar ist.

Verdienst du es nun, glücklicher zu leben? Meine Antwort ist sehr klar und eindeutig: Ja! Unbedingt JA! Wenn du für einen Augenblick einmal alles ausblendest, was dir über dich und das Leben erzählt wurde, dann bist du im Kern einzigartig, großartig und wundervoll. Wenn ich mich frage, ob du oder ein anderer Mensch es verdient hat, glücklicher zu leben, dann fühle ich nur dieses sehr klare Ja! Ja, du hast es verdient, sei dir deiner Besonderheit, Einzigartigkeit und Größe bewusst und dessen, was für dich wirklich möglich ist. Du hast es verdient!

Komm bei nächster Gelegenheit einmal zur Ruhe, schließe die Augen, atme mehrmals tief ein und aus und lass in deinen Gedanken mal alles weg, was jemals zu dir gesagt wurde, wie du seist. Frage dich wirklich im Kern, ob du es verdient hast, ein glücklicheres Leben zu haben, und du wirst es spüren. Du hast es verdient. Natürlich hast du es verdient. Alles andere waren übernommene Ansichten.

Der große Wissenschaftler und Vater der Positiven Psychologie, Martin Seligman, kommt nach der Analyse einer Vielzahl von Untersuchungen zu einem sehr erfreulichen Ergebnis: Die Kindheit und die Vergangenheit ganz allgemein werden für unser Erwachsenenalter und unsere Entwicklung viel zu stark überbewertet. Landläufig denken wir, wenn du eine schwierige Kindheit hattest, dann hat dies für immer Auswirkungen auf dein Leben. Die von Martin Seligman aufgeführten Untersuchungen[12] zeigen jedoch allesamt maximal schwache Effekte, jedoch nie starke Folgen. Es ist nicht so, dass die Kindheit das ganze Erwachsenenleben festlegt. Es ist nicht so, dass die Kindheit zwangsläufig das ganze Leben bestimmt. Wir Menschen haben die Möglichkeit, uns darüber zu erheben, und dafür gibt es viele Beispiele.

Wir tun gut daran, uns frei zu machen von alldem, was uns vielleicht nur deshalb von Personen eingeredet wurde, weil diese sich selbst defizitär und schwach fühlen. Wahrscheinlich wurde mit ihnen auch nicht besser umgegangen und so können entwertende und kleinmachende Umgangsformen über Generationen weitergegeben werden. Keiner muss jedoch hier weiter mitmachen. Jeder von uns kann seine Zukunft selbst in die Hand nehmen.

Zusammenfassend möchte ich dich daher einladen, folgende Haltung einzunehmen:

- Lebenszufriedenheit und Glück sind veränderbar.
- Ein guter Teil deiner Zufriedenheit liegt komplett in deiner eigenen Hand.
- Du verdienst ein erfülltes Leben. Absolut! Du darfst groß, erfolgreich und glücklich sein und vor allem darfst du so sein, wie du bist!

Mit dieser Haltung stellst du deine Antennen auf Lebenszufriedenheit und Lebensglück ein. Deine gesamte Wahrnehmung wird dich unterstützen. Wenn ohnehin jeder von uns im Rahmen seiner selbsterfüllenden Prophezeiungen seine Welt unbewusst erschafft, dann kannst du das nun auch bewusst zu deinem Vorteil nutzen. Ich finde zum Beispiel den Satz: „Das Leben liebt mich und ich liebe das Leben!" wundervoll. Überlege, was ein positiver Satz für dich sein könnte. Vielen hilft ein solcher Satz, den du dir regelmäßig wieder ins Bewusstsein holst, diese neue Haltung einzunehmen.

Blättere jetzt zur Haltungsmatrix (Abschn. 3.21) und trage dort ein, wie ausgeprägt du diese Haltung derzeit lebst (mit einem Punkt) und wie stark du diese Haltung in Zukunft ausprägen willst (mit einem Kreuz).

3.5 Der Weg ist auch das Ziel: Lebst du schon oder sitzt du noch immer im Wartezimmer?

In diesem Kapitel beleuchten wir ein Thema, das nahezu jeden von uns betrifft und das du sicher auch kennst. Es geht darum, dass wir Menschen uns selbst oft vertrösten und uns sagen, wenn diese schwierige oder unangenehme Phase unseres Lebens erst vorbei ist, dann haben wir es geschafft, dann ist alles gut und wir sind glücklich. Dieses Thema läuft bei fast allen von uns ganz unbewusst ab, hat jedoch große Auswirkungen auf unser Leben und unser Glück.

Das beginnt schon in der Schulzeit. Ein schönes Beispiel ist die letzte Klasse vor den Abschlussprüfungen. Als Schüler sagen wir uns: Wenn die Büffelei auf die Prüfungen endlich vorbei ist, dann ist die große Freiheit da und wir sind überglücklich, z. B. in unserer Ausbildung. Dann beginnen wir die Ausbildung und stellen nach einer gewissen Zeit vielleicht fest, dass das Leben als Auszubildender doch nicht so toll ist. Aber wenn jetzt die Ausbildungszeit erst vorbei ist, wir endlich ein ordentliches Gehalt verdienen und uns keiner mehr als Azubi behandelt, dann ist alles bestens. Wenn es dann endlich so weit ist, sind wir vielleicht in einer Abteilung, in der wir die Führungskraft nicht mögen, und du ahnst schon wie es weitergeht. Das lässt sich in allen Lebensbereichen finden. Wenn denn das Eigenheim endlich gebaut ist, dann ist alles gut, wenn die Kinder „aus dem Gröbsten raus sind", wenn das große Fest des eigenen Vereins endlich vorbereitet ist, wenn die Kinder eigenständig sind, wenn ich erstmal in Rente bin etc.

Ich nenne das **„Leben im Wartezimmer"**.

Statt wirklich mit vollem Elan und voller Lust zu leben und aus dem Augenblick und den Gegebenheiten das Beste zu machen, warten wir, bis es vorbei ist und das jeweilige Thema geschafft ist. Was wir übersehen ist jedoch, dass danach das nächste Wartezimmer kommt und so geht es weiter. Irgendwann sind wir dann 60 oder 70 Jahre alt und stellen fest, dass wir in unserem Leben echt richtig gute Wartezimmersitzer waren. Leider stellen wir dann eben auch fest, dass wir unser Leben mit viel mehr Energie, Leidenschaft, Farbe und viel mehr Elan hätten füllen können, statt immer zu warten, dass dies und jenes vorbeigeht.

Das ist extrem weit verbreitet und ich kenne das auch gut aus eigener Erfahrung. Das gibt es auch noch in kürzerer Einheit: „Bin ich froh, dass jetzt Freitag ist." Das ist dann das „Montag-bis-Freitag-Wartezimmer". Das ist auch weit verbreitet und selbst große Radiosender greifen das gerne auf und versuchen am Mittwochmorgen die Laune damit zu heben, dass sie verkünden „noch zweimal schlafen, dann ist schon wieder Wochenende!" Damit entwerten wir jedoch fünf von sieben Tagen. Das klingt nicht nach einem guten Lebenskonzept, oder?

Ich erinnere mich noch gut an eine Aussage eines Betriebsrats zu diesem Thema. Es war ein großes Meeting mit knapp 40 Leuten. Mehr als die Hälfte davon waren Betriebsräte und da sich nicht alle kannten, machten wir eine kurze Vorstellungsrunde. Der Kollege, Ende 40, sagte in dieser Runde, er hätte nur noch ein einziges Ziel, nämlich gut abgesichert in Rente zu gehen. Mir hat sich diese Aussage eingebrannt, weil ich mir dachte, wie schade, du könntest ein grandioses Leben führen, du könntest richtig Spaß haben und mit den nächsten 15 Jahren etwas richtig Tolles anfangen und stattdessen willst du die Zeit nur irgendwie defensiv und passiv rumkriegen. Er hatte sich ins Wartezimmer „nur noch bis zur Rente" gesetzt.

Es gibt zudem eine entscheidende Nebenwirkung unseres Wartezimmerdaseins: Wir ändern nichts, wir arrangieren uns. Unsere Strategie im Wartezimmer ist absitzen, danach kommt es ja besser. Solange wir die Zeit im vermeintlichen Wartezimmer nicht als unser Leben begreifen, blockieren wir das Jetzt und das mögliche volle und viel bessere Leben. Solange fangen wir nicht an, etwas Großartiges aus dieser Zeit zu machen. Es reicht ja abzuwarten.

Außerdem unterliegen wir einer gemeinen psychologischen Täuschung. Genauso wie der Kauf neuer Schuhe oder einer neuen Uhr, so führt auch das Rauskommen aus dem Wartezimmer erstmal zu guten Gefühlen. Wenn du die Abschlussprüfung geschafft hast oder das Eigenheim steht, dann fühlst du dich gut. In diesem Augenblick fühlt sich unser Gehirn bestätigt, dass sich das Abwarten gelohnt hat. Es ist jedoch wie mit der hedonistischen Anpassung (siehe Abschn. 2.7): Die Gefühle verfliegen. Wir übersehen dabei, dass wir in der ganzen Warterei alles ertragen haben, statt unser

Leben zu gestalten und zu leben, und dass wir am Ende nur ins nächste Wartezimmer gestolpert sind. Die Hauptbotschaft dieser Haltung ist: **Warte nicht, lebe!** Richte den Fokus darauf, bereits jetzt ein Leben zu haben, wie du es dir wünschst. Deswegen kannst und sollst du deine Ziele weiter verfolgen: einen Abschluss zu machen, ein Haus zu bauen, tolle Leistungen zu vollbringen oder was auch immer deine persönlichen Ziele sind.

Die lebensverändernde Frage dabei ist jedoch: **Wie kann ich so leben, dass ich Freude und Zufriedenheit im Jetzt habe?** Mit diesem Fokus veränderst du alles und dir kommen mit hoher Wahrscheinlichkeit auch viele Ideen, was möglich ist. Du brauchst jedoch genau diesen Fokus, denn sonst arrangierst du dich mit dem Warten.

Folgendes ist mir dabei ganz wichtig: Dies bedeutet nicht, dass du nur noch Dinge tun sollst, die gerade Spaß machen. Wenn du ein großes Ziel hast und es führt nur ein einziger anstrengender Weg dahin, dann gehe ihn. Viele Erfolge wären nie zustande gekommen, wären Menschen nicht auch durch schwierige, anstrengende und frustrierende Phasen gegangen. Der Unterschied dabei ist folgender: Erdulde ich die Frustration **passiv**, weil ich glaube, dass danach alles gut wird, dann führe ich ein Wartezimmerdasein. Dann lebe ich nicht voll. Wenn ich mich dagegen **bewusst** für diesen Weg und die Herausforderungen entschieden habe, dann lebe ich voll, auch inmitten der Schwierigkeiten und Anstrengungen. Ich bin **aktiv**, ich bin mir bewusst, dass ich mein Leben so gewählt habe, ich kann es gestalten und unterliege nicht der Wartezimmertäuschung.

Es ist unglaublich gewinnbringend, wenn wir uns mit diesem Phänomen beschäftigen. Du kannst damit eine neue bewusste Sichtweise auf dein Leben bekommen und daraus mehr Elan, Zufriedenheit und Glück schöpfen. Damit das für dich greifbarer und umsetzbarer wird, möchte ich dir den Zielbegriff der Positiven Psychologie im Vergleich zum klassischen Zielbegriff aufzeigen.

Der Zielbegriff der Positiven Psychologie[13]
Stelle dir einen Berg mit einem schönen Gipfelkreuz vor. Das Ziel ist, dieses Gipfelkreuz mit deinen Freunden zu erreichen.

Der klassische Zielbegriff lautet: Erreiche dieses Ziel, möglichst auf direktem Weg und so schnell wie möglich. Das ist auch der typische Zielbegriff in Unternehmen. Wenn du oben am Gipfelkreuz stehst, dann bist du stolz, hast dein Ziel erreicht, bist vielleicht sogar glücklich. Nicht relevant ist, wie es dir bei der ganzen Wanderung ging. Das Erreichen des Ziels ist entscheidend und das am besten so schnell und so direkt wie möglich. Die Wanderung ist nur Mittel zum Zweck, nämlich am Ende auf dem Gipfel zu stehen.

Du erkennst schon die Analogie zum Wartezimmer. Wenn die ganze Schinderei, der Anstieg und die Wanderung vorbei sind, dann, ja dann am Gipfel bist du glücklich. Die Wanderung, die beispielsweise einen Tag dauert, soll möglichst vorbeigehen, damit dann ein paar Minuten Glücksgefühle am Gipfel möglich sind. So leben wir oft unsere Ziele.

Was schlägt nun die Positive Psychologie als Zielbegriff vor? Bleiben wir bei der Bergtour. Auch hier wird das Ziel erreicht und auch hier sollen ruhig Glücksgefühle am Gipfel vorhanden sein. Der große Unterschied zum klassischen Zielbegriff ist, dass dem Weg ebenfalls große Bedeutung zukommt.

Das beginnt schon damit, dass kaum ein Berg auf direktem Weg zu besteigen ist. Es führen verschiedene Wege zum Gipfel, diese schlängeln sich und vielleicht gehen sie an der einen oder anderen Stelle auch wieder etwas bergab. Dazu kommt, dass es auf dem Weg sehr viel zu entdecken gibt. Da ist die grandiose Aussicht, da ist eine tolle Pflanze oder ein farbenfroher Vogel, der dir auffällt. Vielleicht lernst du etwas von deinen Wanderkollegen oder umgekehrt. In jedem Falle ist dieser eine Tag der Wanderung deine Lebenszeit und diese soll so erfüllend wie möglich verbracht werden.

Der sich schlängelnde und manchmal wieder etwas bergab führende Weg ist viel realistischer, denn unser Leben funktioniert ja nur selten wie auf dem Reißbrett immer auf der Geraden und dem kürzesten Weg. Real ist, dass es auch mal Kurven gibt und dazwischen auch mal etwas bergab gehen kann, damit danach der nächste wichtige Aufstieg erfolgt. Wer dem klassischen Zielbegriff anhängt, für den sind dies bereits echte Ärgernisse, weil sie von der Ideallinie abweichen. Für ihn fühlen sich diese Abweichungen wie kleine Niederlagen an, obwohl sie doch natürlich sind. Im Zielbegriff der Positiven Psychologie gehören sie einfach dazu. Es geht darum, wie mit diesen Rahmenbedingungen die Bergtour eine gute Erfahrung für alle werden kann und wie du mit diesen Rahmenbedingungen ein Leben voller Freude, Spaß, Elan und Energie führen kannst.

Das ist die große Unterscheidung, die dir dies im ersten Schritt nur bewusst macht und nichts ändert, die im weiteren Schritt jedoch alles in deinem Leben ändern kann. Wenn du dein Leben nicht mehr als Aneinanderreihung von Wartezimmeraufenthalten mit ein paar glücklichen Zielmomenten dazwischen siehst, sondern jeden Augenblick des Lebens wertvoll leben willst, dann ist das eine mächtige Einsicht, die alles verändert, weil sich dein Fokus verändert.

Diese Einsicht führt dich weg vom Erdulden einer Situation (passive victim, siehe Abschn. 3.8) zum active agent. Der große Unterschied liegt in deiner Haltung: Du erträgst dann nicht mehr etwas, um ein großes Ziel zu erreichen, sondern du spürst, dass dein Leben in jedem Augenblick stattfindet und du nimmst darauf Einfluss.

Nehmen wir noch einmal das Beispiel unserer Bergtour, so bedeutet dies nicht, dass jeder Augenblick lustig oder gechillt ist. Wenn du einen hohen Gipfel erreichen willst, dann kann es gut sein, dass es auch anstrengend oder herausfordernd wird. Wenn das dein Weg und dein Ziel ist, dann weißt du, warum du diesen Weg gehst. Du wirst ihn dann als Erfahrung wahrnehmen.

Der Schlüssel ist sehr einfach. **Er besteht in der Einsicht, dass das Leben jetzt stattfindet und du auf dieses Jetzt vollen Einfluss hast.** Wie wir im zweiten Kapitel des Buches gesehen haben, wirst du dann erleben, wie sich deine Wahrnehmung und dein Filter verändern. Du sagst, vielleicht wird es in einem Jahr viel besser, aber ich lebe jetzt. Was kann ich tun, damit ich bereits jetzt (vielleicht trotz widriger Umstände) ein freudvolleres, energievolleres Leben habe?

Ich möchte dir von Claudia erzählen. Sie ist Sekretärin und wurde vor einem Jahr einem neuen Chef zugeordnet. Sie war darüber mehr als unglücklich, denn ihr neuer Vorgesetzter hatte im ganzen Unternehmen den Ruf, zwar einen super Job zu machen, aber ein mehr als schwieriger Mensch zu sein. Claudia wusste, dass er in zwei Jahren in Rente gehen würde. Das erste Jahr verlief genauso, wie sie es sich vorgestellt hatte. Es war schwer für sie, es ihm recht zu machen. Insgeheim schätzte er ihre Arbeit, aber zeigen konnte er es nicht. Vor allem wenn er im Stress war, zeigte er seine schwierigsten Seiten, war ungerecht und es kamen Sprüche wie: „Warum muss ich mich eigentlich um alles selber kümmern?", „Warum ist das denn immer noch nicht fertig?" etc. Das erste Jahr verbrachte Claudia in der Wartezimmerhaltung: „Ich muss ja nur die Zeit durchhalten, dann ist er weg und alles ist gut." Allerdings ging es ihr damit überhaupt nicht gut. Sie hatte morgens nicht mehr so viel Energie wie früher, um in den Tag zu starten. Auch körperlich stellten sich erste Warnsignale ein. Claudia ging mit dem Wissen um die Wartezimmerproblematik in sich und entschied, dass ihr Leben jetzt stattfand und sie nicht noch ein Jahr absitzen wollte. Das war die wichtigste Entscheidung: jetzt etwas zu verändern. Sie dachte auch über Kündigung oder eine Versetzung auf andere Stellen nach, die im Moment jedoch nicht verfügbar waren. Dann traf sie die zweite wichtige Entscheidung: Sie würde ausprobieren, die Situation zu verändern. Zum einen wollte sie für sich an ihrem Selbstwert arbeiten und an einer guten Abgrenzung zu ihrem Chef, damit sie sein Verhalten nicht mehr so träfe. Zum anderen wollte sie mit ihrem Chef sprechen, wenngleich sie nicht wusste, ob er ihr überhaupt zuhören würde. Alle Details würden hier zu weit führen. Claudia ging die Themen mit viel Mut an. Manchmal kam sie sich im positiven Sinne wie ein Kind vor, das spielerisch verschiedene Varianten versucht, um ein Ergebnis zu erzielen. Solche Veränderungen wie ein Spiel zu sehen ist übrigens eine gute Strategie, um es leichter zu machen. Das Verhalten ihres Chefs wurde tatsächlich etwas besser. Der Haupteffekt war jedoch, dass es Claudia deutlich besser ging. Sie spürte, wie sie wieder viel mehr Energie hatte, und ihre Umgebung und auch ich konnten spüren, wie ihr Selbstvertrauen und ihre Persönlichkeit wuchsen. Das merkte jeder im Umgang mit ihr. Lustig war, dass ihr Chef bei seinem Abschied sagte, dass er mit niemandem besser zusammengearbeitet habe als mit Claudia und auch Claudia dachte für sich, dass sie jetzt sogar dankbar sei für diese Zeit, weil sie so viel über sich gelernt habe und sich dabei deutlich weiterentwickeln konnte.

Keine Situation gleicht der anderen. Wenn du ein Wartezimmersitzer bist, braucht es vielleicht bei dir ganz andere Schritte. Was es jedoch in jedem Fall braucht, ist die Entscheidung, die Zeit nicht mit Warten auf eine vermeintlich bessere Zeit abzusitzen, sondern dafür zu sorgen, dass im Rahmen der Umstände das Leben lebenswerter, energievoller und freudiger wird.

> **Übung: Meinen Wartezimmern auf der Spur**
>
> Kennst du das? Das Warten auf das Wochenende oder den Urlaub. Viele Menschen berichten, dass die Laune zu Beginn des Urlaubs richtig ansteigt, zur Mitte hin schon abfällt und gegen Ende des Urlaubs die Gedanken bereits wieder bei der Arbeit sind.
>
> - Überlege, welche Wartezimmer du in deinem Leben schon hattest. Liste sie ruhig mal auf und schau dir an, wie es dir dabei ging.
> - Denke auch über deine Erfahrungen nach, in denen du dein Leben aktiv gestaltet hast. Wie ging es dir dabei?
> - Wie sieht deine aktuelle Situation aus? Bis du gerade in einem Wartezimmer? Wenn ja, wie heißt es? Was gibt es alles an Möglichkeiten, um dein Leben aktiv zu gestalten und voll zu leben? Das kann ein durchaus längerer Prozess sein. Es erfordert Abwägen, oft auch Mut. Manchmal ist es ein guter Weg, die Situation zu verändern und beispielsweise in ein neues Umfeld zu gehen, manchmal ist es dagegen ein sehr guter Weg, im Rahmen der Gegebenheiten das eigene persönliche Wachstum anzugehen, um trotz der Umstände für sich ein gutes Leben zu haben. Überlege dir, wenn ein weiser Mensch oder ein großes Vorbild an deiner Stelle wäre, was würde dieser jetzt tun? Schau dir das an, lass dir Zeit, bis deine Entscheidung klar ist. Werde zum Gestalter deines jetzigen Lebens! Das Leben ist viel zu wertvoll, um es passiv mit der Hoffnung auf bessere Zeiten abzusitzen.

Blättere jetzt zur Haltungsmatrix (Abschn. 3.21) und trage dort ein, wie ausgeprägt du diese Haltung derzeit lebst (mit einem Punkt) und wie stark du diese Haltung in Zukunft ausprägen willst (mit einem Kreuz).

3.6 Exkurs: Vergleichen gehört zum Leben, das Bewerten kannst du lassen

> Je mehr du dich mit anderen vergleichst, umso wahrscheinlicher hat dies emotionale Auswirkungen auf dich, die dazu tendieren in eine negative Richtung zu gehen. (Barry Schwartz)

Wenn du deine Lebensfreude und -zufriedenheit noch weiter steigern möchtest, dann empfehle ich dir sehr, zu reflektieren, wie du mit dem Thema Vergleichen umgehst. Ich bin immer wieder von den Untersuchungen dazu fasziniert, die zeigen, dass glückliche und unglückliche Menschen bei diesem Thema völlig unterschiedlich agieren. Es ist sehr hilfreich, hier eine glücksbringende Haltung anzunehmen. Lese dazu einfach in den Online-Zusatzinformationen nach unter: Exkurs 3 auf http://extras.springer.com.

3.7 Lebst du das Leben, das dich ausmacht, oder das Leben deiner Nachbarn?

> Die meisten Leute leben ihr Leben, wie sie es leben, weil die meisten Leute es so leben. (Matthias Pleye)

Ich will dir ein Beispiel aus meinem Leben erzählen. Ich bin als jüngstes von fünf Kindern auf einem kleinen Bauernhof aufgewachsen. Wir wohnten in einem Dorf mit nur ziemlich genau 100 Einwohnern und zählten als Kind immer mal wieder durch, je nach Geburten, Sterbefällen und den ganz wenigen Zuzügen oder Wegzügen damals. Jeder kannte natürlich jeden und wusste viel von den Gepflogenheiten des anderen. In so einer Dorfgemeinschaft gibt es eine starke soziale Erwartung. Es gibt Regeln und Vorschriften, die nirgendwo stehen, die meist nie explizit ausgesprochen werden, die jedoch alle in der Gemeinschaft beachten. Damals war es beispielsweise üblich, am Samstag die Straße zu kehren, oder es gab die informelle Regel, dass „man" sich nicht werktags nachmittags auf ein Nickerchen in die Sonne legt, schließlich gibt es ja immer etwas zu arbeiten, und sonntags sollte in die Kirche gegangen werden. Werden diese Regeln nicht eingehalten, dann wird man zum „Gespräch der Leute". Als Kind hörte ich deshalb den Satz: „das kannst du nicht machen, was werden die Leute dazu sagen", durchaus öfter.

Im Vergleich dazu hat sich heute natürlich einiges geändert, es gibt jedoch immer noch Regeln wie in allen Gemeinschaften. Menschen, die in so kleinen Gemeinschaften groß wurden, kennen dieses Phänomen. Wenn du in einer Stadt aufgewachsen bist, findest du das vermutlich skurril. So eine Gemeinschaft hat durchaus auch Vorteile. Schwächeren, Alleinstehenden oder Menschen in schwierigen Situationen wird geholfen, die Menschen achten auf andere im positiven wie im negativen Sinn. Man nennt dieses Phänomen auch „sozialer Leim", weil die ganzen Regeln und Erwartungen helfen, dass eine Gemeinschaft funktioniert und zusammengehalten wird. Mir kommt es hier auch nicht auf eine Wertung an. Es gibt kein Richtig oder Falsch und jeder soll und kann das Leben führen, das er leben will. Mir kommt es auf die Auswirkungen an. Meine Frage ist, mache ich das, was ich mache, weil ich es machen will, weil ich dafür brenne, weil es mein Herzensanliegen ist, oder mache ich es, weil ich Angst habe, bei meinen Nachbarn schlecht dazustehen, oder weil „man" das machen muss? In der Konsequenz lebe ich dann nämlich nicht mein Leben, sondern das Leben, von dem ich ausgehe, dass es meine Nachbarn oder andere Menschen von mir erwarten. Die Nachbarn stehen hier beispielhaft für die vielen anderen Menschen, die Erwartungen haben: Eltern, Schwiegereltern, Freunde, Vorgesetzte, Kollegen, Bekannte etc.

In Firmen gibt es immer wieder einmal die Situation, dass Führungskräfte einen Schritt zurückgehen bzw. ihnen nahegelegt wird, diesen Schritt zu tun. Wenn dann über die neuen Vergütungskonditionen verhandelt wird, zeigt sich oft, dass Führungskräfte schneller einwilligen, das Gehalt zu reduzieren, als ein „kleineres" Auto zu fahren. Warum ist das so? Die Führungskräfte sind damit einverstanden, dass sie eine neue Aufgabe mit geringerer Verantwortung übernehmen, und verstehen auch, dass die Vergütung angepasst wird. Was sie jedoch massiv zu vermeiden versuchen ist, dass dies außerhalb des Unternehmens bei ihren Nachbarn, Freunden etc. augenscheinlich wird. Unternehmen, deren Regularien es zulassen, dass das bisherige Auto zumindest noch eine gewisse Zeit weitergefahren wird, tun sich in solchen Verhandlungen viel leichter.

Es gibt noch weitere Extrembeispiele. Outplacement-Berater helfen Beschäftigten, die ihren Job verloren haben, eine neue Anstellung zu finden. Neben vielen Dienstleistungen bieten sie in ihren Büros oft auch Räume an, in denen die Klienten recherchieren können, ihre Bewerbungen erstellen etc. Ein extremes Phänomen ist – und davon kennt jeder erfahrene Outplacement-Berater zumindest einen Fall – dass es Klienten gibt, die zu Hause, (teilweise anfangs sogar) bei ihrem Ehemann bzw. ihrer Ehefrau, ihrer Familie und den Nachbarn den Schein aufrechterhalten, dass sie weiter ihren „wichtigen" Job haben. Diese Klienten verlassen wie früher das Haus und kommen dann abends zurück. Jedoch fahren sie nicht mehr in ihr Unternehmen, sondern in das Büro des Outplacement-Beraters. Mir kommt es auch hier nicht auf eine Bewertung an. Mir kommt es vielmehr darauf an, dass du diese Unterscheidung für dein Leben nutzen kannst. Die Nachbarn waren sehr plakativ. Oft sind es die Erwartungen der Eltern, an denen sich ihre Kinder massiv anpassen. Dies passiert sehr oft und das ist nicht nur der junge Medizinstudent, der eigentlich nicht Mediziner werden will, jedoch die Praxis seines Vaters übernehmen soll. Es sind viele subtile Formen der Verstrickung und Abhängigkeit. Oft ist das besonders spürbar, wenn Eltern und erwachsene Kinder eng zusammenleben. Diese Verflechtungen wirken nicht nur in Kindheit und Jugend, sondern oft sehr weit hinein ins Erwachsenenalter.

Ich kenne beispielsweise Martha. Sie ist eine begnadete Windsurferin und ihr größter Wunsch war es, ans Mittelmeer zu ziehen und dort Unterricht zu geben. Ihre Mutter blockte den Vorschlag massiv ab. Oberflächlich ging es nur darum, dass das doch keine Zukunft habe und Martha ihr Leben ruiniere. Wenn man genauer hinhörte, zeigte die Mutter Martha jedoch sehr deutlich, wie schlecht es ihr als Mutter ginge, wenn sie nur an die Idee dachte, und übermittelte ihr subtil die Botschaft, wenn du gehst, wird es mir schlecht gehen, vielleicht habe ich gar keine Lust mehr zu leben und du bist schuld daran. Martha blieb. Sie fand über ihre Freizeit ein Ventil für ihre Freude am Surfen und Unterrichten. Wer solche Verstrickungen weder von sich noch aus seinem Umfeld kennt, wird sich ungläubig die Augen reiben, wenn er so etwas liest, jedoch kommt dies durchaus häufig vor und wird sehr subtil gelebt.

Allem ist eins gemeinsam. Du machst das, was andere von dir erwarten, und nicht das, was du aus deinem Leben machen willst.

Wenn wir hier tiefer blicken, dann ist eine wichtige Grundlage, dass du weißt, was du aus deinem Leben überhaupt machen möchtest. Es geht übrigens vielen Menschen so, dass sie das Gefühl haben, das jetzige Leben ist nicht das Leben, das sie möchten, dass sie jedoch auch kein klares Bild davon haben, wie es wirklich aussehen soll. Im vierten Kapitel beschäftigen wir uns hiermit noch ausführlich und du bekommst hierzu viele Anregungen und viel Unterstützung.

Die Botschaft dieses Abschnitts ist: Lebe dein Leben, du bist am Steuer deines Lebens, und lebe das, was dich ausmacht, mit Bewusstsein und voller Energie. Am Ende deines Lebens sollst du sagen können: „Ja, ich habe das Leben gelebt, das ich wollte!"

Vielleicht kennst du Bronnie Ware. Sie pflegte in Australien sterbende Menschen und schrieb einen Bestseller[14] zu den fünf Dingen[15], die Sterbende am meisten bereuen und von denen wir lernen können. Einer dieser Punkte ist, den Mut zu haben, sich selbst treu zu bleiben, statt das Leben zu leben, das andere von uns erwarten. Übrigens heißt „dein eigenes Leben zu leben und dir treu zu sein" nicht, dass du nur allein auf dich schaust und es nur darum geht, Spaß zu haben. Es geht vielmehr darum, das zu leben, was für dich ganz persönlich richtig und wichtig ist. Es geht darum, dass du dich bewusst für dein Leben mit allen Vor- und Nachteilen entscheidest. Wenn du beispielsweise die Verantwortung für Kinder in deinem Leben übernehmen willst, dann wird es zumindest am Anfang nicht ausbleiben, dass du auch nachts aufstehen musst. Reinhard Sprenger hat dies in seinem Buch „Die Entscheidung liegt bei Dir![16]" sehr schön herausgearbeitet. Du kannst dich für alles entscheiden, du hast immer die freie Wahl, jedoch hat jede Entscheidung ihre Folgen und du entscheidest dich für das Gesamtpaket mit allen schönen und allen weniger schönen Seiten. Selbst nicht entscheiden ist eine Entscheidung.

Sei dir bewusst, dass du immer eine Wahl hast. Du steuerst dein Motorboot selber und fährst nicht nur einfach dahin mit, wo andere sagen, dass mit deinem Leben hingefahren werden soll. Das bringt dir neue Energie in dein Leben.

Ich will dir noch von meinem Friseur erzählen. Er kommt aus einer Unternehmerfamilie, machte Abitur, fing an Wirtschaftswissenschaften zu studieren, weil das von ihm erwartet wurde. Das war alles geradlinig. Aber er spürte, dass es nicht sein Thema war, und entschied sich für sein Leben und für sein Ding, das er tun wollte. Er wurde Friseur, war viele Jahre auf Kreuzfahrtschiffen unterwegs und sah viel von der Welt. Teilen seiner Familie passte das überhaupt nicht und es gab viele Spannungen. Trotzdem machte er das, was er für sich als richtig ansah. Er zählt für mich heute zu den sehr glücklichen und zufriedenen Menschen. Er tut das, was ihm viel Freude bereitet. Er könnte nun auch am „Chefschreibtisch" eines großen Unternehmens sitzen. Vermutlich hätte er viel mehr Geld und wäre gleichzeitig sehr unglücklich. Wäre das besser gewesen? Jeder kann es selber entscheiden. Von ihm weiß ich jedoch, dass sich sein Leben für ihn perfekt und stimmig anfühlt. Die Kritiker in seiner Familie haben sich übrigens inzwischen an ihren „Exoten" gewöhnt und das Verhältnis ist wieder entspannt. Für ihn war es die beste und nicht immer einfache Entscheidung **seinen** Weg zu gehen, denn es geht um sein Leben und da ist es besser, wenn sich die anderen an seinen Weg gewöhnen, als wenn er sich über die Zeit an den Weg der anderen gewöhnt hätte, der ihn nicht glücklich gemacht hätte.

Wir haben nun viel über die Erwartungen gesprochen, die von außen kommen und uns drängen, ein bestimmtes Leben zu führen. Es gibt jedoch auch noch ein internes Anpassen. Ich nenne es, „**gut dastehen wollen**". Kennst du das vielleicht von dir auch? Ich persönlich habe damit auch viel Erfahrung, weil ich mich die ersten Jahrzehnte meines Lebens stark angepasst habe, beliebt sein wollte und so lebte, dass ich nicht aneckte. Auch das will ich nicht be- oder verurteilen. Gerade im Beruf hätte es mir gutgetan, mich mehr auf mich und das zu besinnen, wofür ich stehen möchte. Es gibt hier auch kein Schwarz und Weiß, sondern viele Nuancen. Es ist sehr sinnvoll, sich auch hier zu fragen, was will ich wirklich? Was ist mir wichtig? Fahre ich mein Auto, weil ich es wirklich möchte, oder spielt dabei mehr eine Rolle, dass es als Statussymbol dient? Das Zitat des österreichischen Schauspielers Walter Slezak fasst das wunderbar zusammen:

> Viele Menschen benutzen das Geld, das sie nicht haben, für den Einkauf von Dingen, die sie nicht brauchen, um damit Leuten zu imponieren, die sie nicht mögen. (Walter Slezak)

Reflexionsfragen
- Hast du eine klare Vorstellung davon, welches Leben du leben möchtest?
- Welche Erwartungen werden und wurden an dich gestellt? Wirst du diesen gerecht? Wenn ja, weil du es so willst oder weil du die Erwartung erfüllst?
- Kennst du von dir das Thema „gut dastehen wollen"? Wo begegnet dir das? Hast du Beispiele? Wann verhältst du dich lieber so, dass du die Erwartungen der anderen erfüllst, um gut dazustehen?
- Stelle dir vor, du lebst ein Leben, für das du dich ganz bewusst und vollen Herzens entschieden hast. Was bedeutet dies für dein Lebensgefühl?
- Wie wirkt der folgende Spruch auf dich: „Ist der Ruf erst ruiniert, lebt es sich völlig ungeniert!"?

Blättere jetzt zur Haltungsmatrix (Abschn. 3.21) und trage dort ein, wie ausgeprägt du diese Haltung derzeit lebst (mit einem Punkt) und wie stark du diese Haltung in Zukunft ausprägen willst (mit einem Kreuz).

3.8 Passive victim oder active agent

Die Unterscheidung zwischen passivem Opfer (passive victim) und aktiv Handelndem (active agent) wird für dich sehr hilfreich sein. Dahinter verbirgt sich eine Haltung, die zu einem erfüllten und selbstbestimmten Leben führt. Lass uns das mal an einem Beispiel verdeutlichen: Stell dir einen Mann vor, der in einem kleinen Unternehmen arbeitet. Diesem Unternehmen geht es schlecht und dem Mann wurde gerade von seinem Chef mitgeteilt, dass er ihn nicht weiter beschäftigen kann und er gekündigt wird. Der Mann ist völlig perplex, traurig, wütend, aufgelöst. Er geht völlig geknickt nach Hause. 15 Jahre hat er für das Unternehmen gearbeitet, so viel geopfert, oft seine Freizeit hinten angestellt. Jetzt wird ihm das angetan. Was ist das für ein Dank in dieser Welt? Seiner Frau erzählt er, dass sein Chef schuld ist. Nicht nur, dass das Unternehmen in den roten Zahlen ist, sondern auch, dass er nun so mies behandelt wird. Er ist voller Selbstmitleid, unfähig irgendetwas zu machen, völlig frustriert. Das Einzige, was er macht, ist, jedem, der ihm zuhört, zu erzählen, wie schrecklich das alles ist und dass er keine Ahnung hat, wie er in seinem Alter einen Job finden soll. Er setzt eine Spirale nach unten in Gang, die ihn immer tiefer in sein Selbstmitleid und die Aussichtslosigkeit seiner Situation hinabzieht. Das ist ein Beispiel für die Passive-victim-Rolle, der Mann fühlt sich als passives Opfer, beschwert sich, wird nicht aktiv.

Ganz anders sähe es aus, wenn dieser Mann ein active agent wäre. Am Anfang wären die Reaktionen gleich. Er wäre ebenfalls perplex, traurig, wütend. Aber dann würde er sich bald fragen, was er jetzt machen könnte. Er würde sich überlegen, was er kann, was er tun will und wo er Informationen zu offenen Stellen erhält. Er würde überlegen, wer ihn unterstützen kann, und würde versuchen, Hilfe zu erhalten. Relativ bald bewirbt er sich bei interessanten Arbeitgebern. Er hat Selbstvertrauen und ist optimistisch, dass sich bald eine andere Stelle auftut. Er glaubt an sich und weiß, dass er Erfolg hat (wie bei anderen Dingen auch), wenn er das Heft des Handelns in die Hand nimmt. Auch wenn er Absagen erhält und Misserfolge hat, er kümmert sich weiter.

Was glaubst du, wen ein Arbeitgeber lieber einstellt? Den passive victim, der voller Beschwerden darüber ist, was ihm widerfuhr, oder den activ agent, der Probleme aktiv angeht und löst und der trotz der Widrigkeiten optimistisch und positiv ist? Ein active agent wird in einer solchen Situation viel schneller eine neue Arbeitsstelle haben.

Im Vergleich lassen sich die beiden Haltungen[17] wie folgt darstellen (Tab. 3.1).

Übrigens fühlen sich beide am Anfang gleichermaßen schlecht. Dem active agent gelingt es jedoch früh, Verantwortung zu übernehmen. In der Anfangsphase ist es viel einfacher, ein passive victim zu sein. Du kannst jammern, dich beklagen, andere beschuldigen, lästern und du bekommst auch noch jede Menge Aufmerksamkeit. Das ist leicht und läuft erstmal beinahe von alleine. Da ist es für den active agent viel aufwendiger. Er muss investieren. Muss sich überlegen, wie er das löst, manche Handlung

Tab. 3.1 passive victim und active agent

passive victims	active agents
• voller Selbstmitleid	• sie fragen sich früh, was sie selbst tun können
• suchen Schuld bei anderen	• sie wollen Verantwortung übernehmen
• sind frustriert, wütend	• sie haben Vertrauen in sich
• fühlen sich als Opfer und glauben, dass für ihr Schicksal jemand anderer verantwortlich ist	• sie sind optimistisch
• setzen Abwärtsspirale in Gang	• sie handeln und ziehen sich damit selbst aus schwierigen Situationen nach oben

angehen, die aufwendig oder auch unangenehm ist. Aber etwas später lohnt sich das deutlich, während der passive victim immer noch in seiner Opferrolle feststeckt und es ihm dabei auch immer schlechter geht. **Opfer zu sein ist keine wirklich gute Idee für ein glückliches Leben.**

Auch hier gilt die „permission to be human". Es ist sehr natürlich, dass wir uns wie im obigen heftigen Beispiel anfangs sehr schlecht fühlen. Es ist auch menschlich, dass wir vielleicht voller Selbstmitleid sind und uns als Opfer fühlen. Es ist nicht einfach so, dass ich sagen kann, na gut, dann bin ich eben active agent. Wenn wir schlechte Nachrichten erhalten, durchlaufen wir alle erstmal eine Phase mit Gefühlen wie Trauer, Angst und Wut. Das gehört zu solchen Veränderungsprozessen. Die Frage ist nur, ob wir uns schnell davon erholen und wieder aufstehen oder ob wir uns wie in einer Abwärtsspirale nach unten ziehen lassen.

Ich möchte keine der beiden Möglichkeiten werten. Was ich dir jedoch deutlich aufzeigen möchte, ist, dass jede Variante ihre eigenen Folgen hat. Für Lebensglück und -erfolg bringt dich die „Active-agent-Variante" maßgeblich weiter.

Nathaniel Branden, ein amerikanischer Psychotherapeut und bekannter Experte zum Thema Selbstwert[18], sagt immer wieder, dass seine Studierenden die Unterscheidung oft erst verstehen, wenn er sein „Nobody's-coming"-Thema herausstellt. Das ist die Vorstellung, dass keiner kommen wird, um dich zu retten, es erscheint keine gute Fee oder sonst wer, du musst selber handeln[19].

Warum hilft uns nun diese Unterscheidung zu einem glücklicheren Leben? Du hast das schon bei dem Beispiel oben gesehen, als active agent nimmst du das Heft des Handelns in die Hand, du bist derjenige, der agiert, und dadurch wirst du die Situation verändern. Du erlebst dich als jemanden, der wirksam wird und der etwas auslöst (vielleicht auch eine Absage, eine Niederlage). Dein Tun hat jedoch Folgen. Es kann auch sein, dass manches misslingt. Manches kann misslingen, vieles wird jedoch gelingen, während ein passive victim in der Opferrolle nichts unternimmt, was die Situation verbessert. Active-agent-Handlungen erhöhen deinen Selbstwert und das macht dich am Ende erfolgreicher und viel glücklicher, als wenn du dich als bemitleidenswertes, armes Opfer fühlst.

Auch hier gilt, dass es nicht Schwarz und Weiß gibt. In der Regel bist du nicht entweder passive victim oder active agent. Es gibt zum einen viele Abstufung dazwischen, zum anderen schwankt dies auch oft. Du kannst an einem Tag einige Male das eine und auch das andere sein. Manche Menschen sind in ihrem Beruf activ agents und in ihrer Beziehung passive victims etc. Ich möchte dir diese Unterscheidung sehr ans Herz legen. Finde die Situationen in deinem Leben, in denen du in die Opferrolle kommst, und schwenke rüber in die Rolle des active agents.

Du kannst das auch erstmal nur als großes Spiel sehen. Werde aktiv und schau, was passiert.

> **Übung**
>
> Überprüfe deinen Alltag! Wann bist du active agent und wann passive victim? Schau dir dazu die nächsten sieben Tage an. Finde Beispiele für die eine oder die andere Art.
>
> - Freu dich, wenn du **active agent** bist. Frage dich: Welche konkreten Vorteile habe ich dadurch, dass ich agiere und handle? Wie fühle ich mich dabei?
> - Reflektiere die Situationen, in denen du **passive victim** bist. Frage dich: Wie hätte ich stattdessen als active agent agieren können? Was ist erfolgreicher? Was lerne ich daraus? Was fühlt sich besser für mich an? Übrigens ist es ein untrügliches Kennzeichen dafür, dass du passive victim bist, wenn du jammerst.

Blättere jetzt zur Haltungsmatrix (Abschn. 3.21) und trage dort ein, wie ausgeprägt du diese Haltung derzeit lebst (mit einem Punkt) und wie stark du diese Haltung in Zukunft ausprägen willst (mit einem Kreuz).

3.9 Wie steht es mit Jammern, Beschweren und Lästern?

> Wenn du ein Problem hast, versuche es zu lösen. Kannst du es nicht lösen, dann mache kein Problem daraus. (Buddha)

Während es in Abschn. 3.8 um die Unterscheidung zwischen passivem Opfer und aktiv Handelndem ging, kommen wir nun auf das zu sprechen, was wir in unserer Opferrolle gerne tun: jammern, uns über etwas oder jemanden beschweren und lästern. Beim Lästern ist das gar nicht so offensichtlich, jedoch entspringt es oft auch einer eigenen unbewusst erlebten Schwäche. Wenn jemand z. B. nach einer Besprechung sagt: „Mich regt der Tom so auf, zu allem muss er seinen Senf dazugeben und wenn er seine Projekte vorstellt, dann meint man, es gäbe nichts Wichtigeres mehr in unserer Firma. Das ist echt Mr. Superwichtig!" Dann steckt mit hoher Wahrscheinlichkeit dahinter auch der Wunsch, von allen bewundert zu werden und im Mittelpunkt zu stehen. Vielleicht traut sich die Person das nicht oder glaubt, „wer ständig etwas sagt, ist ein Schwätzer und Angeber und das will ich nicht sein!" Am Ende sieht sie ein Verhalten bei jemandem, das sie gerne hätte, jedoch unterdrückt. Lästern ist dann eine sehr übliche Form damit umzugehen. Du erkennst nun das Muster erneut: Statt etwas zu verändern, kommt die Klage über das Erlebte im Gewand des Lästerns daher.

Ich will dir ein fast lustiges Beispiel dafür nennen, welche Wirkung Jammern haben kann. Ich hatte vor einiger Zeit einen Englisch-Konversationskurs belegt. An einem Abend begann die Unterhaltung mit dem Thema „fake news" und entwickelte eine hohe und fast bizarre Eigendynamik. Jeder hatte noch ein Beispiel, was alles schlecht in der Welt läuft. Je schlimmer das eine Beispiel war, umso katastrophaler wurde das nächste. So waren schnell die Themen Flüchtlinge, Diktaturen, Kriege, Terrorismus, multiresistente Keime, atomare Bedrohungen, Hunger, die ungewisse Zukunft unserer Kinder etc. gefunden. Grotesk und im Nachhinein schon wirklich wieder lustig war, dass hier erwachsene Menschen, denen es allesamt wirklich ausgesprochen gut ging, zusammensaßen, mitten im Leben, gesund und voller Möglichkeiten, und über die schlimme Welt jammerten. Am Ende des Kurses war klar, dass alles ganz schrecklich ist. Aus lebensfrohen Menschen war eine jammernde Gruppe und am Ende ein jämmerlicher Haufen geworden und jeder schlich nach Hause, energie- und freudlos. Obwohl ich ein lebensfroher Mensch bin, merkte ich fast körperlich, wie ich durch die Runde runtergezogen wurde.

Auch wenn jeder sich bald von dem Kurs erholt hat, zeigt dir das, wie Jammern die Energie rausnimmt und alle deprimiert. Das betrifft sowohl denjenigen, der jammert und immer mehr daran glaubt, in welch schlimmer Situation er ist, als auch denjenigen, der sich das anhören darf. Was mit der Gruppe passiert ist, funktioniert natürlich auch bei jedem Einzelnen. Je mehr du jammerst und dich über alle Schwierigkeiten beklagst, umso weniger Energie hast du und umso weniger wirst du als active agent etwas verändern. **Wenn du glücklicher werden willst, ist Jammern keine gute Strategie.**

Bevor wir dieses Thema jetzt weiter untersuchen, möchte ich jedoch gerade an dieser Stelle drei Dinge herausstellen:

- Es ist wichtig, dass wir uns auch die Dinge ansehen, die nicht gut laufen. In meinen Augen ist es kein guter Weg, alles Negative oder Schlechte auszublenden und zu verdrängen. Das erinnert mich an eine Situation aus meinem Studium. Als der Professor, der die schwersten und gefürchtetsten Prüfungen abhielt, detailliert ansprach, was wir zu erwarten hatten, hielt sich eine Mitstudentin vor mir die Ohren zu. Das ist keine wirklich gute Strategie, oder? **Es geht nicht darum, etwas zu verdrängen oder wegzuschieben.**
- Mir ist noch folgende Unterscheidung sehr wichtig, die ich am besten anhand eines Beispiels erläutern kann. Stell dir vor, dein Kollege hat deine Arbeitsergebnisse genommen, um sich toll vor dem Chef zu präsentieren. Jetzt kannst du dich heute Abend bei deinem Partner beschweren, was für einen unmöglichen Kollegen du hast. Vermutlich wird das jedoch nichts an der Situation ändern. Die andere Variante wäre beispielsweise, dich bei deinem Kollegen direkt zu beschweren und dafür zu sorgen, dass sich so etwas nicht wiederholt. Mir kommt es auf folgenden Unterschied an: Beim Beschweren zu Hause, beim Partner, geht es darum mitzuteilen, wie schlimm die Welt ist (Opferrolle), und beim Beschweren direkt beim Kollegen geht es darum, etwas zu verändern (active agent). Wenn du dich bei jemandem beschwerst, der in der Angelegenheit etwas verändern kann (z. B. dich beraten kann, wie du vorgehen könntest), dann ist dies unheimlich wichtig. Wenn es jedoch nur um die Opferrolle geht, dann ist das menschlich und verständlich, aber diese Variante ist keine gute Glücksstrategie, weil sich nichts ändert und du dich nur mehr runterziehst. Mir ist diese Unterscheidung deshalb so wichtig, weil es nicht darum geht, brav und still alles zu ertragen, um sich nicht zu beschweren. Ganz im Gegenteil: Sei active agent und verändere und dazu ist es oft hilfreich, Missstände direkt anzusprechen (aber bei denen, die etwas tun können, oder bei denen, die sich dann mit dir auf den Weg machen, etwas zu verändern).
- Dieses Buch stellt eine große Sammlung von Möglichkeiten dar, ein glücklicheres Leben zu leben. Mir ist dabei ganz wichtig, dass es nur einen Menschen gibt, der entscheiden kann, was dir guttut: Das bist du. Ich würde mich freuen, wenn du ausprobierst, mit den Ideen spielst, vielleicht sogar Neues oder Abwandlungen ausprobierst (und mir gerne von Deinen Erfahrungen schreibst) und dann entscheidest, was für dich passt und was sich gut anfühlt. Aber nichts davon bedeutet eine Verpflichtung,

nichts davon muss genau so umgesetzt werden. Ich vergleiche das immer gerne mit einem herrlich angerichteten Buffet: Wenn du merkst, dass du etwas nicht magst, dann geh zum Nächsten weiter. Die Hauptsache ist, du hast am Ende ein wundervolles Essen.

Ich schreibe das gerade in diesem Teil, weil ich dir gleich von einer bekannten und inzwischen weltweiten Bewegung berichte, an der sich manche Menschen reiben. Es ist jedoch gewinnbringend und interessant, sich damit auseinanderzusetzen. Du kannst dabei viel über dich lernen und dies alles wird am Ende dazu führen, dass du ein bewusstes, glücklicheres Leben führst.

Lass uns das Thema so angehen. Ich erzähle dir als erstes von dieser weltweiten Bewegung und dann diskutieren wir dieses Thema. Am Ende hast du dann ein vielschichtiges Bild und kannst entscheiden, was du dir davon für dein Leben herausnehmen willst.

A Complaint Free World (eine Welt ohne Jammern und Beschweren)
Der „Vater" dieser Bewegung ist Will Bowen, ein Pastor der US-amerikanischen Christ Church Unity in Kansas City. Wenn du ihn bei Vorträgen siehst, dann könnte er auch Manager oder Business-Trainer sein. Will Bowen fiel auf, dass in seiner Gemeinde sehr viel gejammert wurde. Angeregt durch ein Buch gab er eine 21-Tage-Challenge aus. Er gab 21 Tage vor, weil dann die Chancen gut stehen, dass das neue Verhalten zur Gewohnheit wird. Will Bowen verteilte lila Armbändchen an alle, die mitmachten, und die Aufgabe war, immer wenn sie jammerten, sich beschwerten oder lästerten, das Armband von einem Arm zum anderen zu wechseln. Ziel war es, das Armband 21 Tage in Folge an einem Arm zu tragen, d. h. 21 Tage lang nicht zu jammern, zu lästern oder sich über andere zu beschweren und damit die Grundlage für eine künftige Gewohnheit zu legen.

Wie oben beschrieben, ist dabei wichtig, dass Beschweren in diesem Zusammenhang nicht meint, mit demjenigen zu sprechen, der in der Angelegenheit etwas tun kann (active agent). In der Regel machen wir jedoch oft Folgendes: Über den Chef beschweren wir uns bei den Kollegen, über unsere Freunde bei unserem Partner, über unseren Nachbarn bei einem anderen Nachbarn etc. Dieses Beschweren meint Will Bowen.

Solange man etwas nur denkt, muss noch kein Armband gewechselt werden. Es ist erst relevant, wenn es ausgesprochen wurde. Was du aussprichst, ist mächtig und mit hoher Wahrscheinlichkeit wirst du am Ende irgendwann das glauben, was du sprichst. Ein Beispiel, über das ich heute lächle, stammt aus meiner Jugend. In meiner Clique gab es Anja, ein bildhübsches

Mädchen. Ich sah Anja oft und gern und hätte mir sehr gewünscht, dass wir noch viel enger zusammengekommen wären. Wir waren 15 Jahre alt und irgendwann fing Anja an, immer wieder zu erwähnen, dass sie gar nicht gut aussehe. Natürlich sagte ich ihr, wie toll ich sie finde und wie attraktiv sie sei. Ich erkannte damals schon, dass sie dies nur als Strategie einsetzte, um sich Komplimente zu besorgen. Was Anja machte, dachte ich mir, das probiere ich auch aus. Und ich tat das gar nicht so oft, aber dann stellte ich plötzlich etwas Spannendes bei mir fest. Ich fühlte mich plötzlich hässlich. Obwohl ich dies nur ein paarmal sagte. Einige Zeit später unterhielt ich mich mit Anja zu der Erfahrung und spannenderweise ging es ihr, einer echt sehr attraktiven Frau, genauso. **Worte sind mächtig! Insofern achte darauf, was du sagst, du wirst daran glauben.** Das ist übrigens nicht nur meine persönliche Erfahrung. Auch wissenschaftliche Untersuchungen belegen dies[20].

Doch lass uns zu Will Bowen zurückkehren. 2006 wurden die ersten 250 lila Armbändchen ausgegeben. Mittlerweile ist daraus eine riesige Bewegung entstanden und seine Non-profit-Organisation hat inzwischen über 11 Millionen Armbändchen in 106 Länder versandt[21].

Aber warum soll das Jammern, Lästern und Beschweren vermieden werden? Will Bowen nennt dazu vier Gründe:

- Du konzentrierst dich dabei auf das Problem und nicht auf die Lösung (und glaubst selbst daran; das Problem wird dadurch viel größer als es tatsächlich ist),
- diese Haltung ist schlecht für die Gesundheit,
- Beziehungen leiden darunter (wenngleich Lästern und Beschweren im ersten Schritt zusammenschweißt, laufen „chronische Beschwerer" Gefahr, zurückgewiesen zu werden, vor allem, wenn sie sich nur beschweren und jedes Hilfsangebot vom Tisch wischen, weil sie gar nichts ändern wollen) und
- es hat negative Auswirkungen auf den beruflichen Erfolg.

Obwohl Jammern, Beschweren und Lästern bei vielen Menschen zum Alltag gehören, gibt es dazu vergleichsweise wenig wissenschaftliche Forschung. Hervorgetan hat sich hier die amerikanische Psychologin Robin Kowalski. Sie beschäftigte sich mit der Frage, zu welchem Zweck wir jammern oder uns beschweren und welche Konsequenzen dies hat[22].

Will Bowen nennt auf der Grundlage ihrer Forschung fünf Gründe, warum wir uns beschweren, die sich mit dem **Akronym GRIPE** (engl. für meckern) zusammenfassen lassen[23]. Das ist interessant, weil du dadurch auch bei anderen erkennen kannst, was deren Motivation dahinter ist:

- **G – Get attention -> Aufmerksamkeit bekommen**
  Es gibt viele Menschen, die durch Jammern versuchen Aufmerksamkeit zu bekommen und in Kontakt zu treten. Das ist das einfache „Was ist das heute für ein schreckliches Wetter…" bis zum „Hast du schon von Alexandra gehört, unglaublich, was die sich wieder geleistet hat…"
- **R – Remove responsibility -> Verantwortlichkeit wegschieben**
  Ich erzähle z. B. allen Kollegen, wie schwierig und schrecklich mein neuer Kunde ist. Wenn ich keinen Abschluss mit ihm schaffe, dann habe ich genug vorgebaut, denn ich habe keine Verantwortung, schließlich liegt es am Kunden.
- **I – Inspire envy and brag -> zu Neid und Prahlerei anregen**
  Hier geht es darum, sich selbst über den anderen zu stellen, die Person, über die man sich beschwert oder lästert, klein zu machen, um sich selbst größer zu erleben. Dies machen oft Menschen, die ihre eigene Größe noch gar nicht sehen können. Beispiel: „Habt ihr schon gehört, dass unsere Chefin Eva mit auf die Messe nehmen möchte, obwohl sie doch erst ein halbes Jahr hier ist? Unsere Chefin erkennt keine Qualität, sie nimmt sie nur mit, weil sie ihr immer nach dem Mund redet."
- **P – Power**
  Bei diesem Aspekt geht es darum, jemanden für sich einzunehmen und einen anderen schlecht zu machen. Das kannst du im Kleinen (der Bruder rennt zur Mutter und beschwert sich über seine Schwester, die ihm angeblich die Stifte weggenommen hat) bis im Großen (politische Gegner werden diffamiert) beobachten.
- **E – Excuse poor performance -> schlechte Leistung entschuldigen**
  Während oben bei R – remove responsibility vorgebaut wird, ist dies das Gegenstück: Man selbst hat einen Misserfolg oder eine schlechte Leistung abgeliefert und um diese zu entschuldigen, macht man den anderen schlecht. Beispiel: „Der Kunde ist echt link. Obwohl für ihn schon klar war, dass er mit seinem Freund in der anderen Firma das Geschäft macht, hat er uns das Angebot detailliert ausarbeiten und dann noch bei ihm präsentieren lassen, obwohl wir gar keine Chance hatten, das ärgert mich total." Oder auch: „Du kannst dir gar nicht vorstellen, wie schrecklich das mit meinem Chef ist. Er kam wieder rein und hatte eine seiner Panikattacken. Wir mussten sofort alles ausarbeiten, ich konnte nichts mehr anderes machen, da kann ich echt nichts dafür, dass ich vergessen habe, unser Kind vom Kindergarten abzuholen."

Was hältst du von dieser Strategie: nicht mehr jammern, sich beschweren, lästern? Als ich mich damit das erste Mal beschäftigte, war ich sehr zwiegespalten. Auf der einen Seite ergab vieles Sinn, auf der anderen Seite war mir die Vorgehensweise zu rigoros. Um mir ein besseres Bild zu machen, probierte ich es natürlich aus. Ich war damals schon ein grundsätzlich positiver Mensch, der wenig jammerte oder sich über andere beschwerte. Also nahm ich ein Armbändchen, das mir meine Tochter vor einiger Zeit geschenkt hatte, weihte meine Familie ein und los ging es. Ich dachte, 21 Tage, das sollte doch gar kein Problem sein. Meine erste Erfahrung war, dass es gar nicht so einfach ist. Vor allem merkte ich es oft gar nicht gleich. Meine Tochter war dagegen sehr aufmerksam und meinte dann immer: „Papa, ich glaube, du musst dein Bändchen wechseln!" Mich erwischte es vor allem beim Lästern, wenn ich einen lustigen Spruch über jemanden machte. Ich verstand, warum Will Bowen davon spricht, dass es meist vier bis acht Monate dauert, bis man die 21-Tage-Challenge gemeistert hat.

Für mich schärfte die Challenge meine Selbstwahrnehmung. Oft war es gut, dass ich eine Beschwerde nicht aussprach, weil es nichts Positives gebracht hätte. Insgesamt nahm ich wahr, dass es einen Unterschied macht, ob man etwas ausspricht oder nicht, und dass es ein deutlich besseres Lebenskonzept ist, Dinge mit den Menschen zu besprechen, die auch etwas tun können, und nicht über Themen zu jammern, die so sind, wie sie sind.

Übrigens ist es auch noch ein großer Unterschied, ob du über etwas informierst oder ob du dich beschwerst. Ein gutes Beispiel sind Verspätungen bei Reisen. Egal ob Flugzeug, Zug oder Auto, es gibt Verspätungen oder Staus. Das wissen wir alle. Je mehr du reist, umso wahrscheinlicher wird dich eine Verspätung auch mal betreffen. Geschickt ist, wer hier schon vorsorgt und ein gutes Buch, einen Film oder ein Hörbuch im Gepäck hat. Wenn nun der Fall eintritt, kannst du zu Hause anrufen, um dich zu beschweren, wie unzuverlässig z. B. die Bahn wieder ist, dass du nun schon 40 min am Gleis stehst, es eine Unverschämtheit ist, deine Anschlusszüge sicher weg sind und es natürlich wieder mal dich treffen musste. Das wäre das klassische Beschweren und Jammern. Wenn du hingegen zu Hause anrufst und darüber informierst, dass dein Zug verspätet ist und du noch nicht genau sagen kannst, wann du ankommst, aber dich emotional nicht als Opfer fühlst und dich so präsentierst, sondern einfach die Info weitergibst, dann ist das kein Beschweren. Den Unterschied erkennst du ganz leicht: Die Frage ist, ob du genervt bist, dich echauffierst, wütend bist etc. oder eben einfach mitteilst, was los ist. Deswegen ist die Verspätung trotzdem nicht toll, aber du spürst den Unterschied: Im einen Fall bist du relaxt und im anderen Fall mies drauf. Ich nehme mir auf Reisen immer ein Buch und meist ein oder zwei

Filme mit. Das hat sich für mich echt bewährt. Ich habe für Verspätungen meinen Plan B in der Tasche. Übrigens gilt dies genauso für den Fall, dass dich etwas innerlich sehr aufwühlt. Es kann dann außerordentlich hilfreich sein, mit jemandem darüber zu sprechen. Auch hier gibt es diesen feinen Unterschied: Mache ich es, um das Thema für mich zu sortieren, um vielleicht neue Ideen zu bekommen, wie ich besser damit umgehe, dann ist dies sehr empfehlenswert. Geht es mir jedoch nur darum, dass ich die Person oder den Umstand, der mich gerade so beschäftigt, schlecht mache, dann bin ich wieder mittendrin im Jammern, Beschweren oder Lästern.

Wenn du dich an die Neuroplastizität erinnerst, dann wird dir klar, dass viel Jammern und Beschweren auch dazu führt, die Jammerautobahn im Gehirn auszubauen. Deshalb wirkt diese Challenge tatsächlich, sich mittelfristig nicht mehr so stark runterziehen zu lassen.

Was ist nun meine Empfehlung an dich? Probiere die Challenge unbedingt aus! Mache sie am Anfang ruhig ganz streng. Ich kenne ganz viele, die am Anfang sagten, was für ein Quatsch, jetzt soll ich nicht mal mehr rumjammern dürfen. Alle diejenigen, die sich damit ernsthaft beschäftigt haben, erlebten mit der Zeit eine spannende Veränderung. Sie waren besser drauf, sie hatten mehr Energie und sie erlebten sich viel wirksamer, denn entweder sie änderten die Situation oder die Situation war einfach so wie sie ist. Dann konnten sie sich auf wichtigere Themen konzentrieren, statt über etwas, was sie nicht verändern konnten oder wollten, zu lamentieren.

Mittlerweile kennst du mich ja auch schon, ich bin einfach nicht extrem schwarz oder weiß, deshalb würde ich dir raten, das Konzept generell in dein Leben zu integrieren, aber auch nachsichtig mit dir zu sein. Auch hier gilt die „permission to be human". Wenn du hin und wieder mal lästerst oder mal jammerst, sonst jedoch auf der Gestalterseite deines Lebens bist, dann ist das doch völlig in Ordnung. Entscheide selbst, wie streng du sein willst. Aber mache diese Übung, spiel damit und beobachte zum einen, auf was du anspringst, und lerne dadurch etwas über dich und beobachte zum anderen die positiven Veränderungen über die Zeit für dich.

Abschließend möchte ich dir noch von einem Bereichsleiter berichten, der ein gutes Beispiel dafür ist, was passiert, wenn jemand ständig jammert und sich beschwert. Er berichtete direkt an den Vorstand in einem größeren Unternehmen, war fachlich gut ausgebildet, jedoch immer unzufrieden. Er war dafür bekannt, sich immer wieder darüber aufzuregen, was alles schlecht läuft und wie man es hätte besser machen können. Seine Ideen und Ansätze waren tatsächlich gut, aber er versuchte viel zu wenig, sie strategisch umzusetzen. Er sprach auch immer wieder abfällig über Kollegen und seinen Chef. Als es um die Besetzung einer höherwertigen Stelle ging, kam er nicht zum Zug, was er natürlich auch damit kommentierte, dass die Entscheidungsträger so dilettantisch seien, dass sie sein Potenzial gar nicht sähen. Im Nachhinein wundert es mich, wie lange das gutging. Am Ende trennte sich das Unternehmen von diesem Mann. Ich konnte das damals nur aus der Ferne beobachten, aber ich denke mir oft, was wäre möglich gewesen, wenn er seine Energie und sein Potenzial eingesetzt hätte, um die relevanten Personen für seine tollen Ideen zu gewinnen, statt sich immer nur darüber aufzuregen, wie schlecht alles aus seiner Sicht sei. Das Unternehmen hätte davon stark profitiert, am meisten allerdings er selbst, weil er statt missmutig zu sein voller Elan und Freude bei der Arbeit gewesen wäre. Das Thema hat tatsächlich großen Einfluss auf den persönlichen wie auch den beruflichen Erfolg!

> **Übung**
>
> Mache die 21-Tage-Challenge und behalte das neue Verhalten bei. Du kannst dir ein Armbändchen nehmen und dieses von einem Handgelenk zum anderen wechseln, es geht jedoch auch mit einem kleinen Stein von einer Hosentasche in die andere. Mittlerweile gibt es auch eine App unter dem Suchbegriff „complaint free", die die „beschwerdefreien" Tage mitzählt. Je öfter du immer wieder beim Tag 1 beginnst, umso wunderbarer wird deine Veränderung am Ende sein. Habe Geduld, es ist am Anfang üblich, immer wieder zurückzufallen.

Blättere jetzt zur Haltungsmatrix (Abschn. 3.21) und trage dort ein, wie ausgeprägt du diese Haltung derzeit lebst (mit einem Punkt) und wie stark du diese Haltung in Zukunft ausprägen willst (mit einem Kreuz).

3.10 Exkurs: Maximizing vs. satisfying – wie geht es uns in einem Leben mit immer mehr Wahlmöglichkeiten?

In unserem modernen Leben haben wir immer mehr Wahlmöglichkeiten, egal ob es um eine Berufsausbildung oder den Einkauf einer Marmelade geht. In diesem Exkurs gehen wir der Frage nach, wie sich dies auf unser Glück auswirkt, und vor allem beleuchten wir, wie dies auf unterschiedliche Anspruchstypen wirkt. Denn für dein Lebensgefühl macht es einen großen Unterschied, ob du den Anspruch hast, das Maximum für dich rauszuholen (maximizing) oder ob du zufrieden bist, wenn deine Vorstellung erfüllt ist (satisfying). Lies dazu weiter in den Online-Zusatzinformationen unter Exkurs 4 auf http://extras.springer.com.

3.11 Exkurs: Sei zufrieden und strebe nach mehr!

Viele Menschen denken, dass Zufriedenheit und der deutliche Wunsch besser zu werden sich gegenseitig ausschließen. Das ist jedoch nicht der Fall, weil beides gleichzeitig möglich ist. Diese Haltung lässt viel mehr Lebenszufriedenheit zu. Alle Details dazu findest du in den Online-Zusatzmaterialien unter: Exkurs 5 auf http://extras.springer.com.

3.12 Liebst du dich? – Glaubst du, dass du etwas ganz Besonderes bist?

> Von allen Urteilen, die wir im Leben fällen, ist keines so wichtig wie das, das wir über uns selbst fällen. (Nathaniel Branden)

> Vergiss nie, dich selbst zu lieben. (Søren Kierkegaard)

Das sind wichtige Fragen. Vielleicht zählen diese Fragen sogar zu den entscheidenden Fragen in unserem Leben und interessanterweise stellen sich diese Frage viele Menschen wenig bis gar nicht. In diesem Kapitel soll es nicht um Forschungsergebnisse oder Modelle[24] gehen, stattdessen möchte ich diese persönlichen Fragen mit dir diskutieren und dir neue Perspektiven dazu aufzeigen. Am Ende geht es darum, was du für dich als richtig empfindest und vor allem dies auch zu fühlen.

Lass uns zu Beginn betrachten, auf welche Art und Weise viele Menschen aufwachsen. Das muss nicht auf dich zutreffen, jedoch haben die allermeisten von uns in unterschiedlicher Ausprägung Ähnliches erlebt. Du kannst bei den nächsten Abschnitten überlegen, ob du ähnliche Erfahrungen gemacht hast.

Da gibt es beispielsweise die Erziehung mit der Drohung von Liebesentzug: „Wenn du das nicht machst, hat dich Mami nicht mehr lieb…" Das ist nicht immer so plakativ. Oft ist es unterschwellig. Wenn das Kind oder der Jugendliche etwas tut oder sagt, was die Eltern nicht möchten, dann kann sich der Liebesentzug auch durch verletzende Worte, durch ein Nicht-mehr-mit-dir-Sprechen oder dadurch zeigen, dass man dir andere Dinge nicht mehr gibt.

In der Schule wird uns ganz oft gesagt, was wir nicht können. Im Diktat wird beispielsweise nicht die Anzahl der richtigen Wörter gezählt, sondern es werden die Fehler angestrichen. Oft geht es mehr darum, wo wir unsere Schwächen haben und wie wir daran arbeiten können. Der Fokus liegt auf unseren Schwächen und nicht auf unseren Stärken.

Daneben erleben Menschen Beschimpfungen in unterschiedlichem Umfang. Das können Geschwister, Eltern, Lehrer, Mitschüler, Arbeitskollegen sein. Da können Sprüche fallen wie: „Wenn du zu blöd bist, dann lass es einfach", „was bitte hast du denn dazu zu sagen?" oder „Du hast ja von gar nichts eine Ahnung."

Die Medien erzählen uns von supererfolgreichen Menschen, jedoch ganz selten über deren oft schwierigen Weg dahin, über deren Scheitern und die vielen Misserfolge, bevor sich der Erfolg einstellte. Sie zeigen uns wunderschöne Menschen, die durch Bildbearbeitung noch makelloser sind, und zeigen uns das als Ideal. Uns wird vorgegaukelt, dass die erfolgreichen Menschen schon immer so waren. In Wirklichkeit hat jeder klein angefangen, an genau so einer Stelle, an der du heute stehst.

Es gibt noch unzählige weiterer Beispiele – von der schlechten Behandlung durch den Stiefvater bis zum Mobbing in der Schule –, was im Laufe unseres Lebens auf unser Selbstwertgefühl einwirken kann. Jeder von uns hat seine eigenen Erfahrungen dazu gemacht. Mir ist an den beispielhaften Aufzählungen wichtig, dass du erkennen kannst, wie viele Einflüsse von außen im Leben der meisten Menschen vorhanden sind, die einen heranwachsenden Menschen zur Schlussfolgerungen kommen lassen können, nicht wertvoll zu sein.

Jeder Mensch geht auf seine Weise mit all diesen Themen um. Ich entwickelte im Laufe meiner Schulzeit und während meines Studiums einen großen Ehrgeiz und erreichte gute Noten. Ein guter Teil der Motivation kam jedoch daher, dass ich mir und anderen beweisen wollte, dass ich was kann und gut bin. Manche sind ein Leben lang getrieben, immer zeigen zu müssen, dass sie „wer sind". Andere gehen mit einem geringen Selbstwertgefühl durchs Leben und andere konnten eine gesunde Selbstliebe entwickeln.

Viele Menschen entwickeln in diesem Prozess Masken, mit denen sie durchs Leben gehen. Obwohl die Masken ihnen aus ihrer Sicht helfen, nicht mehr angreifbar zu sein, wirken sie manchmal eher abstoßend. Meine Erfahrung war immer wieder, dass dann, wenn die Masken abgelegt werden und wir die wahren Menschen dahinter sehen können, alle gleich sind, alle „schön" werden und keine Konkurrenz mehr spürbar ist, stattdessen entsteht ein tiefes Gefühl von Verbundenheit.

Mir geht es hier nicht darum, irgendetwas zu bewerten. Ich möchte auch nicht die Personen, die nicht gut mit uns umgingen, schlecht aussehen lassen. Sie konnten sich in den Situationen aufgrund ihrer eigenen Persönlichkeit und ihren ähnlichen Erfahrungen nicht anders verhalten. Mir geht es nur darum, dir zu zeigen, was alles im Laufe deines Lebens von außen auf dich zugekommen ist. Ich habe hier die negative Seite herausgenommen, natürlich gibt es auch die positive Seite. Jeder hat auch hierzu seine Erfahrungen gemacht.

Lass uns auch die positive Seite betrachten: Fühle mal in dich hinein, wenn du dir vorstellst, deine Eltern hätten dir immer wieder vermittelt: „Ich liebe dich genau so, wie du bist, mit allem, was dich ausmacht. Du bist einzigartig, du bist so, wie du bist, etwas ganz Besonderes. Ich werde dich immer lieben und ich freue mich, wenn du deine Einzigartigkeit im Leben zum Ausdruck bringst!" Wie fühlt sich das für dich an? Die meisten von uns haben solche Sätze nie gehört, dennoch kannst du dauerhafte, gesunde und tiefe Selbstliebe erreichen.

Dazu möchte ich dir neue Sichtweisen zur Verfügung zu stellen, die deine Sicht auf dich und damit dein Leben verändern können. Mein Tipp an dich ist, nicht einfach so drüberzulesen, sondern wirklich nach jedem Abschnitt zu überlegen, wie du darüber denkst und ob meine Perspektive für dich sinnvoll ist oder nicht.

Dein Wert hat nichts mit Stärken und Schwächen zu tun
Ich gebe dir ein plakatives Beispiel: Stell dir vor, du hast eine Behinderung, kannst nicht laufen und bist auf den Rollstuhl angewiesen. Dann ist Laufen eine klare Schwäche. Bist du deshalb weniger wert? Natürlich nicht. Trotzdem denken wir häufig in dieser Richtung: „Ich bin schlecht in Mathe, also bin ich schlecht und wenig wertvoll."

Jeder Mensch ist eine individuelle Komposition aus Stärken und Schwächen (manchmal reden wir uns sogar Schwächen im Rahmen einer selbsterfüllenden Prophezeiung selber ein, das ist jedoch ein anderes Thema). Wir sehen die Schwächen und schließen auf den Wert. Das ist jedoch ein Fehlschluss. **Schwächen mindern nicht deinen Wert. Deine Individualität, deine einzigartige Ausprägung ist das Besondere und deshalb bist du so, wie du bist, wertvoll.**

Alles, was du erfahren hast, ist außen und betrifft nicht deinen Kern
Alle Beispiele oben kommen von außen und sagen mehr über denjenigen aus, der sie gesagt hat, als über dich. Stell dir mal vor, du wärst in eine Familie und in eine Umgebung geboren worden, die immer positiv und

aufbauend mit dir umgegangen wäre. Vielleicht würdest du heute komplett anders über dich denken. Die entscheidende Erkenntnis ist dabei, dein Kern und dein Wert sind unabhängig von den Rückmeldungen, die du dein Leben lang über dich gehört hast. In einer anderen Umgebung hättest du eine ganz andere Rückmeldung erhalten. Was ist nun richtig? Was zählen dann die Rückmeldungen? Es zählt am Ende nur dein Kern, deine Individualität, deine Einzigartigkeit und du entscheidest, was du daraus machst. Das ist alles. **Dein Kern ist wertvoll.**

Wertvolle Menschen können Dinge tun, die nicht in Ordnung sind
Es gibt einen großen Unterschied zwischen unserem Kern und dem, was wir tun. Vielleicht hast du Dinge getan, für die du dich schämst, die du bereust und für die du dich verurteilst. Du machst dich deshalb selber schlecht. Es gibt jedoch diesen großen Unterschied. Unsere Handlungen können nicht in Ordnung sein, trotzdem bleiben unsere Einzigartigkeit, unsere Besonderheit und unser Wert. Wenn du dir Selbstvorwürfe machst, dann kann der Abschnitt Vergebung (siehe Abschn. 4.1.4) für dich sehr wichtig sein. Hilfreich ist sicher, wenn du dich mit dir aussöhnen kannst – je nach Ausprägung vielleicht auch durch die Hilfe von außen. Entscheidend ist letztlich, was du in Zukunft tust. Hierbei wird es dir viel besser gelingen, deine Einzigartigkeit zum Wohle anderer auszudrücken, wenn du spürst, dass dein Wert unverändert hoch ist. **Jeder Mensch ist einzigartig und wertvoll.**

Du bist wertvoll, so wie du bist, dein Wert bemisst sich nicht daran, wieviel Geld du verdienst
Oft verwechseln wir in unserer Gesellschaft den Wert eines Menschen mit seiner Möglichkeit viel Geld zu verdienen. Wer ist aus deiner Sicht wertvoller? Die Frau in Afrika, die in einer Wellblechhütte lebt, sich liebevoll um ihre Kinder kümmert, ihnen Geborgenheit und Zutrauen ins Leben gibt und gerade so viel hat, um zu überleben, oder der Investmentbanker, der jedes Jahr Millionen verdient? Merkst du, wie schräg unsere Vorstellungen oft sind? Es gibt viele Hersteller, die uns Luxusgüter und Statussymbole verkaufen, weil wir diesem Fehlschluss unterliegen und glauben, dass wir unseren Wert steigern können, wenn wir diese Artikel den anderen Menschen zeigen. Hast du das schon einmal so klar gesehen? Du bist wertvoll. **Dein Wert ist unveränderlich, egal, ob du reich oder arm bist, egal, ob du viel oder wenig verdienst.**

Es geht darum, deiner Einzigartigkeit Ausdruck zu verleihen und nicht darum zu kämpfen
Das ist noch eine der neuen Sichtweisen, die ich dir gerne zur Verfügung stellen möchte. Viele Menschen ticken so, dass sie besser, schneller, reicher sein wollen als die anderen. Für sie ist das Leben oft ein Kampf. Wenn sie gewinnen und die anderen verlieren, dann glauben sie besser und damit wertvoller zu sein. Jeder darf und soll sein Leben so definieren, wie er meint, dass es für ihn richtig ist. Ich möchte dich zu einer neuen Sichtweise einladen. Für mich geht es im Leben nicht darum, besser als ein anderer zu sein. Für mich geht es darum, meine Einzigartigkeit zu leben. Wichtig ist mir, das, was mich als Mensch ausmacht, zu zeigen und das, was ich gut kann, zu nutzen, damit andere einen Gewinn haben. Das ist eine ganz andere Perspektive auf das Leben: Es geht nicht mehr darum, das Leben als Schlachtfeld zu begreifen, auf dem ich kämpfen und gewinnen muss, sondern das Leben wird eine Gemeinschaft, in die jeder seine Möglichkeiten einbringt, um für andere unterstützend und hilfreich zu sein. Auch in einzelnen innovativen Unternehmen beobachte ich erste Ansätze, ihre Haltung und ihren Marktauftritt so zu verändern. Das ist sicher eine radikal andere Perspektive, die gerade dann, wenn du jahrzehntelang gekämpft hast, sehr gewöhnungsbedürftig klingt. Wie wir bei den unbewussten Glaubenssätzen und auch im Kap. 2 gesehen haben, erschaffen wir selber unsere Realität. Insofern lohnt es sich, immer mal wieder einen ganz anderen Blick zu wählen. Der Lohn der neuen Perspektive ist, dass der Kampf aufhört und ein Leben voller Selbstausdruck beginnt. Das ist ein Traum, der Realität wird. Diese neue Sichtweise beinhaltet auch, dass jeder wertvoll ist. Es geht nicht mehr darum, über einem anderen zu stehen oder besser zu sein, sondern mit dem anderen auf gleicher Ebene etwas Sinnvolles zu tun, vielleicht etwas, was die Gemeinschaft unterstützt oder anderen hilft. Hierfür bringt jeder sein individuelles Stärken- und Schwächenprofil ein und **bringt seine Einzigartigkeit zum Ausdruck.**

Der Wert eines Menschen bemisst sich nicht durch sein Aussehen
Stell dir einen schlanken Mann vor. Nehme wir an, es vergeht einige Zeit und er hat nun einen dicken Bauch. Ist er jetzt weniger wert? Ist jemand, der nicht einem Schönheitsideal entspricht, weniger wert? Natürlich nicht! Zusätzlich sind die Ideale auch noch kulturabhängig. Ist weiße oder gebräunte Haut schöner? Schlank oder füllig attraktiver? Das alles sind Äußerlichkeiten.

Die Äußerlichkeiten haben nichts mit dem wirklichen Wert des Menschen zu tun. Trotzdem werten sich ganz viele Menschen ab, weil ihnen bestimmte Teile ihres Körpers nicht gefallen. Dies hat nichts mit ihrem Wert zu tun. Aus der Forschung wissen wir, dass auch Schönheitsoperationen nicht dauerhaft zum Glück beitragen[25]. **Es sind einfach nur Äußerlichkeiten. Du bist unabhängig davon wertvoll.**

Wir haben das Thema Selbstwert von ganz unterschiedlichen Seiten beleuchtet und ich hoffe, für dich waren spannende neue Erkenntnisse dabei. Letztlich geht es um das Selbstwert**gefühl** und um die Eingangsfrage: Liebst du dich? Es geht um unser Gefühl zu uns selbst. Dazu möchte ich dir eine Übung vorschlagen, die vielleicht eine gute Abkürzung hin zu deiner eigenen Selbstliebe sein kann.

Übung

In der Übung geht es darum, deinen wahren Kern und deinen Wert für dich zu fühlen.

Gehe an einen ungestörten Ort. Setze oder lege dich hin und mache es dir bequem. Schließe die Augen und atme mehrmals ganz tief durch. Fühle deinen Körper, gehe alle Regionen von den Zehen über die Füße, die Beine, das Becken, den Rumpf und die Arme über den Hals bis zum Kopf durch. Es gibt kein Richtig oder Falsch, spüre einfach deinen Körper, komme ganz an und zur Ruhe.

Wenn du dich ruhig und angenehm fühlst, dann denke noch einmal an all das, was wir hier besprochen haben. Denke an die vielen Bewertungen von außen, durch die du deinen Wert bislang bemessen hast. Du wusstest es bislang auch nicht anders. Es waren nur diese Bewertungen vorhanden. Halte dir noch einmal vor Augen, dass diese Bewertungen von außen etwas über die Personen aussagen, die sie getroffen hat, statt wirklich etwas über deinen Kern. Die Aussagen sind relativ. In einer anderen Umgebung hättest du ganz andere Bewertungen erhalten.

Lass alle diese Bewertungen in den Hintergrund treten, alles, was je zu dir gesagt wurde. Sie gehören zu deinem Leben, aber du darfst sie jetzt zur Seite stellen, weil sie ohnehin nicht deinen Kern betreffen und nur relativ sind.

Fühle dann deinen Kern, das, was dich ausmacht. Gehe ganz ins Fühlen, du brauchst nichts dabei zu denken. Fühle folgende Sätze, ob sie für dich stimmig sind:

- Ich bin einzigartig, mich gibt es nur einmal.
- Ich bin die nur einmal vorhandene Mischung meiner Stärken und Schwächen und dem, was mir am Herzen liegt.
- So, wie ich bin, bin ich einzigartig und etwas Besonderes.
- Ich darf genau so sein, wie ich bin. Und so, wie ich bin, bin ich ganz in Ordnung.
- Ich bin wertvoll.
- Ich bin großartig.

Spüre den Sätzen nach. Das kann sehr emotional sein, das ist völlig in Ordnung. Manche fühlen erstmal nicht viel dabei. Bei manchen Menschen fühlt es sich dagegen an wie „heimkommen". Unserem Verstand wird mit der Zeit klar, dass jeder von uns wertvoll ist, einfach weil er ist. Das kann diese Übung fühlbar und erfahrbar für dich machen.

Blättere jetzt zur Haltungsmatrix (Abschn. 3.21) und trage dort ein, wie ausgeprägt du diese Haltung derzeit lebst (mit einem Punkt) und wie stark du diese Haltung in Zukunft ausprägen willst (mit einem Kreuz).

3.13 Deine Emotionen kommen nicht von außen, von anderen, sondern aus dir

> Es ist unmöglich, jemandem ein Ärgernis zu geben, wenn er's nicht nehmen will. (Friedrich von Schlegel)

Diese Erkenntnis war für mich sehr beeindruckend. Sie gibt mir oft viel bessere Möglichkeiten mit einer Situation umzugehen. Lass uns dazu tiefer eintauchen und ich erzähle dir eine für mich lustige Geschichte. Es war an Silvester: Meine Frau und ich waren im Auto auf dem Weg zu einer Silvesterparty mit Freunden und auf der Fahrt rief ich meine Mama an, um ihr einen „guten Rutsch" zu wünschen. Wir erzählten, was wir machen, und dann kam der Satz meiner Mama an mich: „Aber schau nicht so tief ins Glas!" Ich war über 40, sie über 80. Wie wäre es dir in der Situation gegangen? Hättest du dich geärgert, dass sich deine Mutter in dein Leben einmischt und dich wie ein kleines Kind behandelt?

Bei mir war die Reaktion anders. Ich stellte kurz das Mikro stumm und sagte zu meiner Frau: „Süß, oder?" Ich bin als fünftes Kind aufgewachsen und hatte ganz viele Freiheiten, meine Mutter hat mich nie versucht einzuengen und ich habe eine sehr gute Beziehung zu ihr. Ich trinke zwar in Gesellschaft mal Alkohol, jedoch wirklich extrem selten mal zu viel. Zudem war die Wortwahl für sie völlig ungewöhnlich. Vor diesem entspannten Hintergrund fand ich es einfach nur nett, wie sie sich Gedanken um mich machte.

Ich habe auch eine nette Schwiegermutter. Aber nehmen wir mal für dieses Beispiel an, ich hätte ein kritisches Verhältnis zu meiner Schwiegermutter. Jetzt kommt es: Stell dir die exakt gleiche Situation vor und meine Schwiegermutter hätte exakt das Gleiche zu mir gesagt, dann wäre meine Reaktion völlig anders gewesen. Ich hätte mich geärgert und mindestens gesagt, dass ich das doch ganz gut alleine entscheiden kann. Gefühlt wäre es dann eine Einmischung in meine Selbstbestimmtheit gewesen.

Was ich dir an diesem Beispiel aufzeigen möchte ist, dass die Emotion erst in uns entsteht und nicht von außen kommt. Es kann in zwei Situationen das exakt Gleiche passieren und gesagt werden, die Emotion dazu kann jedoch völlig unterschiedlich sein, je nach unserer Bewertung.

Damit Emotion entsteht, braucht es eine Resonanz in dir, sonst passiert nichts, sonst ist die Situation einfach für dich neutral. Bei meiner Mutter ist es so, dass ich weiß, dass sie mir nichts vorschreiben will. Deshalb nahm ich in der Situation das Kümmern und Sorgen um ihren Sohn wahr und das klingt vielleicht theatralisch, aber am Ende ist es Mutterliebe. In dieser Interpretation fand ich es einfach nett und schön. Eine völlig konträre Interpretation wäre auch möglich: „Sie mischt sich schon wieder in mein Leben ein. Ich bin doch nun wirklich kein Kind mehr. Immer will sie mir etwas vorschreiben…" Bei dieser Interpretation würden Ärger und Wut entstehen.

Wir verwechseln hierbei jedoch in der Regel, wo die wirkliche Ursache steckt. Wir sagen „Du machst mich wütend!" Dabei übersehen wir, dass wir Prozesse in unserem Inneren brauchen, um wütend zu werden. Die Ursache ist in uns, weil wir in Resonanz gehen. Deshalb darfst du natürlich weiter wütend werden. Aber es macht einen Unterschied, ob wir meinen, der andere ist die Ursache, oder ob wir wissen, dass es die Resonanz in uns braucht und gibt. Dadurch können wir uns Situationen neu vor Augen führen und viel über uns lernen. Am Ende ist unser Gewinn, dass wir mit vielen Erlebnissen des Alltags viel entspannter umgehen können, weil wir uns selbst viel besser kennen und wissen, was gerade passiert.

In der Psychologie gibt es ein sehr einfaches Modell[26] dazu:

Die ABC-Theorie[27]
Die ABC-Theorie geht auf den Psychologen und Psychotherapeuten Albert Ellis zurück. Er war einer der Pioniere der heutigen Verhaltenstherapie (Abb. 3.3).

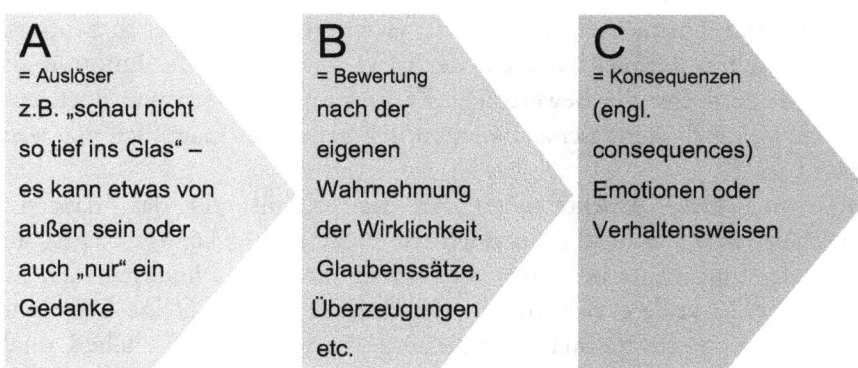

Abb. 3.3 Die ABC-Theorie nach Albert Ellis

Nach allem, was wir schon besprochen haben, kannst du das Modell einfach nachvollziehen. A[28] steht für Auslöser: Jemand sagt etwas, du nimmst etwas wahr oder es kann ein Gedanke sein. Dann kommt der B-Schritt, die Bewertung. Es ist unsere innere Stimme, die wir aus dem Wahrnehmungskreislauf am Anfang dieses Buches kennen. Hier spielen massiv unsere Glaubenssätze, unsere Überzeugungen, unser Selbstwert und unser Selbstverständnis eine Rolle. Dieser Schritt ist der entscheidende Schritt für die Emotion. Im B-Schritt lösen wir die dazu passende Emotion aus, die sich im letzten Schritt C als Konsequenz zeigt und auch ein entsprechendes Verhalten auslösen kann.

Typischerweise lassen wir den „B-Schritt" in unserer Betrachtung völlig aus. Auch hier gibt es kein Richtig oder Falsch. Ist es „Mutterliebe" oder „dominieren wollen"? Wissen wir es wirklich? Dieses Modell erklärt dir, warum Menschen auf die exakt gleiche Situation völlig anders reagieren. Der eine ist völlig beleidigt und der andere findet es lustig. Bestimmt hast du auch schon die Situation erlebt, dass jemand einen in seinen Augen harmlosen Spaß macht und ein anderer daraufhin extrem beleidigt ist. Hier ist ebenfalls B, die Bewertung, am Werk.

Mir geht es darum, dass die meisten Menschen glauben, dass ihre Emotion durch die Außenwelt verursacht wird: „Ich bin richtig sauer, **weil du** mich 10 Minuten hast warten lassen!", „Ich bin total berührt über deine netten Worte und den Blumenstrauß, wow!" oder „Ist dir das heute auch aufgefallen: Als der Chef sagte, wie toll unsere Ergebnisse sind, hat er immer Lisa angesehen. Uns beide hat er nicht einmal eines Blickes gewürdigt. Das nervt mich. Wir haben mindestens genauso gute Ergebnisse, ich könnte mich da so aufregen…"

Ich bin nicht sauer, weil der andere zu spät kommt, sondern weil ich mich beispielsweise nicht wertgeschätzt fühle. Im ABC-Modell bewerte ich in B: „Ich bin ihm nicht wichtig, das ist jetzt vertane Zeit, hier rumzustehen etc." Im letzten Beispiel hat nicht der Chef unmittelbar die Emotion ausgelöst, sondern erst die Bewertung: „Er lobt nur Lisa. Ich war doch auch gut. Ich will auch wertgeschätzt werden. Ich glaube, er mag mich viel weniger als Lisa."

Lass uns diese Aspekte noch vertiefen. Kennst du das, dass dich Menschen, auch solche die du noch gar nicht richtig kennst, richtig aufregen oder umgekehrt berühren oder du sie interessant findest? Auch hier ist es nicht der andere, der „doof" oder „interessant" ist. Deine Emotionen entstehen erst, wenn Resonanz bei dir ausgelöst wird. Die wirkliche Ursache ist immer in dir, für alle positiven wie negativen Emotionen. Wenn nichts in dir in Resonanz geht, dann bleibt eine Person oder eine Situation einfach neutral. Es ist auch nicht immer ganz leicht, sofort zu verstehen, was die

Ursache ist. Aber die Regel gilt immer: **Emotionen entstehen dann, wenn du in Resonanz mit jemandem oder etwas gehst. Es muss etwas in dir geben, sonst hättest du eine neutrale Haltung.**

Diese Erkenntnis ermöglicht dir einen völlig neuen Blick. Statt bisher nur festzustellen, dass jemand toll oder unmöglich ist, kannst du jetzt fragen: „Was ist das in mir, was mich in Resonanz gehen lässt?" **Der andere ist ein Spiegel, in dem du etwas von dir sehen kannst.**

Lass dir ein Beispiel von mir erzählen: Ich erlebte z. B. einen Typen auf einer Party. Er war total „auf Sendung", stand oft im Mittelpunkt, wusste zu allem etwas zu erzählen und ich fand ihn angeberhaft und darüber hinaus überhaupt nicht authentisch, sondern das Verhalten aufgesetzt. Mir war er überhaupt nicht sympathisch. Jetzt könnte ich das einfach so stehen lassen und vielleicht mit anderen anfangen, über ihn zu lästern. Dumm nur, dass ich eben genau wusste, dass nicht er für meine Emotion und Einschätzung verantwortlich war, sondern meine Resonanz auf ihn. Da gab es gleich zwei Bereiche, die mir sofort einfielen: Ich war auch ganz lange Zeit nicht authentisch. Ich hatte mich durch eine Maske geschützt und mich toll dargestellt. Zum anderen mag ich es, positiv im Mittelpunkt zu stehen, ich bin zwar nicht richtig schüchtern, aber doch eher zurückhaltend als forsch. Genau diese beiden Themen triggerte er in mir an: stellt sich in den Mittelpunkt (was ich insgeheim auch wollte) und ist dabei nicht mal authentisch (daran arbeitete ich damals an mir). Ich merkte, dass nicht er das Thema war, sondern ich. Das machte mich dann wieder neugierig auf ihn. Also klinkte ich mich in seine Unterhaltung ein und wir hatten am Ende einen echt lustigen Abend. Ich bin sehr dankbar für den Abend und diese Erfahrung, weil ich für mich viel lernen konnte: Dadurch, dass ich die Ursache für die zuerst fehlende Sympathie klar bei mir sehen konnte und nicht bei ihm, konnte ich neugierig und unvoreingenommen auf ihn zugehen. Weil ich dann sehen konnte, dass er eben auch nur ein Mensch mit seinen Stärken und Schwächen war („permisson to be human") und diese auslebte, entstand Sympathie und wir hatten Spaß.

Erkennst du den Unterschied? Hätte ich einfach gesagt „Der Angebertyp nervt!", dann wäre das alles nicht passiert und im schlechtesten Fall hätte ich einen verdrießlichen Abend gehabt.

Es ist nicht immer so leicht zu erkennen, warum wir in Resonanz gehen. Aber es ist unglaublich spannend, dem Thema in sich nachzugehen. Da kann sehr viel mitschwingen. Häufig spielen Fragen unterbewusst eine Rolle wie „Fühle ich mich wertvoll? Wie haben mich Vater und Mutter behandelt? Was sind meine Stärken und Schwächen?" Du lernst dich selbst dadurch besser kennen und kannst mit solchen Menschen viel besser umgehen. Manchmal dauert es, bis es dir dämmert, warum du so reagierst. Das ist völlig normal. Je mehr du in dieser Weise auf Themen schaust, umso eher erkennst du deine Muster.

Manchmal fragen mich Menschen, ob sie denn dann überhaupt noch sauer oder wütend sein dürfen. Dazu gilt klar „permission to be human". Natürlich darfst du wütend, sauer, traurig (oder natürlich entzückt und glücklich) sein. Du sollst sogar die Emotion voll fühlen. Du hast aber mit dem Wahrnehmungskreislauf (siehe Abb. 2.11) alle Bausteine vor Augen. A, der Auslöser ist in dem Kreislauf die Außenwelt, B ist dabei die innere Stimme, die bewertet, und C ist das daraus resultierende Gefühl und Verhalten. Gefühl und Verhalten sind übrigens zwei unterschiedliche Bausteine. Während du das Gefühl ganz fühlen sollst, um zu wissen, wie es dir geht und um zu spüren, was bei dir passiert, solltest du dein Verhalten bewusst steuern. Also spüre z. B. ganz, dass du extrem wütend wirst, steuere jedoch dein Verhalten, sodass es für dich hilfreich und der Situation angemessen ist.

Mit dem Wissen um diese Prozesse hast du einen neuen Blick auf dich und eine viel bessere Möglichkeit zur Selbstreflexion. Du bist nun nicht mehr in einem Automatismus, in dem ein anderer vermeintlich deine Gefühle und dein Verhalten auslöst. Stattdessen kannst du bewusst entscheiden, wie du dich verhältst. Du kannst dich hinterfragen. Vielleicht liegst du mit deinen Einschätzungen bzw. deiner Bewertung komplett daneben oder andere Themen triggern dich an, was sehr häufig vorkommt. Vor allem kannst du bestimmen, wie du reagierst, und am Ende auch, wie du über die Situation denkst. Das ist dein großer Vorteil.

Was kannst du nun aus diesem Abschnitt für dich mitnehmen?

- Die Wahrnehmung des Auslösers A kann falsch sein, genauso wie die Bewertung in B.
- Die wirkliche Ursache aller Emotionen liegt in dir (Schritt B).
- Dies zu verstehen, bringt eine neue Perspektive in dein Leben. Du kannst dich besser kennenlernen und du erhältst eine neue Freiheit, denn du entscheidest, wie du mit A umgehst, nicht mehr A löst automatisiert in dir etwas aus.

> **Reflexionsfragen**
> - Suche in deinem Leben konkrete Beispiele für das ABC-Modell von Ellis. Wenn du mit anderen Menschen zusammen bist, läuft dieses Schema oft ab. Wenn du dich schwertust, Beispiele zu finden, dann nimm dir immer die Situation, in der in dir Gefühle (Wut, Ärger, Freude, Angst etc.) geweckt werden. Dann kannst du sicher sein, dass du gerade den ABC-Prozess durchlaufen hast.

- Kennst du „Missverständnisse", in denen jemand sauer oder enttäuscht auf dich war, weil er von anderen Voraussetzungen ausging (B-Schritt)?
- Beobachte deine Emotionen. Achte darauf, was im B-Schritt abläuft. Was kannst du daraus über dich lernen?
- Was hat die Resonanz ausgelöst? Was waren die „Knöpfe" bei dir? Was spiegelt dir der andere wider? Es können z. B. deine Werte und Haltungen sein, die ein anderer verletzt. Es können nicht ausgelebte Persönlichkeitsaspekte sein. Vielleicht willst du gerne im Mittelpunkt stehen, gestehst dir das jedoch nicht ein. Wenn es dann ein anderer tut, löst das Resonanz in dir aus.

Der Schlüssel dieser Haltung für ein glücklicheres Leben liegt darin, dass du dir dieses Prozesses bewusst bist und das Steuer deines Lebens wieder fest in der Hand hast. Nicht der andere ärgert dich, sondern es gibt einen Resonanzboden in dir. Du kannst dann entscheiden, ob du auf etwas anspringst, das in Wirklichkeit nur in dir ist. Dann kannst du dich mit „permisson to be human" lächelnd über deine Erkenntnis bedanken und alles ist gut. Vielleicht ist es auch so, dass du anspringst, weil Handlungen erforderlich sind. Es könnte beispielsweise sein, dass es wichtig ist, eine klare Grenze jemand gegenüber zu setzen. Dann kannst du reflektiert und bewusst entscheiden zu handeln und deine Emotion wird dir hierfür die Energie und den nötigen Nachdruck geben.

Blättere jetzt zur Haltungsmatrix (Abschn. 3.21) und trage dort ein, wie ausgeprägt du diese Haltung derzeit lebst (mit einem Punkt) und wie stark du diese Haltung in Zukunft ausprägen willst (mit einem Kreuz).

3.14 Fühle statt verdränge – Gefühle voll leben

Wir hatten dieses Thema in Abschn. 3.1 unter „permission to be human" schon einmal gestreift. Ich hatte dir von Tal Ben-Shahar erzählt und seinem schönen Bild, dass alle Emotionen durch die gleiche Pipeline fließen. Verstopfst du die Pipeline für die negativen Emotionen, dann kommen die positiven auch nicht mehr richtig durch.

Die heutige Lebensweise lädt dazu ein, uns von negativen Emotionen schnell abzulenken. Dazu gibt es vielfältige Möglichkeiten, beginnend über soziale Netzwerke, Medien bis hin zu Süchten. In diesem Kapitel geht es um unsere Haltung zu unseren Gefühlen und vor allem zu den negativen Emotionen. Du wirst vielleicht erstaunt feststellen, dass diese für uns sehr nützlich sein können. Deshalb kann dieses Kapitel für dich lebensverändernd sein.

Lass uns allgemein beginnen: Alle Emotionen, die du fühlst, sind richtig und echt. Sie dürfen da sein. Ganz viele Menschen drücken die unangenehmen Emotionen weg. Im Folgenden wirst du sehen, wieviel du von deinen Emotionen profitieren kannst und um wieviel lebendiger dein Leben wird, wenn du alle Emotionen zulässt. Wenn du jemand bist, der bestimmte Emotionen lieber nicht fühlt, dann klingt das für dich vielleicht befremdlich oder unglaublich. Aber lass uns das mal der Reihe nach ansehen.

Warum haben wir eigentlich Emotionen?
Für was sollen Wut, Angst und Trauer gut sein? Liebe, Freude, Begeisterung und Dankbarkeit, das sind Gefühle, die wir mögen. Aber wozu die negativen Gefühle? In unserer Evolutionsgeschichte wurden diese schon sehr früh angelegt. Sie sind entscheidend für unser Überleben und helfen uns dabei ein besseres Leben zu erreichen und uns weiterzuentwickeln. Dazu müssen wir sie ernst nehmen.

Lass uns das einmal an ein paar Beispielen verdeutlichen. Stell dir einen unserer Urvorfahren vor, wenn dieser einen steilen Berg überquert. Angst ist eine extrem wichtige Emotion, um ihn vor Fehltritten zu bewahren und seine ganze Aufmerksamkeit auf den Weg zu richten. Wenn dann unser Urvorfahre plötzlich auf ein gefährliches Tier trifft, dann ist Angst ebenfalls wiederum sehr wichtig. Seine Aufmerksamkeit konzentriert sich komplett auf die Situation. Sein Körper fährt unmittelbar alle Überlebenssysteme hoch. Blutdruck, Herzfrequenz etc. steigen sofort und er ist bereit für Flucht oder Kampf und das hilft beim Überleben. Mit diesen Reaktionen haben unsere Urvorfahren überlebt. Diese Gene tragen wir in uns.

Das leuchtet ein. Was ist aber in der heutigen Zeit damit? Stell dir vor, du hast im Büro einen Kollegen, der dich ständig herablassend behandelt und dir dabei auch noch Arbeiten aufdrücken will, die er ungern macht. Du spürst Wut in dir. Wozu soll das gut sein? Viele Menschen unterdrücken solche Gefühle. Eine wichtige Ursache ist dabei unsere Erziehung, denn viele von uns haben gehört, dass diese Emotionen falsch sind oder dass du ein schlechter Mensch bist, wenn du z. B. wütend bist.

Jetzt kommt eine wirklich wichtige Einsicht: **Deine Gefühle sind immer richtig und echt, denn du fühlst sie.** Deine Gefühle können nie falsch sein. Das, was du fühlst, ist dein Gefühl. Punkt. Nichts ist echter als dieses und du kannst es einfach so nehmen, wie es ist. Lass dich nicht von anerzogenen Glaubenssätzen wie z. B. „Wenn du ein guter Mensch sein willst, darfst du nicht wütend sein" ins Bockshorn jagen. Das ist eine erste wichtige Erkenntnis: Was du fühlst, ist echt. Es reicht, dass du es fühlst. Und genau das sollst du auch fühlen, warum hätte es die Natur sonst so angelegt? Es bedarf keines weiteren Beweises, sondern wenn das Gefühl da ist, dann ist es da. Im letzten Abschnitt haben wir an dem ABC-Modell von Albert Ellis gesehen, dass etwas in dir da ist, was zu diesem Gefühl geführt hat. Lass dir also nie von jemand anderem erzählen, dass dein Gefühl falsch ist.

Jetzt kommt jedoch eine ganz wichtige Erweiterung: Das Gefühl, das echt ist, basiert auf deiner Bewertung und deiner Wahrnehmung. Von diesen beiden weißt du inzwischen, wie konstruiert sie sein können und wie wichtig es ist, sie zu überprüfen. Dazu kommen wir später noch.

Ein weiterer wichtiger Aspekt ist, dass das Gefühl immer richtig ist, jedoch ein Verhalten daraus evtl. nicht in Ordnung sein kann. Lass uns das mit dem Kollegen verdeutlichen. Wenn du gleich mit der nächstbesten Schere auf deinen Kollegen losgehst, dann wäre das sicher nicht in Ordnung. Wie kann dir die Wut nun in dem Beispiel helfen? Die Emotion Wut ist ein Botschafter für dich, der dir in dem Beispiel vielleicht sagt: „Hier stimmt etwas nicht. Dein Selbstwertgefühl wird angegriffen, deine Grenzen werden verletzt. Du wirst schlecht behandelt und ich gebe dir die Energie, das abzustellen!" Die Wut mobilisiert dich zum Kampf. Hier ist das nicht nur im körperlichen Sinne gemeint. Natürlich geht es auch darum, dich angemessen und ethisch vertretbar zu verhalten. Wenn dich dein Kollege wirklich schlecht behandelt, dann hilft dir das Gefühl der Wut jedoch, dich zu wehren und klare Grenzen zu setzen.

Ich selbst bin ein sehr ausgeglichener Mensch und springe von meiner Persönlichkeit her nicht schnell auf irgendwelche Provokationen an. Ich habe jedoch immer wieder erlebt, dass ich dann z. B. Grenzen setzen konnte, wenn meine Emotion dazukam. Bei mir äußert sich das gar nicht darin, dass ich laut oder verletzend werde, sondern im Tonfall, der sehr klar und bestimmt wird, im Blick und in der Gestik. Das kann ich auch nicht spielen, sondern mein innerer Ärger baut das automatisch auf. Wenn ich so deutlich mache, dass es jetzt reicht und zwar genau jetzt und ich kein solches Verhalten beim anderen mehr erleben will und erleben werde, dann bin ich oft überrascht, wie schnell sich die Situation klärt. Wut ist sicher keine liebliche Emotion, jedoch erkennst du daran, wie hilfreich sie ist, wenn wir sie ernst nehmen. Sie schützt uns und gibt uns dafür die notwendige Energie. In dem Beispiel mit dem Kollegen führt deine Wut dazu, dass du Grenzen setzen kannst.

Du kannst daran erkennen, dass auch eine vermeintlich negative Emotion wie Wut wichtig und extrem hilfreich sein kann.

Gefühle sind Botschafter
Jedes Gefühl ist ein Botschafter. Es will dir etwas sagen, was du ernst nehmen sollst. Dieser Botschafter hat nur einen Auftrag, er will seine Botschaft an dich weitergeben. Dann ist er zufrieden und zieht weiter. Wenn wir

jedoch nicht zuhören, dann versucht der Botschafter weiter seinen Auftrag zu erfüllen. Das Zuhören erfolgt dadurch, dass du das Gefühl durchfühlst. Das bedeutet, du fühlst, dass du traurig, wütend, eifersüchtig oder eben auch liebend, freudig, ehrfürchtig, vertraut bist. Die sogenannten negativen Emotionen haben die Botschaft, hier stimmt etwas nicht, schau genauer hin. Die positiven Emotionen tragen die Botschaft, das ist stimmig, weiterführend und wachsend.

Umgang mit den sogenannten negativen Gefühlen
Was hilft dir nun, besser mit deinen negativen Gefühlen umzugehen? Ich habe dazu folgende 3-Schritt-Methode entwickelt, mit der du gut mit den negativen Emotionen umgehen kannst (Tab. 3.2).

Tab. 3.2 3-Schritt-Methode

Schritt 1: Gefühle bewusst wahrnehmen und ganz fühlen	• Im 1. Schritt geht es darum, ein Gefühl ganz bewusst wahrzunehmen und intensiv zu fühlen. Denke noch einmal daran, dass jedes Gefühl für dich richtig ist, sonst wäre es nicht da, und dass jedes Gefühl – wirklich jedes! – auch da sein darf. Es geht darum, es ernst zu nehmen und idealerweise kannst du es sogar willkommen heißen, weil es dir am Ende helfen wird. Wenn du es ganz bewusst gefühlt hast, kannst du dir die Frage stellen: – Was spüre ich? Wo spüre ich es? – Was will mir dieses Gefühl sagen? Was ist die Botschaft?
	• Wenn es dir möglich ist, bedanke dich bei dem Gefühl, bei dem Botschafter. Manchmal ist die Botschaft nicht eindeutig oder gleich erkennbar. Es kann auch sein, dass du beispielsweise genervt oder frustriert bist, ohne genau zu wissen warum. Dann ist das auch in Ordnung. „Permission to be human" – dann hast du es bewusst wahrgenommen. Und wenn diesmal Schritt 2 nicht geht, ist das auch in Ordnung.
	• Du wirst merken, dass die Gefühle, wenn sie ernst genommen werden, nicht ewig bleiben. Wenn der Botschafter gehört wurde, dann braucht er nicht weiter zu bleiben. Das Paradoxe daran ist: Je mehr du diese Gefühle ernst nimmst und annimmst, umso schneller ziehen sie weiter. Je mehr du etwas annehmen kannst, umso eher kannst du es loslassen.

(Fortsetzung)

Tab. 3.2 (Fortsetzung)

Schritt 2: Selbstentdeckung: Warum fühle ich so?	• Im 2. Schritt geht es darum, dass du dich reflektierst und mehr über dich lernst. Hierbei hilft dir das ABC-Modell von Albert Ellis aus dem letzten Abschnitt. Dein Gefühl ist echt und es entspringt einer Resonanz in dir. Es kann jedoch sein, dass du einer falschen Wahrnehmung oder einem dysfunktionalen Bewertungsmuster aufgesessen bist. Frage dich: – Was war der Auslöser (A)? Oft hilft zu fragen, was war, als das Gefühl zum ersten Mal aufgetaucht ist? War es ein Gedanke, eine Beobachtung oder eine Aussage meines Gegenübers? – Stimmt meine Wahrnehmung dazu? Weiß ich um alle Umstände? – Frage dich dann: Was passierte bei meiner Bewertung? Ist diese angemessen? Gibt es andere Erklärungen? Was würde mir ein guter Freund oder ein weises Vorbild dazu sagen? • Nicht immer ist der Auslöser außen. Manchmal reicht nur ein bestimmter Gedanke aus, um eine Emotion auszulösen, dann ist dies der Auslöser. Manchmal wirst du auch keinen Auslöser entdecken, dann ist das auch in Ordnung. • Neben dem Auslöser und deiner Bewertung kannst du noch überlegen, was genau in dir in Resonanz gegangen ist. Nehmen wir folgendes Beispiel: Du triffst auf eine tolle Person und denkst dabei die ganze Zeit: „wenn ich nur auch so wäre". Nach dem Treffen spürst du eine Traurigkeit und Frustration. Wenn du hineinspürst und dich fragst, warum ging ich in Resonanz, könnte es in diesem Beispiel sein, dass dein Bild von dir selbst lautet: „Ich bin nicht wertvoll, andere können alles besser". Durch das Zusammentreffen wurde dein Selbstbild aktiviert. Die Botschaft der Traurigkeit könnte lauten: „Schau dir dein Selbstbild an. Du bist wertvoll und besonders. So lange du jedoch anders denkst, löst das mich als Botschafter aus." • Du kannst viel über dich erfahren, wenn du dich somit auch fragst: – Was in mir ging in Resonanz? Im Alltag wirst du dich nicht bei jeder Emotion so intensiv reflektieren. Jedoch hast du mit Schritt 2 nun eine gute Struktur, wie du mit den Emotionen umgehen kannst, die besonders stark sind und dich eben beschäftigen. Manchmal löst sich in dieser Reflexion das Thema von selbst auf, oft ist es jedoch sinnvoll, die Erkenntnis zu nutzen und danach zu handeln.

(Fortsetzung)

Tab. 3.2 (Fortsetzung)

Schritt 3: Aktion	• In Schritt 3 geht es genau darum: – Was lohnt es sich zu tun? – Was sollte ich anders bewerten? • Da gibt es das „innere Handeln". Wenn wir das letzte Beispiel nehmen, dann kann eine Person mit einem bislang nicht stark ausgeprägten Selbstwertgefühl anfangen, sich in diesem Aspekt zu entwickeln. Vielleicht reichen schon die Überlegungen aus dem Abschn. 3.12. Vielleicht sind Gespräche mit einem guten Freund hilfreich oder die Person entschließt sich, sich professionell beraten zu lassen. Das alles wird erst möglich, wenn du dich auf deine Gefühle einlässt. • Eine Bekannte von mir hat einen sehr großen Antreiber anderen zu helfen. Hilft sie einmal nicht, sagt Nein und stellt eigene Bedürfnisse vorne an, dann fühlt sie Reue, macht sich Vorwürfe und fühlt sich schlecht. Dadurch, dass sie sich gut kennt, kann sie mit diesen Gefühlen sehr gut umgehen. Sie erkennt dann sofort ihren Antreiber hinter diesen Gefühlen und begrüßt ihn liebevoll „Ah, du schon wieder!". Sie hat für sich eine Klarheit entwickelt, wann ihre Interessen Priorität haben, und kann damit Nein sagen. Durch diese bewusste Klarheit gehen diese Gefühle genauso schnell weiter, wie sie kamen, da ja alles geklärt ist, und dann kommt die Lebensfreude sofort wieder zurück. • Manchmal zeigen uns die Gefühle jedoch auch auf, dass es Zeit ist, etwas zu tun, so wie wir das am Beispiel mit dem Kollegen gesehen haben. Dann helfen uns diese Gefühle dabei, dass es gelingt.

Was ist sonst noch wichtig, wenn du vor allem die negativen Gefühle ganz fühlen willst?

„Permission to be human" – sei nachsichtig mit dir. Es ist völlig in Ordnung, wenn du bei vielen Gefühlen nicht gleich erhellende Erkenntnisse hast. Wichtig ist erstmal, dass du die Gefühle fühlst. Wenn es nebulös bleibt, dann ist es eben auch so. Das geht allen Menschen so. Mir passiert es hin und wieder, dass ich genervt bin und das ohne irgendeinen für mich erkennbaren Grund. Normalerweise ist es bei mir so, dass wenn ich ein solches Gefühl bei mir feststelle, ich kurz innehalte und überlege, was jetzt eben war, als das Gefühl kam. Es gibt aber auch mal Situationen, da ist der Grund nicht auf Anhieb erkennbar. Dann nehme ich eben das Genervtsein an und informiere mein Umfeld. „Übrigens, ich bin gerade total genervt, wenn ich komisch reagiere, dann hat das nur mit mir und nichts mit euch zu tun." Meist dauert es gar nicht so lange, dann verfliegt das Gefühl wieder.

Das ist ein weiterer wichtiger Punkt: Du sollst deine Gefühle ernst nehmen und voll fühlen, aber nicht darin ausgiebig und ohne Unterlass baden.

Dein Botschafter will seine Botschaft loswerden und dann weiter, er will nicht tagelang mit dir in einer Badewanne sitzen. Je nach Thema kann es mal länger oder kürzer sein, aber lass dann wieder los. Wenn du das Gefühl ernst genommen hast, dann reicht das. Vielleicht spürst du auch, dass es gut damit ist. Wende dich dann auch wieder den tollen Themen in deinem Leben zu. Ein zu langes ständiges Verharren in den negativen Emotionen kann irgendwann zu einer negativen Grundhaltung führen und dann kann bei Menschen das passieren, was du aus Kap. 2 kennst: Sie denken, die Welt ist schwierig und negativ, sie nehmen die Welt dann auch so wahr und erschaffen am Ende ihre eigene Prophezeiung.

Achte auf die Dosierung deiner negativen Gefühle. Es gibt Situationen, bei denen alle Gefühle auf einmal dir nicht gut tun. Wenn du das spürst, dann dosiere es. Beschäftige dich nicht mit allem auf einmal und wende dich dann wieder anderen Themen zu. Arbeite nach und nach daran und verfalle nicht ins Grübeln. Mit dem Grübeln werden wir uns im Kap. 4 (siehe Abschn. 4.2.4) beschäftigen. Wenn du den Eindruck hast, dass sich so viel angestaut hat, dass du es alleine nicht aufarbeiten willst, dann mache das zusammen mit einem Psychotherapeuten.

Was uns in schwierigen Situationen stärker werden lässt
Lass uns an dieser Stelle auf die Forschung blicken und uns fragen, wie wir aus schwierigen Situationen gestärkt hervorgehen können.

Barbara Fredrickson ist Psychologieprofessorin an der University of North Carolina, Chapel Hill, und gehört auf dem Gebiet der Gefühle zu den Top-Experten weltweit. Sie untersuchte, was Menschen unterscheidet, die nach widrigen Umständen entweder lange darin hadernd verharren oder aus diesen Widrigkeiten schnell und vor allem gestärkt hervorgehen. Sie interessierte, was bei Menschen eine Aufwärtsspirale in Gang setzt, und fand tatsächlich einen entscheidenden Faktor: Es war eine positive Lebenseinstellung und damit positive Emotionen[29]. Wie geht das nun zusammen mit dem Thema „negative Emotionen ganz fühlen"? Personen, die sich schnell aus Krisen erholen, fühlen ebenfalls die negativen Emotionen, sie verleugnen nichts, halten aber auch nicht daran fest. Das Wichtigste dabei ist, dass sie sich gleichzeitig auch auf positive Emotionen besinnen können. Ihre Emotionen sind damit komplexer. Stell dir jemanden vor, der einen lieben Menschen verloren hat. Er empfindet tiefe Trauer. Sie ist wichtig, damit der Verlust verarbeitet wird und diese Person ein geändertes Bild der Welt ohne ihren lieben Menschen entwickelt. Barbara Fredrickson fand heraus, wie hilfreich es ist, wenn ein solcher Mensch trotz all der tiefen Trauer auch die positiven Dinge fühlen kann: beispielsweise die Liebe zu den Kindern, die Freude über die Wärme an dem sonnigen Tag, die Schönheit einer Blume oder tiefe Dankbarkeit für eine Freundschaft. Das ist das Geheimnis dahinter: trotz der negativen Emotionen auch noch die positiven Aspekte wahrnehmen können und diese zu fühlen. Das ist die Medizin, um wieder aufzustehen, den Blick auf das zu richten, was weitermachen lässt, und stärker aus der Situation hervorzugehen. Barbara Fredrickson konnte nach den Terroranschlägen vom 11. September 2001 feststellen, dass dieses Geheimnis den Unterschied machte, warum bei manchen Menschen die Stressreaktion eskalierte und über Tage anhielt und bei anderen Menschen dagegen schnell wieder verschwand[30]. In einer anderen Untersuchung konnten die Forscher übrigens auch zeigen, dass sich nach erlebter Angst das Herzkreislaufsystem bei Menschen mit positiven Emotionen viel schneller wieder beruhigt[31]. Ist das nicht erstaunlich? Körperliche Reaktionen, von denen wir wissen, dass sie dann krankmachen können, wenn sie über lange Zeit wirken (beispielsweise bei dauerhaftem Stress ohne Regenerationspausen), gehen durch positive Emotionen in ihren Normbereich. Barbara Fredrickson nennt dies „Löschwirkung" oder die Reset-Funktion von positiven Emotionen[32].

Wenn du negative Gefühle hast, dann nimm sie an, fühle sie. Denke jedoch an die wichtigste Medizin, um dich wieder nach oben zu entwickeln: Sei gleichzeitig offen für die positiven Gefühle und fühle auch sie. Beides gehört zu unserem Leben und die positiven Gefühle bringen die Reset-Funktion mit.

Wobei helfen uns die positiven Emotionen noch?
Mein Ziel mit diesem Buch ist es, dass es dich mit den Forschungsergebnissen unterstützt, ein lebendiges, freudvolles und kraftvolles Leben zu leben. Die sogenannten negativen Emotionen können kurzfristig die Stimmung eintrüben. Es ist aber wie beim Sport: Der Muskel ist nach dem Training kurzzeitig nicht mehr so energetisch, geht dann jedoch gestärkt daraus hervor. Wie wir gesehen haben, sind die negativen Emotionen nicht „schlecht", sondern können uns sogar sehr stark unterstützen und nützen. Die Pipeline offen zu halten hilft uns, bewusst, kraftvoll und voller Selbstausdruck zu leben und die positiven Emotionen in ihrer ganzen Schönheit zu fühlen und uns unseres Lebens zu freuen. Mit diesen positiven Emotionen wollen wir uns nun abschließend beschäftigen.

Die Broaden-and-Built-Theorie
Barbara Fredrickson entwickelte diese Theorie Ende der Neunzigerjahre. Mittlerweile wurden die zentralen Annahmen der Theorie durch zahlreiche Studien bestätigt.

Erinnerst du dich noch an das Beispiel mit unserem Urvorfahren, der angegriffen wird oder der eine gefährliche Passage klettern muss? Wenn negative Gefühle im Spiel sind, dann schränkt sich unsere Wahrnehmung ein. Wir konzentrieren uns nur noch auf den Angreifer oder den Weg vor uns, um nicht abzustürzen. Das ist für unser Überleben auch sehr sinnvoll und deshalb tragen wir diese Gene in uns. Bei positiven Emotionen ist dies anders: Sie **erweitern** („**broaden**") unsere Wahrnehmung. Das kennst du vielleicht auch aus eigener Erfahrung: Wenn du voller Freude eine schöne Landschaft betrachtest, dann fallen dir Dinge auf, die es sonst gar nicht durch deinen Filter geschafft hätten. Vielleicht steckt auch das hinter dem Phänomen, dass viele Menschen die besten Ideen unter der wohlig warmen Dusche haben. Positive Emotionen öffnen Geist und Herz, sodass wir empfänglicher und kreativer werden. Wir probieren mehr aus, sind neugierig und lernen dadurch dazu.

Dies führt längerfristig dazu, dass wir durch positive Emotionen **unsere Ressourcen aufbauen** („**built**"). Das ist der zweite Baustein dieser Theorie. Wir schauen noch einmal zurück in die Steinzeit. Barbara Fredrickson geht davon aus, dass positive Gefühle dazu beitragen, dass Menschen ihre Umwelt erkunden, spielen, ausprobieren. Alle diese oft spielerisch gemachten Erfahrungen halfen den Urzeitmenschen. Vielleicht haben sie scharfkantige Gegenstände entdeckt, die ihnen später bei der Jagd geholfen haben oder sie haben spielerisch ihre Reaktionsgeschwindigkeit verbessert, was ihnen auch half zu überleben. Zuerst wirkt dies ein wenig weit hergeholt, aber wenn du dir überlegst, wie Menschen beispielsweise dazu kamen herauszufinden, wie Eisen hergestellt werden kann, dann hat dies sicher viel mit Spielen und Entdecken zu tun.

Positive Emotionen ermöglichen, dass wir Neues ausprobieren, interessiert und kreativ sind und dabei (das ist der „Built"-Teil der Theorie) unsere Fähigkeiten ausbauen und unsere Ressourcen aufbauen. Hierzu zählen **soziale Ressourcen** (z. B. bessere Beziehungen zu anderen), **kognitive Ressourcen** (z. B. Aufmerksamkeit), **psychologische Ressourcen** (z. B. Selbstwirksamkeit, Optimismus) und **körperliche Ressourcen** (mehr Gesundheit)[33]. Es gibt dazu sehr interessante Experimente. Stell dir vor, du bekommst eine Kerze und je eine gefüllte Streichholz- und Reißnagelschachtel und deine Aufgabe ist es, damit die Kerze so an einer Korkwand zu befestigen, dass kein Wachs auf den Boden tropft. Das ist eine kreative Aufgabe, die nicht jeder gleich löst (es funktioniert, wenn du die Reißnagelschachtel leerst und als Kerzenständer benützt). Nun wurde untersucht, ob Menschen die Aufgabe schneller lösten, wenn sie zuvor in eine positive Stimmung versetzt wurden (sie sahen beispielsweise einen lustigen Film oder bekamen Süßigkeiten geschenkt). Tatsächlich war das das Ergebnis. Positive Stimmung führt zu einer schnelleren Lösung und das auch bei anderen Aufgaben, wie beispielsweise einem Assoziationstest[34].

Ähnliches zeigt sich bei einer Untersuchung vierjähriger Kinder. Sie schneiden bei einer Lernaufgabe besser ab, wenn sie in einer positiven Stimmung sind[35]. Selbst bei Medizinern zeigten sich vergleichbare Effekte. Sie sollten eine Diagnose stellen. Zwar konnten alle die Aufgabe korrekt lösen, jedoch zeigte sich, dass die Mediziner, die in guter Stimmung waren, die Aufgabe schneller lösten und auch noch über die Aufgabe hinaus weiterführende Diagnosen herausarbeiteten[36]. Alle diese Untersuchungen zeigen, wie uns positive Emotionen unterstützen: Unsere Wahrnehmung wird breiter, wir lösen Probleme besser und schneller, nehmen mehr wahr und lernen damit mehr, als von der Aufgabe gefordert wird.

In diesem Kapitel konntest du erkennen, welche wichtigen Funktionen unsere Emotionen haben. Die negativen sind wichtige Boten, sie unterstützen uns, Veränderungen anzugehen und wir können viel über uns lernen. Sie wollen wahrgenommen und gefühlt werden, jedoch wollen sie nicht mit uns dauerhaft in unsere Badewanne.

Die positiven Emotionen fühlen sich nicht nur phantastisch an, sie bringen eine Reset-Funktion mit, sie erweitern unsere Wahrnehmung und helfen uns, Ressourcen aufzubauen.

Reflexionsfragen

- Wie bist du bisher mit deinen Emotionen umgegangen, vor allem mit den negativen? Hast du sie bewusst gefühlt oder versucht, schnell wegzuschieben? Oder badest du gerne darin?
- Denke an starke Emotionen in deinem Leben zurück. Was war im Nachhinein der Nutzen der Emotion? Bei Traurigkeit beispielsweise eine Anerkennung eines Verlustes, bei Wut beispielsweise die Mobilisierung von Energien, um etwas zu bewirken. Wie bist du damals damit umgegangen? Was war das Ergebnis?
- Wenn es dir schlecht ging, konntest du dann auch positive Emotionen zulassen? Welche Erfahrungen hast du damit?
- Hast du Erfahrungen aus deinem Leben, wie sich deine Wahrnehmung verändert, wenn du negative Emotionen hast bzw. stark unter Anspannung stehst im Vergleich zu Situationen, in denen du dich sehr wohlfühlst?

Blättere jetzt zur Haltungsmatrix (Abschn. 3.21) und trage dort ein, wie ausgeprägt du diese Haltung derzeit lebst (mit einem Punkt) und wie stark du diese Haltung in Zukunft ausprägen willst (mit einem Kreuz).

3.15 Wie gehst du mit den Widrigkeiten des Lebens um? Siehst du darin Chancen und Möglichkeiten oder nur Ärgernisse?

> Auch aus Steinen, die einem in den Weg gelegt werden, kann man Schönes bauen. (Johann Wolfgang von Goethe)

Das Leben hält für uns vielfältige Erfahrungen bereit. Da gibt es extrem schöne Erlebnisse, die wir auskosten sollten, und es gibt auf der anderen Seite auch unschöne Ereignisse, die uns beispielsweise sehr wütend, traurig oder frustriert zurücklassen. In diesem Abschnitt geht es mir darum mit dir zu reflektieren, wie du bislang auf Ärgernisse und schwierige Situationen reagierst und welche Haltung für dich hilfreich ist, um glücklicher und zufriedener zu leben.

Wie reagierst du im Beruf oder auch im Privatleben, wenn du etwas vorhast und dann etwas passiert, das dich daran hindert? Es gibt – schwarz-weiß gesprochen – die beiden Möglichkeiten: Du kannst dich aufregen, wie „schlecht" und ungerecht die Welt ist, oder du kannst dich fragen, was du daraus lernen bzw. wie du es zu deinem Vorteil nutzen kannst. Eine gute Frage ist: **Was sind die Möglichkeiten bei diesem Ereignis?**

Das Gefühl, das durch die Widrigkeit, das Ärgernis oder das unschöne Ereignis ausgelöst wird, bleibt erstmal das gleiche. Wie wir gesehen haben, solltest du es auch bewusst fühlen. Das ist deine Resonanz gegenüber dem, was passiert ist. Es gibt hier kein Richtig oder Falsch. Dein Gefühl ist, wie es ist, und dem solltest du im ersten Schritt auch Aufmerksamkeit schenken (Abschn. 3.13 und Abschn. 3.14).

Aber dann ist die Frage, was du daraus machst. Siehst du es als Chance und Möglichkeit oder als Ärgernis, was dich runterzieht? Das ist eine wirklich spannende Frage, denn wir sind uns oft gar nicht bewusst, welche Freiheit jeder von uns hat. Statt im Automatismus, mit dem wir üblicherweise reagieren, zu verharren, haben wir die wirkliche Freiheit, das Ereignis zu nehmen und zu wählen, was wir damit machen wollen.

Es gibt vielfältige Möglichkeiten, Nutzen aus der Situation zu ziehen. Ich möchte dir einfach ein paar Beispiele nennen: die banale rote Ampel, die dich, der du viel zu spät dran bist, jetzt auch noch aufhält, bietet dir die Möglichkeit ein paarmal ganz tief zu atmen und wieder ganz bei dir zur Ruhe zu kommen. Wenn dich jemand mit seiner Aussage verletzt hat, dann bietet dies dir die Chance, mehr über dich und die Beziehung zu der Person zu lernen. Es war ja Resonanz da. Was stimmt vielleicht an dem Vorwurf, was du dir bislang nicht eingestehst? Wie wichtig ist dir die Meinung der anderen? Was sagt dies über eure Beziehung aus? Wollte die andere Person dich verletzen oder dir vielleicht sogar helfen? Vielleicht wurden jedoch auch Grenzen überschritten und deine Aufgabe ist es, sicherzustellen, dass dies nicht noch einmal vorkommt.

Stell dir vor, du hast ein wichtiges Arbeitsprojekt und plötzlich gibt es schier unüberbrückbare Hindernisse. Ich konnte das bei einer ehemaligen Kollegin von mir beobachten. Alle in ihrem Umfeld sagten, dass mit allen schlechten Nachrichten und sich zeigenden Blockaden, die inzwischen vorlagen, dieses Projekt gestorben sei, nur nicht meine Kollegin. Sie sah es als Möglichkeit, alle ihre Fähigkeiten und Potenziale zum Einsatz zu bringen und damit sämtliche Hindernisse aus dem Weg zu räumen. Das lohnte sich und das Projekt wurde am Ende sehr erfolgreich umgesetzt. Sie entdeckte in den Widrigkeiten die Chance, ihre Fähigkeiten unter Beweis zu stellen. Geht das auch bei schwerwiegenderen Ereignissen, z. B. dem Verlust des Arbeitsplatzes? Grundsätzlich ja, jedoch wiegen hier auch die Emotionen schwerer, sodass es hier länger dauert, die Trauer, die Wut, die Verzweiflung und die Zukunftsangst anzunehmen. Jedoch sind gerade diejenigen Menschen besonders erfolgreich, die selbst in solchen schwierigen Situationen die Chancen sehen: etwas Besseres zu finden, flexibel zu bleiben und Neues kennenzulernen, sich selbst zu erfahren und neu zu überdenken, was im Leben wichtig ist und was idealerweise als Arbeitsinhalt dazu passt. Ich kenne einige Menschen, die durch diesen schwierigen Prozess gingen und im Rückblick sagten: „So schwierig es in der Situation war, so dankbar bin ich dafür, weil ich sonst nie auf die Idee gekommen wäre, mich bei der Firma x zu bewerben."

Es ist wie mit dem Spruch: „Wenn dir das Leben eine Zitrone gibt, mach Limonade draus.[37]" Das ist nicht immer so einfach wie es klingt. Aber es lohnt sich immer. Du nimmst das, was dir das Leben gibt. Das ist zum einen eine Haltung für Erfolg im Leben und zum anderen wichtig für unser Thema: mehr Lebenszufriedenheit und Glück zu erfahren. Ich möchte das für dich noch einmal herausstellen: Du hast diese grandiose Freiheit zu entscheiden, was du mit den Steinen auf deinem Weg machst. Es geht mir nicht darum, etwas umzudeuten oder schönzureden. Es geht mir darum, dass du bewusst den Fokus darauf setzen kannst, was du daraus machen kannst. Diese Haltung ist ein weiterer Baustein für ein gelingendes Leben.

Reflexionsfragen

- Überlege einmal; Was waren in der letzten Zeit Widrigkeiten in deinem Leben? Wie hast du auf diese reagiert?
- Wie reagierst du normalerweise auf Widrigkeiten?

> **Übung**
>
> Nimm dir für die nächsten Tage vor, bewusst mit Widrigkeiten umzugehen, und frage dich, was deine Möglichkeiten und Chancen darin sind. Welche Erkenntnisse ziehst du daraus?

Blättere jetzt zur Haltungsmatrix (Abschn. 3.21) und trage dort ein, wie ausgeprägt du diese Haltung derzeit lebst (mit einem Punkt) und wie stark du diese Haltung in Zukunft ausprägen willst (mit einem Kreuz).

3.16 Faszination Verbundenheit

Neuere wissenschaftliche Untersuchungen deuten stark darauf hin, dass Verbundenheit zu spüren ein weiterer Aspekt für mehr Lebensglück ist. Lass uns zum Einstieg in dieses Thema den sogenannten Overview-Effekt besprechen. Er bezeichnet das, was passiert, wenn Raumfahrer das erste Mal aus dem Weltall auf unsere Erde blicken. Es muss ein grandioser und sicherlich unvergesslicher Augenblick sein, mit eigenen Augen unseren Heimatplaneten mitten im Weltall zu sehen. Die Raumfahrer beschreiben, dass sich dadurch ihre Perspektive zur Erde und zu den darauf lebenden Menschen völlig verändert. Es entsteht „ein Gefühl der Ehrfurcht, ein tiefes Verstehen der Verbundenheit allen Lebens auf der Erde und ein neues Empfinden der Verantwortung für unsere Umwelt.[38]"

In unserer Menschheitsgeschichte war dies im Rahmen der Apollo-8-Mission am 24. Dezember 1968 das erste Mal möglich. Fokus der Mission war der Mond, deshalb passierte eher zufällig Folgendes: Apollo 8 umkreiste bereits zum vierten Mal den Mond, als sich der Astronaut Frank Borman nur aus Gründen der Navigation entschied, die Raumsonde etwas zu kippen, um statt der Mondoberfläche nun in den Fenstern den Horizont des Mondes zu sehen. Es vergingen nur wenige Minuten, als Frank Borman eine blau-weiße Kugel am Horizont aufgehen sah. Das einzig Farbige im Weltall, alles andere war schwarz oder weiß. Der Protokollmitschnitt von Apollo 8 enthüllt einen der wenigen Momente, in denen Frank Borman nicht mehr ruhig und gelassen wie sonst, sondern plötzlich tief ergriffen war und seinen Kollegen zurief: „Oh mein Gott! Schaut euch das hier an. Hier geht die Erde auf!"[39] Kannst du dir das Bild vorstellen, das die Astronauten sahen: Der blaue Heimatplanet ist am Horizont der kargen Mondoberfläche zu sehen?[40]

Wie ein solcher Anblick die Astronauten verändert, zeigen auch folgende zwei Zitate:

Wenn wir auf die Erde aus dem Weltraum herabschauen, sehen wir diesen erstaunlichen, unbeschreibbar schönen Planeten – der wie ein lebender, atmender Organismus aussieht. Aber gleichzeitig sieht sie sehr verletzlich aus. (…) Jeder, der einmal im Weltraum war, sagt dasselbe, denn es ist sehr auffallend, sehr ernüchternd, dass diese papierdünne Schicht (Atmosphäre) jedes lebende Wesen auf der Erde vor dem Tode bewahrt, vor der Unwirtlichkeit des Weltraums. (Ron Garan, im Film „Overview")

Ich habe Astronomie und Kosmologie studiert und vollkommen verstanden, dass die Moleküle in meinem Körper, im Körper meiner Kollegen und im Raumschiff ihre Vorläufer in der Entstehung der Sterne hatten. Aus dieser Beschreibung wurde mir deutlich, dass wir Sternenstaub sind. Das war eine sehr mächtige, erhebende Erfahrung. (Edgar Mitchell, im Film „Overview")

Beide Zitate stammen aus dem 18-minütigen Film „Overview", den du im Internet[41] kostenlos sehen kannst, wenn du dich noch intensiver mit vielen tollen Bildern mit dem Thema beschäftigen möchtest.

Ist es nicht erstaunlich, was uns die Astronauten berichten? Sie erleben die ganze Erde wie einen lebenden Organismus und ist das nicht ein inspirierendes Bild: Wir sind alle aus Sternenstaub. Wir sind alle aus dem gleichen Stoff, aus dem auch das ganze Universum ist. Das ist auch ein gutes Beispiel dafür, wie die Veränderung der Perspektive zu einer neuen Haltung führt. Die Raumfahrer sprechen davon, dass sie die Verbundenheit von allem auf der Erde plötzlich erkennen. Kannst du dich da einfühlen?

Dies ist aus meiner Sicht ein so ein interessanter Aspekt, weil viele von uns Menschen ganz anders ticken. Wir erleben uns als abgegrenzte Person und ziehen die Grenze um uns oder vielleicht noch um unsere Familie. In dieser Logik ist es dann gut, wenn wir unseren Vorteil oder unseren Anteil maximieren. In dieser Logik ist es überhaupt nicht schlimm, wenn andere dadurch Nachteile erleiden. Das können andere Menschen oder auch die Natur sein. Wenn jemand sein altes Auto völlig überteuert verkauft, weil er verschweigt, dass es unzählige Macken hat und vermutlich demnächst der Motor endgültig kaputtgeht, dann ist das ein gutes Beispiel für diese Einstellung. Auch im Großen lässt sich das beobachten, wenn ein Unternehmen beispielsweise keine Rücksicht auf die Umwelt und die Arbeitsbedingungen der Beschäftigten nimmt. In dieser Logik ist alles gut, was den Gewinn des Unternehmens erhöht. Alles andere ist nicht relevant.

Du erkennst dabei zwei grundlegende Haltungen: Auf der einen Seite kannst du dich einzeln sehen und den Rest abgegrenzt oder du kannst dich auf der anderen Seite als integraler Bestandteil von etwas viel Größerem wahrnehmen, das in Beziehung zueinander steht.

Vielleicht hast du schon ein gutes Bild davon, was Verbundenheit bedeuten kann, vielleicht begegnet dir diese Unterscheidung hier zum ersten Mal. Um dir beispielhaft zu erläutern, was Verbundenheit bedeuten kann, möchte ich dir von meinen Erfahrungen erzählen.

Da ist zuallererst die Natur. Ich liebe es, in der Natur zu sein. Wenn ich dabei ganz bei mir bin, dann spüre ich eine Einheit mit der Natur. Das ist nicht nur das Wissen vom Kopf her, dass ich mich hier in einem Ökosystem befinde, das in vielfältigen Wechselwirkungen steht. Es ist das Gefühl, Teil dieses großen Ökosystems Erde zu sein und die Ergriffenheit zu spüren, dass ich und alles um mich herum aus dem gleichen „Sternenstaub" besteht.

Wenn ich beim Essen manchmal nachdenke, wer und was alles mitgewirkt hat, von der Sonne über die Natur bis hin zu den vielen Menschen, die alle wichtig waren, damit nun diese leckere Mahlzeit vor mir steht, dann fühle ich eine Verbundenheit mit allen, die beteiligt waren.

Ich habe an mehreren Seminaren teilgenommen, bei denen nach und nach alle „ihre Masken abnahmen" und zeigten, wer sie wirklich sind und mit was sie in ihrem Leben umgehen. Vielleicht geht es dir so, dass du dir manchmal denkst, nur bei mir funktioniert das Leben nicht richtig, bei den anderen ist alles super. Lass dir jedoch sagen, jeder hat seine Herausforderung im Leben und jede Familie hat ihre eigenen Themen. Wenn wir damit gut umgehen, können wir als Menschen an diesen Herausforderungen wachsen. Das wirklich Spannende für mich war zu sehen, dass immer, wenn die „Masken abgelegt waren", wenn die Menschen wirklich sich mit aller Verletzlichkeit und all ihren Stärken und Schwächen zeigten, alle eine tiefe Verbundenheit miteinander erlebten. Alle waren gleich, alle waren einfach Menschen, alle hatten Herausforderungen zu meistern und alle waren miteinander in Verbindung.

Wissenschaftlich gibt es mehrere Untersuchungen, die zeigen, dass Verbundenheit mehr Glücksgefühle ermöglicht als reines Abgrenzen und Maximieren der eigenen Vorteile. Die kanadischen Psychologieprofessoren John Zelenski und Elizabeth Nisbet konnten in Studien[42] mit mehreren hundert Menschen zeigen, dass es einen signifikanten Zusammenhang zwischen Verbundenheit und sowohl der Lebenszufriedenheit als auch dem Glücksempfinden gibt. Insbesondere der Verbundenheit mit der Natur kommt eine besondere Bedeutung zu. Zusätzlich zeigte sich auch, dass das

Erleben von Verbundenheit mit Freunden und Familie ebenfalls signifikant mit dem Lebensglück und der Lebenszufriedenheit zusammenhängt.

Andere Untersuchungen zeigen, dass Beziehungen und die Verbundenheit mit anderen Menschen wichtige Faktoren für die tägliche Zufriedenheit sind[43]. Spannend finde ich auch das Ergebnis in einem Experiment, in dem Menschen Geld bekamen, entweder um sich selbst etwas zu kaufen und sich eine Freude zu machen oder um das Geld einzusetzen und anderen eine Freude zu machen. Rate mal, welche Personen am Ende die glücklicheren waren. Es waren die, die das Geld für andere einsetzten[44]. Spannend oder?

Der viel beachtete Biologe und Professor an der Harvard University, Edward Wilson, stellte in diesem Zusammenhang die Biophilie-Hypothese auf. Diese besagt vereinfacht, dass uns eine Veranlagung angeboren ist, die Verbindung mit der Natur und mit allen Formen des Lebens zu suchen[45]. Dies ist sicher auch eine sehr interessante Überlegung. Vielleicht ist Verbundenheit ein integraler Bestandteil unseres Menschseins.

In jedem Fall sieht es nach den bisherigen Studien so aus, dass Verbundenheit ein weiteres Puzzleteil für ein glücklicheres Leben ist. Es ist sicher auch kein Zufall, dass wir, wenn wir etwas feiern möchten, dies mit anderen Menschen tun.

Auch hier gilt wie an allen anderen Stellen dieses Buches: Was für dein Leben wichtig ist, kannst nur du entscheiden. Damit du jedoch entscheiden kannst, ist es wichtig, diese Unterscheidungen zu kennen und selber damit deine Erfahrung zu machen.

Reflexionsfragen
- Kennst du das Gefühl von Verbundenheit mit anderen Menschen, der Natur, vielleicht mit unserem ganzen Planeten?
- Wie würdest du dich heute eher beschreiben, als jemand, der eher in Verbundenheit denkt, oder als jemand, der eher hinsichtlich der Maximierung seiner Vorteile denkt? Auch hier geht es nicht um eine Wertung, sondern um die reine Beschreibung.
- Wenn du dich in diese beiden Extreme der Haltung einfühlst, was fühlt sich für dich besser an?
- Hast du mit dem einen oder anderen Extrem persönliche Erfahrungen hinsichtlich deines eigenen Lebensgefühls und -glücks? Denn am Ende zählt nur, was sich für dich richtig anfühlt.

Blättere jetzt zur Haltungsmatrix (Abschn. 3.21) und trage dort ein, wie ausgeprägt du diese Haltung derzeit lebst (mit einem Punkt) und wie stark du diese Haltung in Zukunft ausprägen willst (mit einem Kreuz).

3.17 Hör' auf dein Herz

> Man sieht nur mit dem Herzen gut. Das Wesentliche ist für die Augen unsichtbar. (Antoine de Saint-Exupéry)

Du kennst sicher die Redewendungen „Hör' auf dein Herz" oder „Ich habe da ein ungutes Bauchgefühl". In diesem Kapitel schauen wir uns genauer an, ob es so etwas wie eine Körperintelligenz gibt und ob wir diese für unser Glück und unser Leben nutzen können. Du kannst hier auch erneut entdecken, wie spannend alltäglich geglaubte Vorgänge sind.

Lass uns das einmal am Beispiel von Entscheidungen beleuchten. In unserer Gesellschaft stehen Verstandesentscheidungen hoch im Kurs. Das gilt insbesondere im Business. Da muss es genaue Pläne geben, detaillierte Zahlen und gute Argumente. Wenn einer daherkommt und meint, nach meinem Bauchgefühl sollten wir das so machen, dann wird er nur belächelt, denn es braucht rationale Argumente. Wenn ich im Business etwas tiefer geschaut habe, dann gab es hinter der Verstandesentscheidung durchaus ein Bauchgefühl der Entscheiderinnen und Entscheider. Das konnte ich beispielsweise bei der Bewerberauswahl oft beobachten. Da hat die Führungskraft ein sehr gutes Gefühl mit einem Kandidaten. Da jedoch harte Fakten nötig sind, baut sie ihre Argumentation so auf, dass der Kandidat der aus ihrer Sicht beste Bewerber ist. Unter der Oberfläche harter Verstandesfakten scheint es noch eine andere Ebene zu geben. Wir werden im Folgenden sehen, dass die Gefühlssicht die Verstandesseite nicht entwertet, sondern zusätzlich aufwertet und beide Seiten idealerweise zusammenspielen.

Wenn wir uns wieder die Hirnforschung vor Augen halten, dann zeigt sich, dass unser Bewusstsein in den 3 mm der Großhirnrinde liegt, die unser Gehirn umgibt, d. h. alles, was in unserem Bewusstsein ist, hat mit Aktivitäten dieser relativ dünnen Schicht an Neuronen zu tun. Der überwiegende Teil unserer Hirnaktivität läuft ohne unser Bewusstsein ab. So müssen wir uns nicht um das Gleichgewicht, die Atemfrequenz und vieles mehr bewusst kümmern[46].

Dr. Maja Storch ist Psychotherapeutin und Leiterin eines Spin-offs der Universität Zürich. Sie hat sich sehr intensiv mit unserer Körperintelligenz beschäftigt und beschreibt dazu das emotionale Erfahrungsgedächtnis[47]. In ihm wird das Wissen in Form von Körperempfindungen und Gefühlen gespeichert. Wir verfügen über zwei Systeme, zum einen den Verstand: Dieser arbeitet detailliert, genau, jedoch langsam. Zum anderen haben wir das emotionale Erfahrungsgedächtnis, dieses arbeitet diffus, detailarm, jedoch blitzschnell[48]. Lass uns das an einem Alltagsbeispiel betrachten. Du gehst durch eine Stadt und willst essen gehen. Du stehst vor einem italienischen Restaurant und wirfst einen kurzen Blick auf die Tische vor dem Lokal. Was passiert? Du hast innerhalb von Bruchteilen einer Sekunde den Impuls, entweder hier etwas zu essen oder ein „Stopp", hier will ich nicht rein. Das ist dein emotionales Erfahrungsgedächtnis, superschnell, jedoch detailarm und am Ende ausgelegt auf ja/nein, go/stopp, gut/schlecht. Mit deinem Verstand kannst du natürlich auch zu der Entscheidung kommen: Es sieht gepflegt aus, für die Uhrzeit ist auch schon viel los. Das Paar, das gerade nach dem Essen aufsteht, sieht gut gelaunt aus, es könnte also ganz gut sein. Die Pizza sieht eigentlich auch ganz gut aus, die der Mann links gerade isst. Jetzt könntest du auch noch mit einer Bewertungs-App im Internet das Lokal suchen und die Kommentare lesen. Mit der Zeit hätte dein Verstand ein sehr detailliertes Bild von diesem Restaurant.

Du merkst schon den Unterschied zum schnellen emotionalen Erfahrungsgedächtnis: Dein Verstand ist sehr präzise, analytisch und detailliert. Wenn er fertig ist, gibt es eine umfangreiche Argumentation, warum du dort essen bzw. lieber ein anderes Lokal suchen solltest. Er braucht jedoch viel länger zu einer Entscheidung, dein Körper war innerhalb von Millisekunden bei ja oder nein. Die Evolution hat uns mit gutem Grund mit den beiden Systemen ausgestattet. Unsere Vorfahren waren darauf angewiesen, in vielen Situationen blitzschnell zu entscheiden: Gefahr: ja/nein und wenn ja: angreifen oder wegrennen. Wer da zu lange brauchte, hatte keine Möglichkeit mehr seine Gene weiterzugeben. Auf der anderen Seite bringt uns unser Verstand weiter und wir wären schlecht beraten, diesen stattdessen außer Acht zu lassen.

Die beiden Auswertungssysteme unseres Gehirns arbeiten höchst unterschiedlich. Zusammen sind sie jedoch ein unschlagbares Team.

Der bekannte portugiesische Neurowissenschaftler António Damásio nannte die Körpersignale **somatische Marker** (griechisch: soma = Körper). Gemäß seiner Hypothese der somatischen Marker ist die Wahrnehmungsfähigkeit hinsichtlich der Körpersignale und Gefühle im Stirnhirn lokalisiert. Er stellte bei Patienten, deren Stirnhirn geschädigt war, fest, dass diese sich nur noch sehr schwer entscheiden konnten, weil ihnen die emotionalen Signale fehlten.

Lässt man sowohl solche Patienten als auch gesunde Menschen ein Spiel[49] machen, in dem das Entscheidungsverhalten in komplexen und unübersichtlichen Situationen simuliert wird, dann zeigen sich interessante Ergebnisse. In diesem Spiel hat ein Teilnehmer vier verdeckte Kartenstapel vor sich und nimmt sich bei jedem Durchgang eine Karte von einem der vier Stapel. Jede Karte zeigt ihm einen Gewinn oder einen Verlust in unterschiedlicher Höhe an. Der Teilnehmer kennt nur das Ziel des Spiels: möglichst viel Gewinn und möglichst wenig Verlust zu machen. Mehr Informationen hat ein Teilnehmer nicht. Viele Teilnehmer finden mit der Zeit heraus, dass es zwei „gute" Stapel und zwei „schlechte" Stapel gibt. Bei den schlechten Stapeln sind zwar die Gewinne besser (100 statt 50 Dollar), jedoch sind die Verluste bis zu fünfmal höher als bei den „guten" Stapeln. Messen die Wissenschaftler nun während des Spiels den Hautwiderstand zu dem Zeitpunkt, zu dem sich ein Teilnehmer die nächste Karte nimmt, dann zeigt sich bei den gesunden Teilnehmern ab dem zehnten bis zwanzigsten Durchgang bereits ein deutlicher Ausschlag im Hautwiderstand. Dieser ist beim Ziehen vom „schlechten" Stapel tendenziell höher als vom „guten" Stapel. Im Durchschnitt ab dem 50. Durchgang berichten die gesunden Teilnehmer davon, dass sie ein Gefühl dafür haben, welche Stapel besser sind. Erst ab dem 80. Durchgang ist ein Teil der Spielenden in der Lage, vom Verstand her mit Argumenten zu begründen, warum die „guten" Stapel dauerhaft mehr Gewinn versprechen. Interessant dabei ist, dass selbst die gesunden Teilnehmer, die das Spiel bis zum maximalen 100. Durchgang rational nicht verstanden haben, trotzdem vorteilhaft mehr von den „guten" Stapeln ziehen. Es scheint so, dass die Forscher der Intuition oder dem Gefühl auf der Spur sind, von denen ganz viele Menschen im Alltag berichten und sich leiten lassen. Bevor Menschen die zielführende Strategie in komplexen und unübersichtlichen Situationen kennen, können sie sich mithilfe ihres Gefühls bereits Erfolg versprechend verhalten.

Bei den Patienten mit einer Schädigung des Stirnhirns verhielt es sich anders. Bei ihnen zeigten sich keine Veränderungen im Hautwiderstand. Keiner der Patienten entwickelte ein Gefühl, welcher Stapel besser für ihn ist, und obwohl die Hälfte der Patienten vom Verstand her gegen Ende des Spiels die Systematik verstanden hatte, verhielten sie sich nicht entsprechend und zogen tendenziell sogar mehr Karten von den „schlechten" Stapeln[50].

Was wir nun bisher erkannt haben ist, dass es neben dem Verstand noch eine zweite wichtige Regulationsinstanz gibt, die somatischen Marker, die sich durch Gefühle und Körperwahrnehmungen ausdrücken und beispielsweise durch die Messung des Hautwiderstandes auch messen lassen. Dem Glück und der Lebenszufriedenheit nähern wir uns dann, wenn beide Systeme harmonisch zum gleichen Ergebnis kommen. Was ist jedoch, wenn beide Systeme zu unterschiedlichen Bewertungen kommen? Hierzu gibt es eine gute Unterscheidung des deutschen Professors und Motivations- und

Persönlichkeitspsychologen Julius Kuhl, der den **Selbstregulationsmodus** vom **Selbstkontrollmodus** unterscheidet[51].

Im Selbstregulationsmodus werden die Körpersignale und Gefühle gut wahrgenommen und ein Abgleich mit dem Verstand durchgeführt. Bei Abweichungen regelt sich das System selbst ein. Beispielsweise könnte dir dein Verstand sagen, dass es absolut richtig ist, die nächste Präsentation vor 500 Leuten zu halten. Deine Körperempfindungen signalisieren dir sofort ein „um Himmels willen, nein!". Nun beginnt eine Verhandlung zwischen den Ebenen, nach der am Ende eine gemeinsame Basis steht. Vielleicht ist das Ergebnis, dass du die Präsentation nicht machst, vielleicht jedoch auch, dass dein Körper sagt „Ja, mach es, schlotternde Knie und riesige Aufregung gehören dazu, aber mach die Erfahrung." Du kannst dir das bildlich wie zwei Personen vorstellen: Der Verstand auf der einen Seite und die Körper- und Gefühlsebene auf der anderen besprechen sich so lange, bis sie beide sagen: „Einverstanden, so machen wir es. Das ist jetzt unser gemeinsames Ziel". Dann laufen beide voller Kraft in die gleiche Richtung. Sobald du diesen Konsens in dir hergestellt hast, läuft es für dich und du kannst energievoll weitermachen.

Beim Selbstkontrollmodus wird jedoch nicht verhandelt und eine gemeinsame Haltung gesucht, sondern hier bestimmt der Verstand, was passiert, egal was der Körper rückmeldet. Dieser Modus kann auf Dauer krank machen. Ursachen können sein, dass die vom Körper gesendeten Signale überhaupt nicht wahrgenommen werden. Solche Menschen leben oft das Leben der anderen, das ihnen allerdings auf Dauer nicht guttut. Es kann auch sein, dass die Menschen zwar die Signale spüren, jedoch ignorieren. Diese Menschen haben dann oft den Eindruck, dass das „richtige Leben an ihnen vorbeigeht", dass sie nur eine Rolle spielen und sich innerlich zerrissen fühlen. In beiden Fällen kostet diese Unterdrückung der Körpersignale Energie.

Du erkennst daran sehr deutlich: Psychisches Wohlbehagen entsteht im Selbstregulationsprozess. Die Haltung hierzu habe ich mit „Hör' auf dein Herz" überschrieben. Wichtig ist, dass du deine Körpersignale deutlich wahrnimmst und dann bewusst in die Erreichung einer harmonischen und gemeinsamen Entscheidung mit deinem Verstand einsteigst, ohne ins Grübeln zu verfallen.

Viele Menschen kennen ihre negativen somatischen Marker (z. B. weiche Knie, ein Kloß im Hals, Druck im Nacken, schlechtes Gefühl im Bauch). Sie haben aber keine Antennen für die positiven Marker (z. B. wohliges Bauchgefühl, Gefühl von Freiheit, Stimmigkeit, Harmonie, Richtigkeit). Achte bewusst darauf, was dein Körper dir anzeigt.

Der Lohn ist hoch: Du bist in dir harmonisch. Das, was du tust, fühlt sich für dich stimmig an und du bist authentisch. Noch einen großen Vorteil hast du: Du kannst andere überzeugen, weil nicht nur das, was du sagst, ankommt, sondern auch das, was dein ganzer Körper zum Ausdruck bringt. Dein Verstand und dein Körper sind sich einig.

In dir und mit dir stimmig zu leben ist ein hervorragender Ausgangspunkt für ein gelingendes Leben. Darauf weist auch Maja Storch hin und spricht mir damit aus der Seele: Glück ist oft nicht in den gigantischen Dingen. Glück ist nicht in den Idealbildern, die uns die Medien oft vermitteln, beispielsweise von der Idealfamilie mit lauter schönen Menschen, die sich nie streiten.

Glück findet sich vielmehr oft in den kleinen Dingen und das ist für viele von uns sicher sehr entlastend. Es geht nicht darum, dass wir uns für mehr Glück auch noch mehr anstrengen und noch mehr Disziplin aufbringen müssen. Es geht darum, authentisch zu sein. Maja Storch bringt dazu das Beispiel, dass sie glücklich sein kann, wenn sie auf dem Sofa sitzt und ihr Mann neben ihr ein Fußbad nimmt[52].

> **Reflexionsfragen**
> - Wie entscheidest du bisher? Nur nach dem Verstand? Lässt du deine Körperempfindungen und Gefühle Einfluss nehmen? Hörst du bewusst auf deinen Körper bzw. dein Herz?
> - Kennst du deine somatischen Marker? Wie zeigen sich deine negativen Marker? Kennst du deine positiven Marker und wie fühlen sie sich an?
> - Bist du eher im Selbstkontroll- oder im Selbstregulationsmodus?

Ich möchte dir von meinen persönlichen Erfahrungen dazu berichten und dabei noch einen Schritt über das Bisherige hinausgehen. Die ersten Jahrzehnte meines Lebens waren meine Entscheidungen fast ausschließlich vom Verstand her geprägt. Mein Leben war kopfgesteuert. Bauchgefühl und Emotionen schenkte ich nicht viel Bedeutung. Vielleicht geprägt durch ein wissenschaftliches Studium, war ich insgeheim auch ganz stolz, wie rational ich alles betrachten und entscheiden konnte. Im Großen und Ganzen lief das auch ganz erfolgreich, zumindest von außen betrachtet, und lange Zeit fühlte ich mich damit auch gut. Es kamen jedoch Fragen auf, die ich nicht mit meinem Verstand beantworten konnte. Drei solcher Fragen waren beispielsweise „Warum bist du hier auf der Erde?", „Was willst du weiter mit deinem Leben machen?" und „Was gibt dir Sinn?". Mein Verstand konnte mir darauf keine rechten Antworten geben. Durch einen glücklichen Zufall begegnete ich einer Frau, die mir die Herzintelligenz erklärte. Sie berichtete mir davon, dass sie alle ihre Entscheidungen mit dem Herzen trifft und dass es auch ganz einfach sei, weil das Herz immer antworte. Ich solle doch mal auf mein Gefühl hören. Wenn sich eine Entscheidungsalternative warm, wohlig im Bauch, harmonisch anfühle, dann sei das das Richtige. Wenn sich eine Entscheidung dagegen kalt, verkrampft bzw. ungut anfühle, dann sei das keine gute Wahl für mich. Außerdem könne ich ganz leicht Kontakt zu meinem Herzen finden und diesen immer besser ausbauen. Ich bräuchte nur zu spüren. Manche Menschen unterhalten sich auch richtig mit dem Herzen in einer Art innerem Dialog.

Als ich das damals ausprobierte, war ich wirklich tief bewegt von dem, was ich jahrzehntelang nicht beachtet hatte. Es fühlte sich wie „Heimkommen" an, weil ich die andere Hälfte von mir entdeckte und integrierte. Plötzlich hatte ich einen Kompass zur Hand, der mir bei Fragen zu meinem Leben eine Einschätzung gab, bei denen mein Verstand wenig hilfreich war. So kam es übrigens, dass ich mich mit der Positiven Psychologie beschäftigte. Das fühlte sich stimmig und genau richtig für mich an. Genauso war es übrigens mit dem Schreiben dieses Buches. Hätte ich diese Frage nur meinen Verstand beurteilen lassen, dann hätte er mir zur Antwort gegeben, es wäre doch viel sinnvoller, weiter in meine Karriere zu investieren. Ich bin gut unterwegs und ich könnte nach dem nächsten Karriereschritt, der sicher kommt, noch mehr Geld verdienen. Warum also bitte einen gut bezahlten Job aufgeben, um ein Buch zu schreiben und sich in eine unsichere Zukunft begeben?

Das Gefühl meines Herzens sagte mir dagegen, das fühlt sich richtig und stimmig an. Es war auch keine Momentaufnahme, mein Entscheidungsprozess dauerte durchaus länger. Das Grundgefühl war jedoch absolut stabil und keine Laune des Tages. Bei der Entscheidung half mir, dass in den Jahrzehnten meiner „Verstandeszeit" einmal das Gefühl meines Herzens schon „durchgeblitzt" hatte, als ich überhaupt nicht mehr weiterwusste. Das war noch während meines Studiums. Ich bekam das sehr attraktive Angebot, als Wirtschaftspsychologe in Teilzeit bei einer Bank zu arbeiten, die ich von einem Praktikum her kannte. Das war eine riesige Chance. Ich wollte sehr gerne dort arbeiten, da mir die Menschen und die gelebte Kultur sehr lagen. Auf der einen Seite wäre das der perfekte Einstieg dort gewesen und es stand zu befürchten, dass der Bedarf dieser Abteilung künftig nicht mehr vorhanden wäre, wenn die Position anderweitig besetzt würde. Andererseits wollte ich mich voll auf die Prüfungen und den Abschluss meines Studiums konzentrieren. Ich war extrem hin- und hergerissen. Irgendwann meldete sich mein Gefühl, ich solle das Angebot ausschlagen, es käme eine gute Lösung nach meinem Studium. Dem vertraute ich. Damals dachte ich, das wäre ein guter Test für mich und nach 18 Monaten würde ich wissen, ob ich einen riesigen Fehler gemacht habe. Mein Gefühl war jedoch genau richtig. Als ich mein Studium beendete, konnte ich ein Traineeprogramm beginnen, was noch viel besser war als der damalige direkte Einstieg in Teilzeit.

Mit dieser Erfahrung und meinem guten Gefühl für dieses Buch ging ich dann den für mich mutigen Schritt, um dieses Buch zu schreiben und voller Neugier meine Zukunft neu zu gestalten. Das Interessante ist, dass ich dadurch ganz selten Zweifel an meiner Entscheidung habe. Dieses gute Gefühl bei dem, was ich tue, trägt dann wiederum zu meinem ganz persönlichen Glück bei.

Ich wollte dir davon erzählen, weil es für mich eine lebensverändernde Erfahrung war, meine „zweite Hälfte", mein Herz und dieses Gefühl zu entdecken. Es gibt dazu bislang wenig fundierte wissenschaftliche Forschung und natürlich kann man diesbezüglich auch auf die selbsterfüllende Prophezeiung verweisen. Inzwischen kenne ich viele Menschen, die dieses Bauchgefühl sehr erfolgreich in ihr Leben integrieren. Falls es dir so geht wie mir, als ich das erste Mal damit in Kontakt kam, und du mehr Kontakt mit deinem Herzen möchtest, dann kann ich dich nur ermutigen, dich darauf einzulassen. Ein wichtiger Hinweis noch dazu: Du musst zwischen deiner inneren Stimme und deinem Herzen unterscheiden. Dein Herz ist immer auf deiner Seite und gibt dir ein tiefes Gefühl dafür, was sich richtig für dich anfühlt. Deine innere Stimme geht nicht so tief, sie plappert daher, bewertet und kritisiert dich, was dein Herz nicht tut. Mit etwas Übung wirst du jedoch das eine vom anderen unterscheiden können. Probiere es einfach mal aus, vielleicht am Anfang nicht gleich mit Lebensentscheidungen, sondern einfach mit kleineren Dingen des Lebens, und sammle Erfahrungen damit. Maja Storch schlägt beispielsweise vor, dass du dies bei der nächsten Essensbestellung üben kannst oder bei Fragen wie: „Lese ich heute Abend ein Buch oder gehe ich ins Kino?"[53]. So kannst du ausprobieren und entscheiden, ob dich diese Haltung weiterführt. Nicht jeder Zugang passt zu jedem Menschen. So vielfältig wie wir Menschen sind, so unterschiedlich sind auch unsere passenden Zugänge zum Glück. Für den einen ist das Herzgefühl der ultimative Kompass und für andere schwingen so viele andere Strömungen mit, dass sie lieber auf andere Haltungen zurückgreifen.

Wenn du diese Haltung in dein Leben integrieren willst, was ist dann hilfreich? Achte auf die Signale deines Körpers, lass deinen Verstand durch deine Körperintelligenz ergänzen, wenn sie verschiedener Meinung sind, gehe in den Selbstregulationsmodus und folge dem, was dein Herz dir rät.

Blättere jetzt zur Haltungsmatrix (Abschn. 3.21) und trage dort ein, wie ausgeprägt du diese Haltung derzeit lebst (mit einem Punkt) und wie stark du diese Haltung in Zukunft ausprägen willst (mit einem Kreuz).

3.18 Exkurs: Werte – Wie erkenne ich meine Werte? – Lebe ich auch danach?

Die eigenen Werte zu kennen und im Einklang mit ihnen zu leben ist ein weiterer wichtiger Baustein für ein glückliches Leben. Wer nach seinen Werten lebt, der berichtet, dass sich sein Leben stimmig und erfüllt anfühlt. Meist sind uns unsere Werte jedoch nur wenig bewusst. Kaum jemand kann dir seine wichtigsten fünf Werte nennen. In diesem Exkurs kannst du Schritt für Schritt deine Werte erkennen. Ich empfehle dir diese Übung sehr, weil dir dies auch für viele Lebensentscheidungen sehr hilft. Alle Informationen dazu findest du hier: Exkurs 6 auf http://extras.springer.com.

3.19 Es ist, wie es ist!

Dieser Satz kommt so banal daher. Dahinter steht jedoch eine mächtige Haltung für ein besseres Leben. Es ist oft so, dass wir das, was da ist, nicht anerkennen und nicht annehmen. Lass uns das an ein paar Beispielen ansehen: Fangen wir bei kleinen Dingen an: Die Ampel hat ausgerechnet jetzt auf Rot geschaltet und wir fangen an, uns zu sagen „Muss die Ampel gerade jetzt umschalten, gerade jetzt bin ich in Eile. Hier ist kein Verkehr!" oder statt einem sonnigen Tag ist der Himmel grau und es regnet und wir sagen: „Was für ein schreckliches Wetter heute, das ist ja ganz furchtbar!" Wir können damit hadern, wir können uns beschweren, es wird sich dadurch nichts verändern. Es ist, wie es ist. Wenn du dich in diese Einstellung „Es ist, wie es ist" einfühlst, steckt darin auch etwas sehr Wohltuendes. Wenn du das, was ohnehin da ist, einfach so annimmst, dann ist das sehr entspannend. Du kannst aufhören, gegen diese Windmühlen zu kämpfen, denn es schaltet weder die Ampel schneller um noch wird das Wetter dadurch besser, dass du mit der Situation haderst. Sie ist, wie sie ist.

Das gilt nicht nur für äußerliche Umstände. Lass uns das Thema auch für schwierige Situationen betrachten. Ich kenne eine Frau, die von ihrem Onkel missbraucht wurde. Sie hat lange damit gehadert und die Verletzung mit sich herumgetragen. Sie hat das Thema selbst noch Jahrzehnte später versucht zu ignorieren, zu verdrängen und möglichst wegzudrücken. Der erste große und mächtige Schritt in ein besseres Leben begann für sie, als sie für sich anerkannte, was passiert ist. Es ist, wie es ist. Das hatte nichts damit zu tun, dass sie irgendetwas entschuldigte oder akzeptierte. Es war die innere Haltung, das anzunehmen, was ohnehin da war und passiert war. Sie konnte für sich sagen: „Ja, ich bin missbraucht worden, das ist Teil meiner Lebensgeschichte. Das hat mich bis heute stark geprägt. Ja, es ist passiert und es ist, wie es ist."

Der Schlüssel liegt darin, dass der Kampf dagegen aufhört. Es ist ein Kampf, der so nie gewonnen werden kann, weil er sich gegen die Dinge der Vergangenheit richtet, die so passiert sind, wie sie passiert sind und nicht nachträglich verändert werden können. Die Energie hängt durch die Annahme nicht mehr in der Vergangenheit. Die Haltung dahinter ist, dass alles da sein darf. Auch alle Emotionen. Sie sind ja ohnehin da. Diese Haltung birgt für viele am Ende eine große Erleichterung und dann eine tiefe Ruhe.

> **Übung: „Es ist, wie es ist" bei sich spüren**
>
> Nimm dir einige Minuten in Ruhe. Atme tief ein und aus und komm zu dir und in einen entspannten Zustand. Spüre nach, wie es sich anfühlt, wenn alles so sein darf, wie es ist. So, wie du heute bist, alles, was du erlebt hast, alle Umstände, in denen du dich befindest, das darf jetzt einfach so sein, wie es ist. Du darfst sein mit allen deinen Stärken und mit allen deinen Schwächen und Fehlern. Alles darf sein, was in deinem Leben gut lief und was schlecht lief. Alles ist, wie es ist, was du positiv findest und was du negativ findest. Es ist, wie es ist. Es ist die Akzeptanz dessen, was ohnehin da ist. Du brauchst nicht mehr gegen etwas zu kämpfen. Was ist, darf da sein. Wie fühlst du dich dabei, wenn das alles sein darf und du das anerkennst? Wenn der Kampf aufhört? Spüre diesem Gefühl nach.
> Viele erleben dadurch eine große Erleichterung und Ruhe.

Das Beste daran kommt jedoch erst noch. Es ist paradox: Dadurch, dass du etwas annimmst, eröffnest du die Möglichkeit, es zu verändern. Alle trockenen Alkoholiker wissen dies: Erst als sie für sich akzeptiert haben, dass sie süchtig sind (es ist, wie es ist), konnten sie beginnen, ihren Umgang mit der Sucht zu verändern. Die missbrauchte Frau konnte ihr Leben neu ausrichten, als sie ihre Vergangenheit ganz angenommen hatte, das war ihr wichtigster Schritt. Genauso ist es beispielsweise mit unbewussten Glaubenssätzen. Erst wenn wir akzeptieren und uns eingestehen, dass wir so „ticken" und unser Leben danach ausrichten, wird der Weg plötzlich frei, um unser Leben zu verändern. **„Es ist, wie es ist" ist immer der erste Schritt.**

Ich stelle mir das bildlich wie auf einem Zeitstrahl vor. Die eine Richtung des Zeitstrahls geht in die Zukunft, in der gegenüberliegenden Richtung liegt meine Vergangenheit und dort, wo ich stehe, ist die Gegenwart. Solange ich nicht anerkenne, was bei mir in der Gegenwart ist, solange führe ich meinen Kampf mit der Vergangenheit. Da sie unumstößlich passiert ist, ist dieser Kampf sinnlos. Das, was jetzt ist, ist so. Ich kann es nicht verändern, indem ich die Vergangenheit leugne, damit hadere oder versuche sie zu vergessen. Wenn ich jedoch auf meiner Position alles so anerkenne, wie es ist, kann ich mich in Richtung der Zukunft ausrichten. Egal wie gut mir der aktuelle Status gefällt, kann ich mich fragen: „Gut, wenn es jetzt so ist, wie es ist, was mache ich künftig damit?" Und plötzlich bin ich in der Gestaltung statt im Kampf.

Das ist die Paradoxie dahinter. **Erst wenn ich etwas annehme, kann ich es verändern. Erst wenn ich etwas akzeptiere, kann ich es loslassen.**

> **Übung**
>
> Einigen Menschen hat es sehr geholfen, den Spruch „Es ist, wie es ist" an verschiedenen Stellen in ihrer Wohnung und ggf. auch am Arbeitsplatz anzubringen, sodass sie immer wieder daran erinnert werden. Überlege dir, wie du diese Einstellung im Alltag üben und auf welchem Weg du dich daran erinnern lassen kannst.
>
> Um zu üben und auszuprobieren, wie es für dich ist, diese Haltung zu vertiefen und besser auszuhalten, gibt es eine (für manche lustige) Übung: Gehe in ein Umfeld, das du normalerweise so nicht annehmen würdest. Ein unaufgeräumtes Kinderzimmer kann für manchen Elternteil beispielsweise ein hervorragendes Umfeld sein. Setze dich hin, atme tief durch und schau dich um. Nimm es einfach so an, wie es ist, und widerstehe dem Impuls, entweder sofort rauszulaufen oder gleich Dinge aufzuräumen. Begib dich einfach in die Haltung: Es ist, wie es ist. So ist es nun mal. Beobachte einfach das, was in dir passiert.

Zum Ende dieses Kapitels ist mir ein Aspekt noch sehr wichtig: Das Akzeptieren dessen, was ist, bedeutet nicht, dass du dich damit abfindest und alles so lässt. Mein Buch soll dich gerade darin unterstützen, dein Leben nach deinen Vorstellungen zu gestalten. Die Haltung des „Es ist, wie es ist" bedeutet, ganz in der Gegenwart anzukommen, um dann alle Möglichkeiten und die volle Energie zu haben, um auf Grundlage dessen, was ohnehin ist, dein Leben erfüllt zu gestalten.

Blättere jetzt zur Haltungsmatrix (Abschn. 3.21) und trage dort ein, wie ausgeprägt du diese Haltung derzeit lebst (mit einem Punkt) und wie stark du diese Haltung in Zukunft ausprägen willst (mit einem Kreuz).

3.20 Glückshaltung Multitomie oder warum es mehr Spaß macht aus verschiedenen Farben ein Bild zu malen als über die Unterschiedlichkeit der Farben zu streiten

Jetzt möchte ich dich gerne noch mit einer anderen Erfahrung inspirieren. Zu diesem Thema gibt es noch keine wissenschaftliche Forschung. Da die dahinterliegende Einstellung jedoch bei mir zu viel Erfolg und Lebensfreude beigetragen hat, möchte ich dir unbedingt davon erzählen. Dazu wird es zuerst etwas philosophisch. Praktisch alles, was wir auf unserer Erde wahrnehmen, ist bipolar. Es gibt heiß und kalt, glücklich und unglücklich, groß und klein, schnell und langsam, hart und weich, Tag und Nacht, gut und schlecht, richtig und falsch. Wir könnten seitenlang die Gegensätze aufschreiben und wir können das eine nicht ohne das andere erkennen. Erst wenn du weißt, was ein ruhiger Mensch ist, kannst du einen anderen Menschen als redselig bezeichnen. Nur dadurch, dass du weißt, was dunkel ist, kannst du etwas als hell bezeichnen. Weil diese Polarität unser Leben komplett durchzieht, ist es für viele Menschen naheliegend, auch alles in ihrem Leben als richtig oder falsch bzw. gut oder schlecht einzuschätzen. Etwas darf nicht einfach nur sein, sondern erhält sofort einen „Bewertungsstempel". Ich habe beispielsweise einen Mann in meiner Verwandtschaft, der zu allem sofort sagen kann, ob es gut oder schlecht ist. Er hat ein für sich wahres Weltbild und bewertet alles sofort und für sich glasklar. Positiv daran ist für ihn, dass er für sich eine subjektive Klarheit hat und danach handeln kann.

Wenn du jedoch an die Wahrnehmung und deren Einflussfaktoren denkst, daran, dass Wahrnehmung Falschnehmung sein kann und sie nur einen geringen und zudem konstruierten Ausschnitt der Wirklichkeit wiedergibt, dann wird deutlich, dass eine Einteilung in richtig und falsch nur eine subjektive Wiedergabe ist und eine von vielen Möglichkeiten, die Wirklichkeit wahrzunehmen.

Es gibt so viele unnötige Diskussionen in der Welt, welche Wahrnehmung nun die richtige ist. Und sei mal ehrlich, das geht schon im Sandkasten los, wenn beide heulend behaupten, dass der andere angefangen hat. Mich erinnern manchmal die Diskussionen von Erwachsenen an das Bild mit dem Elefanten. Verschiedene Menschen mit verbundenen Augen versuchen durch Fühlen herauszubekommen, was da vor ihnen ist. Derjenige am Ohr sagt, das ist ein riesiges Blatt, dünn und riesengroß. Der andere in seiner Nähe am vorderen Bein sagt, nein, das kann überhaupt nicht sein, es ist nicht dünn, es ist extrem dick und rund.

Ich habe immer wieder erlebt, wie wohltuend es ist, wenn einfach beides oder auch mehreres sein darf. Statt „entweder oder" geht es um ein „sowohl als auch". Im ersten Buchteil hast du gesehen, dass jeder seine eigene Wahrheit hat und wir gut beraten sind, nicht zu glauben, dass unsere Sicht der Dinge die einzig richtige ist. Du hast dort gesehen, dass es sinnvoll ist, dass verschiedene Wahrnehmungen und Meinungen parallel da sein dürfen. Jeder darf seine Realität haben. In Teams habe ich dies immer als hervorragende Haltung erlebt. Jeder darf seine Meinung haben. Jede Sichtweise ist wichtig und davon darf es viele geben, jedoch gibt es dann eine Handlung oder eine Entscheidung daraus. Ich nenne diese Haltung: **Multitomie**.

Diese Haltung kann auch für dich sehr hilfreich sein. Sie kann nicht nur helfen, im Außen gelassener mit anderen Sichtweisen umzugehen, sondern vor allem auch in deinem Inneren die Verschiedenartigkeit und Gegensätzlichkeit zuzulassen.

Du kannst sehr zufrieden mit dir und deiner Entwicklung sein und gleichzeitig mit vollem Elan deine nächsten Vorhaben und Entwicklungsschritte anstreben. Du kannst sehr traurig sein, diese Traurigkeit zulassen und durchfühlen und dabei gleichzeitig auch Dankbarkeit z. B. für deine Kinder, Freude über die Schönheit eines Blumenstraußes oder Liebe fühlen. Du kannst sachlich und emotional zugleich sein. Du kannst die Emotionen fühlen und gleichzeitig überlegen, warum du so empfindest, womit du in Resonanz gehst und welchen Nutzen dir diese Emotionen bringen.

Spürst du, um wieviel gelassener dies unser Leben machen kann? Mit Multitomie diskutierst du nicht mehr, wer Recht hat, sondern du sagst: „Okay, das sind die verschiedenen Sichtwesen, lass uns überlegen, was das Beste ist und vor allem, was wir nun daraus machen."

Dieses Buch spiegelt Multitomie wider, es geht nicht um richtig und falsch oder schwarz und weiß. Es geht um Balance und um Integration. Es gibt ganz viele Möglichkeiten, Haltungen und Wege zum Glück und zum gelingenden Leben. Jede einzelne hat ihre Berechtigung, es gibt nicht richtig und falsch, besser und schlechter, schwarz und weiß, vielleicht ist grau genau richtig. Was für dein Leben hilfreich ist, kannst nur du entscheiden. Du kannst wählen, welche Haltungen du dir zu eigen machen möchtest. Dafür dient der folgende Abschnitt (Abschn. 3.21), bevor wir uns den weiteren Wegen zum Glück und erfüllten Leben zuwenden.

3.21 Haltungsmatrix – Wo stehe ich und wo möchte ich mich weiterentwickeln?

Insgesamt sind in diesem dritten Kapitel 20 Haltungen beschrieben, die dich dabei unterstützen, ein Leben voller Freude und Energie zu führen. In der folgenden Matrix (Abb. 3.4) kannst du dir für dich persönlich eine anschauliche Übersicht erstellen, wo du dich aktuell einschätzt und welche Punkte du gerne weiterentwickeln möchtest.

Du kannst zuletzt alle Punkte und alle Kreuze mit unterschiedlichen Farben verbinden und erhältst dein Haltungsprofil. Wenn du bei jeder Haltung, bei der dein Ziel höher ist als deine jetzige Einschätzung, den Bereich zwischen dem Punkt und dem Kreuz farbig markierst, dann siehst du grafisch sehr schnell, bei welchen Haltungen du dich besonders stark entwickeln möchtest. Nun kannst du dir dies in Ruhe ansehen. Du kannst entscheiden, was du umsetzt und vielleicht noch einmal vertiefter nachlesen willst, und dich mit der Integration dieser Haltung in dein Leben beschäftigen. Wenn du hierzu noch weitere Anregungen möchtest, dann blättere zum Abschn. 4.7, dort habe ich weitere Tipps für dich aufgelistet. Vielleicht hast du auch deinen ganz eigenen Weg, diese Haltung in dein Leben zu integrieren. Wenn du dein Leben weiterentwickeln möchtest, dann solltest du darauf achten, dass dein Denken, Fühlen und Sprechen dauerhaft von deiner neuen Haltung getragen wird. Mache es ruhig mal ein paar Wochen so, wie wenn du eine Schauspielrolle spielen würdest, und frage dich immer wieder, wie würde meine Idealperson mit dieser Haltung jetzt reagieren? Vielen hilft dies, die neue Haltung zu leben, bis sie zur Gewohnheit wird. Du erinnerst dich ja an den Slogan: „Fake it till you make it!"

In Kap. 4 geht es nun um ganz konkrete Wege zur Steigerung deines Glücks und zur Verbesserung deines Lebens. Auf Basis der Forschungsergebnisse der Positiven Psychologie findest du nun eine Vielzahl sehr unterschiedlicher Wege. Du kannst wie am Essens-Buffet vorgehen: Schau dir alles an und nimm dir das, worauf du Lust hast, heraus. Vielleicht macht dich manches Neue und Exotische neugierig, dann probiere es aus und finde heraus, ob es für dich passt. Mach das ruhig spielerisch und leicht. Ich wünsche dir ganz viel Freude bei der Entdeckung vieler neuer Möglichkeiten für dein Leben!

Meine Haltungsmatrix

Die Skala zeigt dir an, wie stark die jeweilige Haltung ausgeprägt ist. Markiere auf der Skala jeweils deine Einschätzung, wie ausgeprägt die jeweilige Haltung bei dir derzeit ist (mit einem Punkt) und wie stark du diese Haltung gerne in dein Leben integrieren möchtest (mit einem Kreuz).

sehr schwach ———————————— sehr stark	
•——•——•——•——•——•——•	1. Permission to be human
•——•——•——•——•——•——•	2. Fokus und Konzentration auf Stärken
•——•——•——•——•——•——•	3. Frei von destruktiven, unbewussten Glaubenssätzen
•——•——•——•——•——•——•	4. Erlaube dir glücklich zu sein
•——•——•——•——•——•——•	5. Leben im Jetzt, statt im Wartezimmer zu sitzen
•——•——•——•——•——•——•	6. Kein Bewerten beim Vergleichen
•——•——•——•——•——•——•	7. Das eigene Leben leben
•——•——•——•——•——•——•	8. Active agent sein
•——•——•——•——•——•——•	9. Kein Jammern, Beschweren oder Lästern
•——•——•——•——•——•——•	10. Satisfying
•——•——•——•——•——•——•	11. Sei zufrieden und strebe nach mehr
•——•——•——•——•——•——•	12. Dich selbst lieben
•——•——•——•——•——•——•	13. Wissen, dass deine Emotionen aus dir kommen
•——•——•——•——•——•——•	14. Fühlen statt verdrängen
•——•——•——•——•——•——•	15. In Widrigkeiten immer Möglichkeiten sehen

Abb. 3.4 Meine Haltungsmatrix

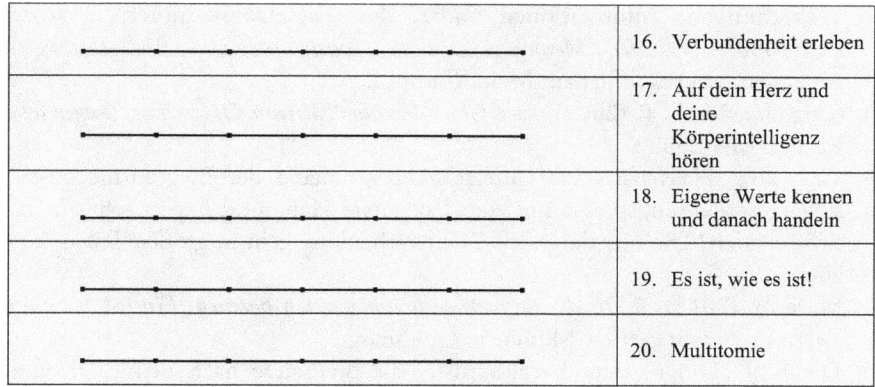

Abb. 3.4 (Fortsetzung)

Anmerkungen

1. https://www.youtube.com/watch?v=1hFyjy9P5lg, abgerufen am 14.12.2017.
2. https://www.youtube.com/watch?v=OxsP12WClHg, abgerufen am 14.12.2017.
3. https://www.youtube.com/watch?v=LkE-k3SCfmg, abgerufen am 21.12.2017.
4. Seligman, M. E. P. (2002). *Der Glücks-Faktor. Warum Optimisten länger leben.* Köln: Bastei Lübbe.; Seligman, M. E. P. (2014). *Flourish: Wie Menschen aufblühen. Die Positive Psychologie des gelingenden Lebens.* München: Kösel.
5. Ein gutes Buch mit einem (nach Kauf des Buches kostenlosen) Stärkentest ist beispielsweise: Buckingham, M., & Clifton, D. (2016). *Entdecken Sie Ihre Stärken jetzt!* Frankfurt am Main: Campus.
6. Pollmann, S. (2008). *Allgemeine Psychologie.* München: Ernst Reinhardt.
7. Hunziker, H. (2006). *Im Auge des Lesers: Foveale und periphere Wahrnehmung: Vom Buchstabieren zur Lesefreude.* Zürich: Stäubli.
8. Das ist der Ausspruch von Prof. Michaelis von der Universität Augsburg. Ihm habe ich zu verdanken, dass ich Diplompsychologie studierte. Ursprünglich hatte ich Psychologie nur im Nebenfach. Seine Vorlesungen begeisterten mich so sehr, dass ich mich umentschied und mein Politikwissenschaftsstudium bleiben ließ.
9. In der kognitiven Verhaltenstherapie werden diese unbewussten Grundannahmen aufgedeckt und verändert. Judith Beck schlägt eine Dreiteilung vor: Grundannahmen der Hilflosigkeit, des Nicht-liebenswert-Seins und der Wertlosigkeit. Siehe: Beck, J. (2013). *Praxis der Kognitiven Verhaltenstherapie.* Weinheim: Beltz.
10. Duckworth, A. L., & Seligman, M. E. (2005). Self-discipline outdoes IQ in predicting academic performance of adolescents. *Psychological Science, 16*(12), 939–944.

11. Weiterführende Informationen findest du beispielsweise unter: Laskowski, A. (2000). *Was den Menschen antreibt. Entstehung und Beeinflussung des Selbstkonzepts.* Frankfurt am Main: Campus.
12. Seligman, M. E. P. (2002). *Der Glücks-Faktor. Warum Optimisten länger leben.* Köln: Bastei Lübbe.
13. Dr. Oliver Haas hat diese Unterscheidung anhand der Bergtourmetapher in seinem Ausbildungsprogramm zum Corporate Happiness Expert sehr anschaulich erläutert. Die hier dargestellte Unterscheidung geht in großen Teilen darauf zurück.
14. Ware, B. (2015). *5 Dinge, die Sterbende am meisten bereuen. Einsichten, die Ihr Leben verändern werden.* München: Goldman.
15. Die fünf „Dinge" oder Versäumnisse, die Sterbende nach den Erfahrungen von Bronnie Ware am meisten bedauern sind: 1. Ich wünschte, ich hätte den Mut gehabt, mir selbst treu zu bleiben, statt so zu leben, wie andere es von mir erwarteten. 2. Ich wünschte, ich hätte nicht so viel gearbeitet. 3. Ich wünschte, ich hätte den Mut gehabt, meinen Gefühlen Ausdruck zu verleihen. 4. Ich wünschte, ich hätte den Kontakt zu meinen Freunden gehalten. 5. Ich wünschte, ich hätte mir mehr Freude gegönnt.
16. Sprenger, R. (2004). *Die Entscheidung liegt bei Dir! Wege aus der alltäglichen Unzufriedenheit.* Frankfurt am Main: Campus.
17. Ben-Shahar, T. (2014). *Choose the life you want: The mindful way to happiness.* New York: Workman Publishing.; Ken Blanchard hat das Konzept in einem kurzen Artikel ebenfalls zusammengefasst: https://howwelead.org/2010/04/05/dont-be-a-passive-victim/ abgerufen am 17.11.2017.
18. Branden, N. (2016). *Die 6 Säulen des Selbstwertgefühls. Erfolgreich und zufrieden durch ein starkes Selbst.* München: Piper.
19. https://howwelead.org/2010/04/05/dont-be-a-passive-victim/, abgerufen am 17.11.2017.
20. Higgins, E. T., & Rholes, W. S. (1978). "Saying is believing": Effects of message modification on memory and liking for the person described. *Journal of Experimental Social Psychology, 14*(4), 363–378; Bem, D. J. (1972). Self-perception theory. In L. Berkowitz (Hrsg.), *Advances in experimental social psychology* (Vol. 6, pp. 157–162). New York: Academic Press; Festinger, L. (1957). *A theory of cognitive dissonance.* Stanford: Stanford University Press.
21. Quelle: http://www.willbowen.com/ abgerufen am 01.06.2017.
22. Kowalski, R. M. (1996). Complaints and complaining: Functions, antecedents, and consequences. *Psychological bulletin, 119*(2), 179–196; Kowalski, R. M. (2002). Whining, griping, and complaining: Positivity in the negativity. *Journal of clinical psychology, 58*(9), 1023–1035. Zur vertieften Beschäftigung mit diesem Thema empfehle ich: Kowalski, R. M. (2003). *Complaining, teasing, and other annoying behaviors.* New Haven: Yale University Press.

23. Bowen, W. (2013). *A Complaint Free World: How to Stop Complaining and Start Enjoying the Life You Always Wanted.* New York: Three River Press; noch detailliertere Informationen findest du in: Kowalski, R. M. (2003). *Complaining, teasing, and other annoying behaviors.* New Haven: Yale University Press.
24. Weiterführende Informationen zum Selbstwert enthält beispielsweise das Buch: Branden, N. (2016). *Die 6 Säulen des Selbstwertgefühls: Erfolgreich und zufrieden durch ein starkes Selbst.* München: Piper. Es enthält auch von Nathaniel Branden entwickelte Satzergänzungsübungen zum Aufbau eines starken Selbst.
25. Lyubomirsky, S. (2013). *Glücklich sein. Warum Sie es in der Hand haben, zufrieden zu leben.* Frankfurt am Main: Campus.
26. Im Detail ist das Modell deutlich komplexer. Beispielsweise fehlt in der Darstellung der Buchstabe G (für Goals): Ziele und Werte. Albert Ellis hat sein Konzept von den Anfängen in den 50er-Jahren über Jahrzehnte weiterentwickelt. Kernelement des Modells ist jedoch die hier dargestellte ABC-Abfolge.
27. Ellis, A. (1997). *Grundlagen und Methoden der Rational-emotiven-Verhaltenstherapie.* München: Pfeiffer Verlag.
28. Im Englischen steht A für adversity (Widrigkeit), B für belief (Überzeugung) und C für consequence (Konsequenz). Im Deutschen werden die drei Schritte meist als Auslöser, Bewertung und Konsequenz bezeichnet.
29. Fredrickson, B. L. (2011). *Die Macht der guten Gefühle: wie eine positive Haltung Ihr Leben dauerhaft verändert.* Frankfurt am Main: Campus.
30. Ebd.; Fredrickson, B. L., Tugade, M. M., Waugh, C. E., & Larkin, G. R. (2003). What good are positive emotions in crisis? A prospective study of resilience and emotions following the terrorist attacks on the United States on September 11th, 2001. *Journal of personality and social psychology*, 84(2), 365–376.
31. Tugade, M. M., & Fredrickson, B. L. (2004). Resilient individuals use positive emotions to bounce back from negative emotional experiences. *Journal of personality and social psychology*, 86(2), 320–333.
32. Fredrickson, B. L. (2011). *Die Macht der guten Gefühle: wie eine positive Haltung Ihr Leben dauerhaft verändert.* Frankfurt am Main: Campus. S. 134.
33. Fredrickson, B. L. (2013). Updated thinking on positivity ratios. *American Psychologist*, 68(9), 814–822.
34. Isen, A. M., Daubman, K. A., & Nowicki, G. P. (1987). Positive affect facilitates creative problem solving. *Journal of personality and social psychology*, 52(6), 1122–1131.
35. Masters, J. C., Barden, R. C., & Ford, M. E. (1979). Affective states, expressive behavior, and learning in children. *Journal of Personality and Social Psychology*, 37(3), 380–390.

36. Isen, A. M., Rosenzweig, A. S., & Young, M. J. (1991). The influence of positive affect on clinical problem solving. *Medical Decision Making, 11*(3), 221–227.
37. Dieser Spruch findet sich auch als Titel bei verschiedenen interessanten Büchern, z. B. Wolff, V. E., & Jakobeit, B. (1999). *Wenn dir das Leben eine Zitrone gibt, mach Limonade draus.* München: Hanser; oder auch Kulle, S. (2007). *Das Leben gibt dir Zitronen, mach Limonade draus. Mein Weg zurück ins Leben.* München: Pattloch.
38. https://de.wikipedia.org/wiki/Overview-Effekt, abgerufen am 25.09.2017
39. https://www.theguardian.com/science/2008/nov/30/apollo-8-mission, abgerufen am 25.09.2017 – Ergänzend sei bemerkt, dass die Erde auf dem Mond nur dann aufzugehen scheint, wenn du mit einer Raumsonde um den Mond fliegst. Da der Mond keine Eigenrotation wie die Erde hat und immer mit der gleichen Seite zur Erde zeigt, würde man auf der erdzugewandten Seite des Mondes die Erde immer nur an nahezu der gleichen Stelle stehen sehen.
40. Das Originalfoto, das die Astronauten in diesem historischen Augenblick machten, kannst du unter www.nasa.gov abrufen, wenn du auf dieser Seite den Suchbegriff „Earthrise" eingibst.
41. Den Film kannst du mit folgender Internetadresse abrufen: https://vimeo.com/55073825; abgerufen am 15.02.2018.
42. Zelenski, J. M., & Nisbet, E. K. (2014). Happiness and feeling connected: The distinct role of nature relatedness. *Environment and behavior, 46*(1), 3–23.
43. Reis, H. T., Sheldon, K. M., Gable, S. L., Roscoe, J., & Ryan, R. M. (2000). Daily well-being: The role of autonomy, competence, and relatedness. *Personality and Social Psychology Bulletin,* 26(4), 419–435.
44. Dunn, E. W., Aknin, L. B., & Norton, M. I. (2008). Spending money on others promotes happiness. *Science, 319*(5870), 1687–1688.
45. Kellert, S. R., & Wilson, E. O. (Hrsg.). (1993). The biophilia hypothesis. Washington: Island Press.
46. Storch, M. (2015). *Das Geheimnis kluger Entscheidungen. Von Bauchgefühl und Körpersignalen.* München: Piper.
47. Der Begriff „emotionales Erfahrungsgedächtnis" geht auf den Gehirnforscher Gerhard Roth zurück. Siehe auch: Roth, G. (2001). *Fühlen, Denken, Handeln. Wie das Gehirn unser Verhalten steuert.* Frankfurt am Main, Suhrkamp.
48. Storch, M. (2015). *Das Geheimnis kluger Entscheidungen. Von Bauchgefühl und Körpersignalen.* München: Piper. In diesem Buch hat Maja Storch diese Aspekte sehr anschaulich erklärt. Ein großer Teil des ersten Abschnittes in diesem Kapitel lehnt sich an dieses Buch an.
49. Dieses Spiel ist als Iowa Gambling Task bekannt, benannt nach dem Standort der University of Iowa, an der die Entwickler dieses Testverfahrens arbeiten.

50. Bechara, A., Damasio, H., Tranel, D., & Damasio, A. R. (1997). Deciding advantageously before knowing the advantageous strategy. *Science*, *275*(5304), 1293–1295.
51. Kuhl, J. (2010). *Lehrbuch der Persönlichkeitspsychologie: Motivation, Emotion und Selbststeuerung.* Göttingen: Hogrefe.
52. Storch, M. (2015). *Das Geheimnis kluger Entscheidungen. Von Bauchgefühl und Körpersignalen.* München: Piper.
53. http://majastorch.de/download/GG_somatische_marker.pdf, abgerufen am 21.02.2018.

4

Wege zur Steigerung des Glücks

4.1 Positiver Umgang mit der Vergangenheit

4.1.1 Weg 1: Dankbarkeit

> Im normalen Leben wird es einem gar nicht bewusst, dass der Mensch unendlich mehr empfängt als er gibt und dass Dankbarkeit das Leben erst reich macht. (Dietrich Bonhoeffer)

Wenn wir uns nun auf die Reise begeben, um verschiedene Wege zu mehr Lebenszufriedenheit und Glück zu finden und um uns viele Übungen und Möglichkeiten anzusehen, dann beginne ich ganz bewusst mit der Dankbarkeit. Sie ist ein mächtiger Schlüssel zu mehr Lebensfreude und mehr Glücksempfinden. Nach meiner Erfahrung sind die meisten Menschen diesem Weg schnell aufgeschlossen und zudem ist es ein leicht gangbarer und einfacher Weg. Sonja Lyubomirsky, die bekannte Glücksforscherin und Professorin für Psychologie an der University of California in Riverside, spricht sogar vom Königsweg zum Glück[1].

Wichtig ist, dass es hierbei nicht darum geht, artig Danke zu sagen, wenn uns z. B. jemand eine Tür aufhält. Hier kommt es vielmehr darauf an, was du tief empfindest. Robert Emmons, Professor für Psychologie an der University of California in Davis, zählt zu den anerkanntesten Dankbarkeitsforschern. Er definiert Dankbarkeit als das „Gefühl des Staunens, des Dankbar-Seins und der Würdigung des Lebens"[2]. Es ist das

Staunen über die Wunder des Lebens und hat viel mit Wertschätzung für die Dinge in unserem Leben zu tun. Es ist also keine Floskel, sondern das echte Staunen und Wertschätzen der vielfältigen positiven Aspekte unseres Lebens. Diese können groß oder klein sein, in jedem Fall ist jeder von uns davon umgeben, auch wenn wir sie manchmal nicht auf den ersten Blick wahrnehmen.

Lass uns erstmal eintauchen in die Forschungsergebnisse zur Dankbarkeit, dann klären wir, warum das eigentlich so gut funktioniert und besprechen am Ende ein paar sehr einfache, aber ungemein wirkungsvolle Übungen, mit denen du dein Glückslevel deutlich steigern kannst.

Was die Forschung über Dankbarkeit weiß
Um die Wirkung von Dankbarkeit zu untersuchen, führte Robert Emmons folgende Untersuchung durch. Er teilte 192 Studierende per Zufall gleichmäßig auf folgende 3 Gruppen auf:

Die 1. Gruppe (Dankbarkeit) war aufgefordert, einmal wöchentlich bis zu fünf Dinge aufzuschreiben, für die die Teilnehmenden dankbar waren. Einmal wöchentlich wurden die Teilnehmenden zudem zu ihrem Wohlbefinden und Themen rund um ihre Gesundheit befragt. Die Untersuchung lief insgesamt über zehn Wochen.

Die 2. Gruppe (Schwierigkeiten) unterschied sich nur darin von Gruppe 1, dass diese Teilnehmenden aufschreiben sollten, welche Schwierigkeiten oder Ärgernisse ihnen begegnet sind. Das konnte in allen Lebensbereichen sein.

Die 3. Gruppe (Begebenheiten) sollte schließlich einfach fünf Begebenheiten aufschreiben, die sie letzte Woche erlebt haben und die einen gewissen Einfluss auf ihr Leben hatten.

Viele Untersuchungen in der Psychologie werden auf diese Art und Weise durchgeführt. Würde man nur einzelne Personen untersuchen, dann könnten die Ergebnisse durch ganz andere Umstände verursacht werden. Durch den Trick, dass eine große Anzahl von Personen per Zufall auf verschiedene Gruppen aufgeteilt wird, hat man vergleichbare Gruppen (man spricht dann von randomisierten Gruppen). Das bedeutet, dass der Gruppendurchschnitt bei einer ausreichend großen Gruppengröße vor dem Experiment gleich ist. Wenn du z. B. 200 Personen per Zufall in zwei Gruppen einteilst und dann z. B. die durchschnittliche Körpergröße oder das durchschnittliche Gewicht berechnest, dann wird das praktisch gleich sein, weil sich mit ausreichend vielen Menschen und einer zufälligen Verteilung die Abweichungen in beiden Gruppen gleichermaßen verteilen. Auch der Durchschnitt der Lebenszufriedenheit wird beispielsweise bei beiden Gruppen nahezu gleich sein.

Dann machen die Forscher Folgendes: Eine der beiden Gruppen wird zur Versuchsgruppe und die andere zur Kontrollgruppe. Das zu untersuchende Merkmal (z. B. Wohlbefinden) wird vorab bei beiden Gruppen gemessen. Die Versuchsgruppe erhält eine „Behandlung" (z. B. wird mit ihr eine Glücksstrategie durchgeführt), die Kontrollgruppe erhält eine „Placebo-Aufgabe", macht also auch etwas, das jedoch keine Auswirkung auf die untersuchte Fragestellung hat.

Nach der Intervention messen die Forscher erneut das, was sie untersuchen. Verändert sich jetzt z. B. die Lebenszufriedenheit der Versuchsgruppe signifikant, dann dürfte dies nur an der Behandlung liegen. So ist ursächlich nachweisbar, ob eine Intervention wirkt. Übrigens erforscht auch die Medizin auf analoge Weise die Wirkung von Medikamente. Eine Gruppe bekommt das Medikament mit dem Wirkstoff und die Kontrollgruppe erhält ein Placebo. So lässt sich wissenschaftlich nachweisen, ob ein Medikament tatsächlich wirkt.

Als die Forscher nun nach zehn Wochen die Ergebnisse der Dankbarkeitsintervention auswerteten, zeigte sich, dass die Teilnehmenden der Dankbarkeitsgruppe (Gruppe 1) im Vergleich zu den beiden anderen Gruppen ihr Leben insgesamt signifikant besser einschätzten und auch signifikant optimistischer für die kommende Woche waren. Zudem hatten sie weniger Krankheitssymptome und – auch das hatten die Forscher gemessen – machten mehr Sport (fast eineinhalb Stunden pro Woche mehr Sport als die Teilnehmenden der „Schwierigkeiten"-Gruppe)[3]. Die Dankbarkeitsübung führt somit ursächlich zu einer messbaren Steigerung dieser Kriterien, insbesondere zu mehr Lebenszufriedenheit.

In einer anderen Untersuchung überprüfte Martin Seligman die Wirkung verschiedener „Glücksinterventionen". Auch hier kamen die randomisierten Gruppen zum Einsatz. Hierzu schrieben die Teilnehmenden der einen Gruppe (Versuchsgruppe) für eine Woche jeden Abend auf, welche Dinge am jeweiligen Tag gut gelaufen waren und warum dies so war. Diese Gruppe wurde dann mit der Kontrollgruppe verglichen. Die Teilnehmenden dieser Kontrollgruppe waren aufgefordert, eine Woche lang jeden Abend Erinnerungen an früher aufzuschreiben. Das war die Placebo-Gruppe.

Die Ergebnisse waren erstaunlich. Noch nach sechs Monaten (dem Ende der Studie) waren die Teilnehmenden, die für diese eine Woche täglich drei gut gelaufene Dinge aufschrieben, messbar glücklicher und weniger deprimiert[4]. Deutlich messbar war dieser Effekt einen Monat nach Abschluss der Versuchswoche und stieg dann in den darauffolgenden Monaten weiter an. Die Autoren vermuten, dass die Teilnehmenden – obwohl sie dazu nicht aufgefordert waren – so viel Gefallen an der

Übung fanden, dass sie diese weiter praktizierten und es dadurch diesen Langzeiteffekt gab.

In der gleichen Studie überprüfte Martin Seligman auch die Wirkung des sogenannten Dankbarkeitsbesuchs. Hierbei werden die Teilnehmer aufgefordert, über ebenfalls eine Woche an einem Dankesbrief zu schreiben, mit dem sie einer Person aus ihrem Leben für einen wichtigen Beitrag danken, für den sie bislang ihre Dankbarkeit noch nicht richtig zum Ausdruck gebracht hatten. Die Teilnehmenden vereinbaren einen Besuchstermin bei dieser Person, ohne jedoch etwas von dem Brief zu erzählen. Beim Besuch selbst lesen sie dann den Brief der Person vor. Diese Teilnehmenden sind unmittelbar nach dem Besuch deutlich glücklicher (der stärkste Anstieg aller untersuchten Interventionen in der Studie). Dieser „Glücksboost" kann bis zu einem Monat nach dem Besuch gemessen werden, nicht jedoch nach 3 Monaten oder darüber hinaus. Dankbarkeit hat somit einen starken Einfluss auf unser Wohlbefinden. Die Ergebnisse der Studien weisen jedoch darauf hin, dass für eine dauerhafte Steigerung des Wohlbefindens eine einmalige Aktion nicht ausreicht, dafür müssen Dankbarkeitsübungen immer wieder praktiziert werden.

Sichtet man die weitere wissenschaftliche Forschung, dann zeigt sich generell, dass Dankbarkeit nachweislich grundlegend für Lebenszufriedenheit und psychische Gesundheit ist[5]. Untersuchungen zeigen, dass Menschen mit ausgeprägter Dankbarkeit glücklicher und zufriedener mit ihrem Leben sind. Gleichzeitig sind sie weniger ängstlich, neidisch und weniger depressiv. Sie sind empathischer, nachsichtiger, hilfsbereiter und weniger auf materielle Ziele fokussiert als Menschen mit geringer Dankbarkeit[6]. Insgesamt zeigt sich durch die vorliegende Forschung sehr fundiert, dass Dankbarkeit Lebensfreude und Lebenszufriedenheit deutlich steigern kann.

Aber warum macht Dankbarkeit Menschen so viel glücklicher? Was geschieht hier?
Die Erklärung liegt in der Funktionsweise unseres Gehirns. Du erinnerst dich noch an die hedonistische Anpassung (siehe Abschn. 2.7). Wir Menschen gewöhnen uns ganz schnell an alle Annehmlichkeiten und schätzen sie dann nicht mehr. Stell dir vor, wir könnten in die Zeit zurückkehren, als deine Urgroßeltern junge Erwachsene waren, und wir erzählten ihnen, wie wir heute leben: in Frieden, Freiheit, Demokratie. Wir berichteten, welche Möglichkeiten die Medizin heute bietet; dass sich eine werdende Mutter heute keine wirklichen Sorgen mehr zu machen braucht, ob sie die Geburt überlebt; wieviel Möglichkeiten wir heute haben, unser Leben zu leben; dass die physischen Arbeitsbelastungen sich deutlich verringert haben,

wie lange heute Menschen im Durchschnitt leben; dass Informationen per Knopfdruck verfügbar sind; dass uns nahezu alle Lebensmittel in riesiger Auswahl ganzjährig und teils aus entfernten Kontinenten zur Verfügung stehen. Auch wir selbst können sehr einfach weit reisen, während unsere Urgroßeltern vielleicht nur die Umgebung ihres Dorfes kannten. Natürlich gibt es auch Schattenseiten dieser Entwicklungen, aber auch wenn wir diese ausführlich unseren Urgroßeltern erläuterten, wenn wir ihnen auch von Terrorgefahren, Burn-out, Sucht und vielem anderen erzählten, würden diese vermutlich immer noch ungläubig schauen und sagen: „Wow, was für eine grandiose Welt, in der ihr leben dürft!"

Für uns wiederum ist das alles „normal". Wir haben uns schnell an alles gewöhnt. Vielleicht am deutlichsten wird dies in dem bekannten Spruch: „Der Gesunde hat viele Wünsche, der Kranke nur einen." Unser Körper ist ein Wunderwerk. Die Gesundheit, das damit verbundene Wohlbefinden und die Möglichkeiten, die er uns bietet, schätzen wir meistens erst, wenn wir krank sind. Dankbarkeit durchbricht dieses „Für-normal-nehmen" und fokussiert unser Bewusstsein auf die vielen positiven Aspekte unseres Lebens, die es bei jedem von uns gibt, die wir jedoch nicht mehr wahrnehmen, weil sie zu Selbstverständlichkeiten geworden sind. Wir werden uns wieder stärker bewusst, wie gut es uns – trotz aller möglichen Sorgen – in Wirklichkeit geht.

Manche sagen an der Stelle vielleicht, na ja, das ist ja dann nur eine rosarote Brille, mit der wir unsere Wahrnehmung verzerren und das Negative ausblenden. Das ist ein sehr wichtiger Punkt. Mir geht es nicht darum, das Negative auszublenden, wie es in vielen Selbsthilfebüchern steht. Es lohnt sich immer, alles wahrzunehmen und daraus seine Schlüsse zu ziehen (siehe Abschn. 3.14), ohne jedoch in endloses Grübeln zu verfallen (siehe Abschn. 4.2.4).

Mir geht es vielmehr darum, dir bewusst zu machen, **wie** wir Menschen wahrnehmen. Es kommt nämlich zur hedonistischen Anpassung noch die oben beschriebene Entwicklung der Informationsflut der letzten Jahrzehnte (siehe Abschn. 2.7) hinzu, die dazu führt, dass unser Gehirn viel mehr negativen Nachrichten angeboten bekommt, die es sofort mit Aufmerksamkeit verfolgt und in unser Bewusstsein durchstellt, während die gewohnten guten Dinge im „Hintergrundrauschen" verbleiben. Da ist es kein Wunder, dass wir irgendwann zu dem Schluss kommen müssen, dass unser Leben in dieser Welt negativ ist.

Genau hier wirkt nun Dankbarkeit. Sie ist keine rosarote Brille, sondern rückt unsere beeinflusste Wahrnehmung wieder in ein richtigeres Verhältnis. Jeder von uns ist von so vielen wundervollen Dingen umgeben, die wir uns wieder bewusst machen sollten. Lass dich also von deinem Gehirn nicht foppen, denn das Gute ist der Normalfall und das Schlechte die Ausnahme[7].

Wie kann ich Dankbarkeit üben?
Im Folgenden möchte ich Dir, basierend auf den oben erwähnten Forschungsergebnissen, mehrere Übungen vorstellen, mit denen du Dankbarkeit üben und dein Glückslevel und deine Lebenszufriedenheit steigern kannst.

> **Übung: Das Dankbarkeitstagebuch**
> Nimm dir einmal pro Woche (z. B. am Sonntagabend) einige Minuten Zeit und schreibe mindestens fünf Dinge auf, für die du in deinem Leben (allgemein oder mit Fokus auf die letzte Woche) dankbar bist. Beantworte zu diesen Dingen folgende zwei weitere Fragen:
>
> • Warum bin ich dafür dankbar?
> • Was kann ich tun, damit ich noch mehr davon erfahre bzw. damit die Situation öfter eintritt oder ich diese öfter so wahrnehme?

Sonja Lyubomirsky forscht auch auf diesem Gebiet. Sie bestätigte ebenfalls die starke Wirkung dieser kurzen Übung. Das Glücksempfinden der Teilnehmenden stieg durch das Dankbarkeitstagebuch (die Studie dauerte sechs Wochen) deutlich an. Allerdings gab es auch ein weiteres wichtiges Ergebnis. Sie ließ eine Gruppe die Übung einmal wöchentlich und die andere Gruppe die Übung 3-mal pro Woche (Dienstag, Donnerstag und Sonntag) für die sechs Wochen durchführen. Den positiven Effekt konnte sie nur bei der Gruppe nachweisen, die nur einmal pro Woche die Dankbarkeitsübung machte. Die Autoren vermuten, dass die Teilnehmenden die Übung mehrmals die Woche als lästige Pflichterfüllung empfanden und diese Routine deshalb keine Wirkung mehr zeigte[8].

Aufgrund dieser Forschungsergebnisse empfehle ich dir, die Übung langfristig einmal pro Woche zu machen. Bei vielen hat es sich bewährt, täglich zu starten (am besten abends, z. B. immer vor dem Zähneputzen) und aufzuschreiben, für was du am heutigen Tag dankbar bist. Das können ganz kleine Dinge sein (die schöne lila Blume auf dem Weg zur Arbeit) oder ganz große Dinge (die Geburt meines Kindes). Wenn du den Eindruck hast, es wird Routine, dann verändere die Häufigkeit bis hin zu wöchentlich. Ich weiß jedoch von vielen, die sich viel leichter tun, täglich ein solches Ritual durchzuführen, als mehrmals die Woche oder einmal wöchentlich daran zu denken. Finde hier den Rhythmus, der für dich passt.

Wichtig ist dabei ohnehin nicht das Abarbeiten eines Schemas. Wichtig ist, dass du die Dankbarkeit für die positiven Seiten und die vielen tollen Selbstverständlichkeiten deines Lebens spürst und dies mithilfe dieser wiederkehrenden Übung in deinem Leben verankerst. Vielleicht kommst du irgendwann sogar dahin, dass du allgemein über dein Leben denkst: Wow, mein Leben ist wirklich gesegnet!

Ich will dir noch von einer Erfahrung von mir erzählen. Als ich damals von diesen Studien las und mit dem Dankbarkeitstagebuch begann, entdeckte ich bei mir die Fähigkeit, auch tagsüber in einer kurzen ruhigen Minute Dankbarkeit für das, was gerade ist, zu empfinden. Ich nehme dann Dinge wahr, die mir früher gar nicht aufgefallen wären. Lustig war z. B. der Augenblick, als ich an einem kalten Wintermorgen, an dem ich direkt nach dem Aufstehen und noch etwas müde und barfuß im Bad stand. Eigentlich dachte ich so verschlafen noch gar nichts, als mir plötzlich in echter Dankbarkeit die wohlige Wärme an meinen Füßen durch die Fußbodenheizung auffiel. Dann regte sich als Nächstes der Gedanke „Guten Morgen, die Dankbarkeitsübung scheint zu wirken!" Ich kann diese Übung nur wärmstens empfehlen. Mir brachte sie ein intensives Lebensgefühl und wunderbare Lebensfreude und ich möchte diese Übung nicht mehr missen. Sie ist so einfach, braucht so wenig Zeit und hat eine so grandiose Wirkung.

> **Übung: Der Dankesbrief**
> Überlege dir, wer dir in den letzten Jahren etwas Gutes getan hat oder wer immer für dich da war. Schreibe dann dieser Person, der du dankbar bist, einen Brief. In Untersuchungen hat sich gezeigt, dass es schon ausreicht, über mehrere Wochen eine Viertelstunde pro Woche an dem Brief zu schreiben. Es stellte sich auch heraus, dass bereits das einfache Schreiben dieses Briefes ausreicht, um das Glücksgefühl nachweislich zu steigern. Der Brief muss nicht unbedingt abgeschickt werden[9].
> Auch hier geht es nicht um das starre Befolgen von Vorgaben. Du kannst die Übung auf deine Situation anpassen. Aus der Übung einen Dankbarkeitsbesuch wie in der oben geschilderten Studie zu machen, ist eine starke Erweiterung, das muss jedoch für die beteiligten Personen passen[10].

Dankbarkeit geplant zum Ausdruck bringen

Wir haben gesehen, dass der Dankesbrief auch ohne Abschicken wirkt. Spannender und intensiver ist es natürlich, wenn eine Interaktion stattfindet und wenn du einem anderen Menschen tatsächlich dankst. Denn das hat mehrere Effekte: Zum einen steigerst du dein Glücksempfinden, zum anderen die Freude des anderen und diese wirkt zwischen euch und vertieft auch noch eure Beziehung. In diesem Abschnitt geht es somit darum, dass du jemandem, dem du danken willst, ohne einen formalen Dankesbrief zu schreiben, deine Dankbarkeit zeigst.

Ich will dir ein Beispiel geben, wie mir so ein Dank einmal zuteilwurde. Ich war mit einer Freundin verabredet. Sie hatte eine harte Zeit hinter sich, weil sie ihre Arbeitsstelle verloren hatte. In dieser Zeit habe ich sie unterstützt und beraten. Das war in meinen Augen auch nichts Außergewöhnliches und durch meine berufliche Erfahrung für mich auch nicht schwierig. Als wir dann so zusammensaßen, griff sie in ihre Tasche und sagte, sie hätte mir ein kleines Geschenk mitgebracht. Nachdem nun alles geregelt sei, war es ihr ein großes Anliegen mir zu danken, weil ich die ganze Zeit für sie da gewesen war, ihr geholfen hatte, sie sich jederzeit auf meinen Rat verlassen konnte und sie sich dadurch nie allein gefühlt habe. Sie sagte, sie sei mir unglaublich dankbar für die Unterstützung in dieser für sie echt harten Zeit und sie sei ebenfalls so dankbar für unsere Freundschaft. Ich bekam Gänsehaut und habe mich unheimlich darüber gefreut, weil mir erst dadurch bewusst wurde, wie wertvoll dies für sie war. Solche Freude wirkt auch wieder zurück und hinterlässt beide glücklicher.

Ich glaube, das ist ein gutes Beispiel dafür, wie wir Dankbarkeit dem anderen gegenüber zeigen können. Es muss nicht der geschliffene Dankesbrief sein, ehrliche Dankbarkeit reicht völlig aus, solange es zu der Situation und zu den Personen passt. Jede Situation und jede Person ist anders.

Nach meiner Erfahrung ist es jedoch vielen Menschen eher peinlich, ihre Dankbarkeit auszudrücken. Ich meine damit nicht das „einfache Danke-Sagen", sondern wirklich sein tiefes Gefühl mitzuteilen und sich zu öffnen.

Hier will ich dich gerne ermutigen, es trotz der Ungewohntheit zu machen, mehr davon zu leben und mehr Dankbarkeit weiterzugeben. Du wirst überrascht sein, welche tolle Wirkung dies hat.

> **Übung: Dankbarkeit zeigen**
> Überlege dir, bei wem du dich gerne einmal bedanken möchtest. Plane dann die Gelegenheit und erkläre dem anderen, warum du so dankbar bist und warum der andere bzw. das, was er für dich getan hat, so wunderbar ist. Wenn es für dich passt, kannst du dies beispielsweise durch ein kleines Geschenk oder eine passende Postkarte oder etwas anderes, das die Person mitnehmen kann, noch verstärken.

Wichtig ist jedoch, dass du diese Dankbarkeit der anderen Person gegenüber wirklich tief empfindest. Auch wenn dies hier unter „Wege zu deinem Glück" steht, solltest du dem anderen deine Dankbarkeit mitteilen, damit er glücklicher ist. Das sollte deine Priorität sein. Dass du dann auch glücklicher wirst, geschieht von alleine.

Dankbarkeit spontan zum Ausdruck bringen

Oft begegnen dir im Alltag tolle Menschen, die mehr machen, als erforderlich ist, die überaus hilfsbereit und freundlich sind. Auch da lohnt es sich für dich und für die Person, deine Dankbarkeit zum Ausdruck zu bringen.

Als ich vor einiger Zeit mit meiner Tochter einen Bibliotheksausweis für sie beantragt habe, trafen wir auf eine tolle Frau, die uns alles erklärte, gute Tipps gab, richtig freundlich war und sehr gute Laune hatte. Wir sagten natürlich am Ende „vielen Dank". Danach fragte ich mich jedoch, warum ich nicht mehr gesagt habe. Heute würde ich vielleicht sagen: „Darf ich Ihnen noch etwas Persönliches sagen? Ich bin echt begeistert, wie Sie uns hier bedient haben. Sie sind so hilfsbereit und gut gelaunt. Sie sind heute unser Highlight des Tages. Und dafür wollte ich einfach Danke sagen. Danke, dass Sie uns so toll bedient haben."

Wenn du etwas Herausragendes wahrnimmst, dann kann ich dich nur darin bestärken, mutig zu sein. Sprich es einfach aus, auch wenn es dir zuerst komisch vorkommt. Wenn du wirklich Dankbarkeit empfindest, dann kommt es auch beim Gegenüber absolut richtig an.

Nur wenn sich jetzt jemand denkt, beim Nächsten, den ich treffe, probiere ich das gleich aus, irgendetwas wird es schon geben, was ich ansprechen kann, dann würde ich diesen bremsen. Es muss wirklich empfundene Dankbarkeit sein. Aber sonst kann ich dir nur empfehlen, spiele damit, sei mutig, mache etwas, was „man" sonst üblicherweise nicht tut, springe über deinen Schatten und sprich tolles Verhalten an und schau, was dann passiert.

> **Übung**
> Nimm dir für die nächsten Wochen vor, tolles Verhalten, für das du dankbar bist, spontan anzusprechen.

Weitere Möglichkeiten

Ich möchte dir noch von einer Übung berichten, die vielleicht nicht zum direkten „Hausgebrauch" geeignet ist, jedoch auch außergewöhnliche Effekte hat. Martin Seligman und seine Studierenden haben sich diese Übung ausgedacht[11]. Jede Studentin und jeder Student hat die Möglichkeit, zu einem Dankbarkeitsabend eine Person einzuladen, die eine große Bedeutung in ihrem bzw. seinem Leben besitzt, der sie bzw. er jedoch nie richtig gedankt hat. Für den Abend selbst bereitet jeder ein Testimonial vor, d. h. eine Art Urkunde, wie sie in den USA üblich ist. Dies machen die Studierenden sehr ausgiebig und feilen über mehrere Wochen an den

Formulierungen. Dann treffen sich die Studierenden und die eingeladenen Personen, darunter Mütter, ein Zimmernachbar und enge Freunde zu Wein und Käse. In diesem Rahmen lesen nun die Studierenden die Testimonials vor und sprechen darüber. Die Wirkung ist unglaublich. Die Teilnehmenden sind tief gerührt – nicht nur, wenn es sie betrifft, sondern insgesamt bei den vorgetragenen Dankesreden. In den Augen sieht man bei allen Teilnehmenden die tiefe Rührung, Freudentränen kullern und am Ende gibt es niemanden, der nicht zutiefst bewegt ist. Als die Studierenden am Ende des Semesters das Seminar bewerteten, schrieben viele, dass dieser Abend einer der tollsten Abende ihres Lebens war[12].

Auch wenn dieses Vorgehen eher in die amerikanische Kultur passt, so inspiriert es dich vielleicht, die ein oder andere Dankbarkeit, die noch nie ausgesprochen wurde, nun zum Ausdruck zu bringen. Solange du ehrliche Dankbarkeit empfindest und es in einem Rahmen stattfindet, der für den anderen angenehm ist, können du und auch dein Gegenüber nur gewinnen.

Übrigens muss das Teilen von Dankbarkeit auch nicht immer in so großem Rahmen und mit so viel Vorbereitung stattfinden. Wenn du mit einer Freundin auf einer Wanderung bist, warum teilst du dich nicht einfach mit: „Schau dir diesen Ausblick bei diesem Wetter an! Ich bin so dankbar, dass wir heute zusammen hier sind."

> **Übung: Beim Körper bedanken**
>
> Diese Übung habe ich von einer Freundin von mir. Sie bedankt sich jeden Abend bei ihrem Körper. Ihr Körper hat es ihr ermöglicht, buchstäblich durch den Tag zu gehen, so viel zu erleben und zu gestalten. Dafür sagt sie Danke. Manchmal dauert dies nur ein paar Sekunden, manchmal geht sie die verschiedenen Körperregionen durch und bedankt sich ausführlicher. Wenn dich dies anspricht, probiere es aus. Unser Körper ist ein grandioses Wunderwerk und diese Übung hilft dabei, dies wahrzunehmen und nicht einfach als Selbstverständlichkeit hinzunehmen.

Was lernen wir nun daraus? Dankbarkeit ist ein machtvoller Zugang zu mehr Glück, weil er unsere Wahrnehmung für die positiven Dinge unseres Lebens öffnet, die wir längst für selbstverständlich nehmen. Wenn wir diese noch mit anderen Menschen teilen, dann können wir sowohl deren als auch unser Leben positiv beeinflussen. Im Kern geht es darum, dass du dir der vielen positiven Aspekte, die oft zur Selbstverständlichkeit geworden sind, im Leben wieder bewusst wirst. So viele haben hiervon schon profitiert. Probiere es aus und beobachte, was sich bei dir verändert.

4.1.2 Exkurs: Weg 2: Bewältigungsstrategien

> Bewahre mich vor dem naiven Glauben, es müsste im Leben alles glattgehen. Schenke mir die nüchterne Erkenntnis, dass Schwierigkeiten, Niederlagen, Misserfolg, Rückschläge eine selbstverständliche Zugabe sind, durch die wir wachsen und reifen. (Antoine de Saint-Exupéry)

Wir alle wissen, dass es im Leben auch Rückschläge, Misserfolge und Krisen geben kann. Die Positive Psychologie fragt, wie Menschen damit am besten umgehen können und was dabei sogar helfen kann, noch stärker daraus hervorzugehen. Mehr dazu erfährst du in den Online-Zusatzmaterialien unter: Exkurs 7 auf http://extras.springer.com.

4.1.3 Exkurs: Weg 3: Regelmäßiger Life-Check-up

Wir kennen den medizinischen Check-up. Der Körper wird detailliert untersucht und wir erhalten eine strukturierte Rückmeldung zum aktuellen Status unseres Körpers. Dies geht gleichermaßen auch für dein Leben und das Beste daran ist, dass du nur dich selbst dazu brauchst. In diesem Exkurs erhältst du eine Schritt-für-Schritt-Anleitung, um in einfacher und systematischer Form einen Check-up für dein Leben durchzuführen. Ich empfehle dir, diesen Check-up jährlich durchzuführen. Alle weiteren Informationen findest du hier: Exkurs 8 auf http://extras.springer.com.

4.1.4 Exkurs: Weg 4: Vergebung[13]

> An seinem Ärger festzuhalten ist genauso wie eine glühende Kohle in die Hand zu nehmen, um sie nach jemandem zu werfen. (Buddha)

Gerade wenn wir uns mit der Steigerung unseres Glücks- und Lebensgefühls beschäftigen, ist es wichtig, auch jene Aspekte im Blick zu haben, die darauf dämpfend wirken können. Das können Dinge sein, die uns widerfahren sind und bei denen wir selbst nach langer Zeit noch Groll, Abscheu und vielleicht sogar Hass fühlen. Wenn es in deinem Leben kleine oder große derartige Themen gibt, dann lege ich dir besonders ans Herz, diesen Exkurs zu lesen. Du wirst darin erkennen, dass Vergebung ermöglicht, diesen Grauschleier von deinem Leben zu nehmen und dadurch noch viel mehr Lebensfreude zu spüren. Gerade wenn du jetzt vielleicht denkst, „vergeben werde ich nie", dann lohnt es sich für dich sehr, zumindest diesen Exkurs einmal durchzulesen: Exkurs 9 auf http://extras.springer.com.

4.2 Glück im Hier und Jetzt

> Laufe nicht der Vergangenheit nach und verliere dich nicht in der Zukunft. Die Vergangenheit ist nicht mehr. Die Zukunft ist noch nicht gekommen. Das Leben ist hier und jetzt. (Buddha)

In diesem zweiten Abschnitt kommen wir nun zu sich großartig anfühlenden Wegen zum Glück. Es geht um das Glück in der Gegenwart, es geht um das, woran vielleicht die meisten Menschen zuallererst denken, wenn sie sagen sollen, was Glück für sie ausmacht: großartige Gefühle haben, das Leben feiern, genießen, Freude haben, Lust und puren Spaß erleben. Es geht um all die positiven Emotionen, die wir so lieben, und darum, später zu sagen: „Das war richtig gut, so soll Leben sich anfühlen!"

Um zu wissen, was dir richtig Spaß macht, brauchst du übrigens keine Psychologie, da bist du selbst die allerbeste Expertin bzw. der allerbeste Experte. Du weißt, was du liebst, was dich erregt, was dir Freude macht, was dein Herz liebt. Insofern könnten wir jetzt einfach kurz darüber nachdenken, wie du mehr davon in dein Leben bringen kannst. Danach gehen wir dann zu den nächsten Themen über. Doch Stopp! Das wäre viel zu kurz gesprungen und gerade bei diesem zentralen Thema schade, weil auch hierzu die Psychologie großartige Konzepte zur Verfügung stellt. Die folgenden Kapitel werden dir einen neuen Blick auf das Thema „Glück im Hier und Jetzt" geben und dir Strategien aufzeigen, mehr positive Gefühle in dein Leben zu holen und sie auszukosten.

Eine sehr wichtige Unterscheidung hat Martin Seligmann in diesem Zusammenhang ausgeführt. Es ist die Unterscheidung zwischen Vergnügen und Flow[14].

Vergnügen sind alle Freuden, die sinnlich sind oder starke emotionale Komponenten haben. Das ist beispielsweise die Praline, die auf der Zunge schmilzt, das Musikstück, bei dem wir Gänsehaut bekommen, das Kaminfeuer nach einer langen Wanderung im Schnee. Zentrales Element sind unsere Gefühle wie Behagen, Entzücken, Spannung, Orgasmus, Ekstase und Genuss.

Wie wir am meisten von diesen Vergnügen profitieren, damit beschäftigen wir uns gleich in Weg 5 und 6. Was ist nun aber Flow, die zweite große Freude im Hier und Jetzt?

Flow entsteht, wenn wir ganz in einer Aufgabe versinken und darin aufgehen. Wir lösen eine Aufgabe, wir stellen handwerklich etwas her oder lesen ein spannendes Buch. Kennzeichen von Flow ist, dass wir im Augenblick von Flow keine Emotion haben. Wir sind so bei der Sache, dass die Zeit stehen bleibt. Erst danach sagen wir, das hat Spaß gemacht, das war richtig cool. Mit Flow werden wir uns ausführlich in Weg 7 beschäftigen.

Im Alltag unterscheiden wir nicht. Wir sagen, ein Saunaabend, ein 5-Gänge-Menü, ein Rockkonzert (alles Vergnügen), eine Bergwanderung, eine Schachpartie oder ein Kreuzworträtsel (alles Flow) hat Spaß gemacht. Wir werden jedoch gleich sehen, dass dies ganz unterschiedliche Wege sind. Jeder davon ist jedoch wichtig und wertvoll.

4.2.1 Weg 5: Genuss

> Die alten Ägypter hatten eine sehr schöne Vorstellung vom Tod. Wenn ihre Seelen an die Himmelspforte kamen, stellten ihnen die Götter zwei Fragen. Die Antworten entschieden darüber, ob sie eingelassen wurden oder nicht. (…) Ist es dir gelungen, Freude im Leben zu finden? (…) Und hat dein Leben anderen Freude gebracht? (Carter Chambers (Morgan Freeman) im Film „Das Beste kommt zum Schluss")

Bei diesem wunderbaren 5. Weg geht es darum, Vergnügen noch mehr zu genießen und das, was uns das Leben an Vergnügen gibt, noch mehr wahrzunehmen, intensiv auszukosten und in uns „aufzusaugen". Um es gleich vorweg zu sagen, wir Menschen sind unterschiedlich: Die einen können gar nicht genug bekommen von diesen tollen Gefühlen und die anderen sagen: „Ab und zu ist das ja okay, aber ich will gar nicht ständig voller Vergnügen und Entzückung sein, das ist mir viel zu anstrengend." Beides ist völlig in Ordnung und du bestimmst, wieviel du davon in deinem Leben haben willst. Dieses Kapitel zeigt dir, wie du dies für dein Leben noch besser gestalten kannst.

Mit Vergnügen ist alles gemeint, was dich positive und freudvolle Gefühle erleben lässt. Dazu zählen zum einen **körperliche Vergnügen**: Du bist hungrig und isst die erste Gabel deiner Lieblingsspeise; du nimmst ein warmes Bad, nachdem du durchgefroren nach Hause gekommen bist; du hörst eine Musik, die dich ergreift; du riechst einen Duft, der dich entzückt; du umarmst einen lieben Menschen bis hin zu den Freuden der Sexualität.

Zum anderen zählen hierzu **„höhere" Vergnügen**. Sie sind komplexer hinsichtlich der Auslöser, die sie in Gang setzen, und zahl- und variantenreicher als die körperlichen Vergnügen. Hierzu zählen Gefühle wie Amüsiertheit, Harmonie, Behagen, Entspannung (niedrige Intensität), Lust, Frohsinn, Überschwang (mittlere Intensität) bis hin zu Ekstase, Spannung, Ausgelassenheit, Euphorie, Hochstimmung, Begeisterung (hohe Intensität). Sie erfordern wenig oder gar kein Denken.

Wir tauchen jetzt tief ein in das Thema positive Emotionen und Genuss. Meine Anregung an dich ist, auf deine innere Stimme zu hören, wenn du dies jetzt liest. Sagt dir deine innere Stimme z. B. etwas wie: „Wow, das ist ja cool. Ich liebe diese Gefühle und jetzt weiß ich noch besser, wie ich sie stärker genießen kann", oder sagt dir deine Stimme etwas wie: „Das regt mich jetzt irgendwie auf, den Genuss so stark herauszustellen. Das ist ja wohl ganz schön egoistisch, mich so gut zu fühlen, wenn es anderen Menschen so schlecht geht"? Manche Menschen erkennen dabei plötzlich, welche Glaubenssätze (siehe Abschn. 3.3) bei ihnen am Werk sind. Also gerade dann, wenn du irgendetwas Ablehnendes oder Kritisches dabei denkst, dann schau noch genauer hin, woher das kommt und ob es berechtigt ist (was es ja durchaus sein kann). Wir kommen gegen Ende dieses Kapitels noch einmal auf diese Haltung zu sprechen.

Abwechslung

Aus deinen eigenen Erfahrungen weißt du, dass die oben erläuterten Vergnügen einen großen Haken haben: Sie sind kurzlebig. Sie fühlen sich toll an, sind jedoch schnell abgeflaut, wenn der äußere Reiz aufhört, zudem gewöhnen wir uns schnell an sie. Du brauchst eine höhere Dosis, um die gleichen Gefühle wieder auszulösen, falls dies überhaupt möglich ist.

Wenn du beispielsweise das erste Mal nach langer Zeit von deinem Lieblingseis kostest, dann ist das ein traumhafter Moment. Die erste Kugel ist ein wahrer Traum, die zweite Kugel ist auch noch gut. Aber spätestens bei der fünften Kugel spürst du vermutlich keinen Genuss mehr. Das lässt sich auch nicht durch eine höhere Dosis (noch mehr Eis) ausgleichen. Du bist einfach von diesem Geschmack gesättigt. Auch die wohlig warme Badewanne nach deinem langen Winterspaziergang ist anfangs großartig, jedoch nach einiger Zeit wird es fad. Da hilft auch kein besserer Badezusatz oder mehr warmes Wasser. Du kennst dazu sicher ganz viele Beispiele aus deinem eigenen Erleben. Die Psychologen nennen dieses Phänomen Habituation (Gewöhnung) oder Adaption (Anpassung). Es ist das gleiche Phänomen, das wir als hedonistische Anpassung bereits kennen (siehe Abschn. 2.7).

Was bedeutet dies nun konkret? Was bringen dir diese Erkenntnisse, um öfter und intensiver genussvolle Gefühle zu haben? Wenn der Genuss wunderbar, jedoch flüchtig ist und wenn die fabelhaften Gefühle abebben, weil wir uns daran gewöhnen, dann gibt es daraus eine Schlussfolgerung: Wechsle zwischen deinen Vergnügen ab. Suche dir möglichst viele verschiedene

Situationen, die du genießen kannst und in denen du das Leben liebst. Verteile sie über die Zeit, lass dazwischen genug Zeit vergehen, hole dir sprichwörtlich und im übertragenen Sinne den Appetit zurück. Dann genieße diese Freuden!

> **Reflexionsfragen bzw. Übung**
> - In welchen Lebenssituationen kennst du diesen Effekt der Gewöhnung?
> - Was verschafft dir Genuss? Beobachte dich selber, wenn du dazwischen die Pause länger oder kürzer machst. Was ist die ideale Zeit, um z. B. dein Lieblingsmusikstück wieder zu hören oder den tollen Rotwein wieder zu trinken? Wie entwickelt sich dein Genuss?
> - Eine schöne Übung kann es sein, sich selbst oder seine Liebsten mit einer „Genussaktion" zu überraschen oder sich überraschen zu lassen. Das muss auch nichts Großartiges sein, vielleicht das Lieblingsmusikstück zum Heimkommen, die unverhoffte Tasse Kaffee, den Rücken zu massieren und zu streicheln oder ein paar Zeilen der Zuneigung zu schreiben. In manchen Familien überraschen sich die Eltern und Kinder immer wieder gegenseitig mit einer solchen Aktion. Deiner Phantasie und deinen Ideen sind hier keine Grenzen gesetzt.

Die Haupterkenntnis aus diesem Abschnitt lautet: **Wir gewöhnen uns schnell an Vergnügen und Genuss ist kurzlebig.** Verzicht und Abwechslung sind die beste Gegenstrategie. Wie du eine vorhandene schöne Situation trotz ihrer Vergänglichkeit noch mehr auskosten kannst, damit beschäftigen wir uns im nächsten Abschnitt.

Auskosten

Stell dir vor, du fühlst nun den Genuss. Du fühlst, es ist wunderbar in diesem Moment. Gerade weil solche Gefühle nicht für immer bleiben, ist es interessant zu fragen, wie du nun das meiste herausholen kannst. Wie kannst du diesen fabelhaften Augenblick auskosten, wie kannst du seine Essenz in dich aufnehmen und in vollen Zügen genießen?

Auch dafür liebe ich die Psychologie. Es gibt einen noch kleinen Forschungsbereich, der sich genau damit beschäftigt. Ist das nicht großartig? Die beiden Psychologieprofessoren Fred Bryant von der Loyola University Chicago und der zwischenzeitlich verstorbene Joseph Veroff haben zu diesem Thema sogar ein eigenes Buch veröffentlicht[15]. Im Folgenden erläutere ich dir die zehn Strategien dieser beiden Psychologen, sodass du die für dich geeigneten Varianten heraussuchen kannst und damit in der Lage bist, den Genuss, den dir dein Leben gibt, zu vertiefen und noch mehr auszukosten.

Die zehn Strategien, um den Genuss mehr auszukosten

- **Strategie 1: Mitteilen:** Suche dir Menschen, denen du mitteilen kannst, wie wertvoll und wunderbar diese Erfahrung und dieser Moment für dich sind. Die Untersuchungen zeigen, dass diese Strategie den stärksten Effekt hat. Du wirst erfahren, dass es Menschen gibt, die sich total mit dir freuen und es gibt Menschen, die in ihren eigenen Themen noch so gefangen sind, dass sie vielleicht nur Neid empfinden und dementsprechend reagieren. Wir kommen darauf noch in Weg 13 und 14 zu sprechen (siehe Abschn. 4.4.1 und Abschn. 4.4.2). **Vielleicht zeichnet sich wirkliche Freundschaft vor allem dadurch aus, dass wir uns für das Glück und Wohlergehen des Freundes ehrlich freuen können.** Teile dich vor allem denjenigen Menschen mit, die sich mit dir freuen. Wenn du gerade niemanden um dich hast, dann sage es dir ruhig selber, wie phantastisch dieser Augenblick gerade für dich ist. Zudem kannst du dir vorstellen, wie du einem lieben Menschen von deinem wundervollen Gefühl in dieser Situation erzählst.
- **Strategie 2: Erinnerungen bewahren:** Mache dir bewusst „geistige" Fotos im Gedächtnis, um dich später zu erinnern. Zudem kannst du dir einen Gegenstand als Souvenir mitnehmen. Fred Bryant berichtet zum Beispiel davon, dass er, um sich an seine gefühlte Freude und sein Glück zu erinnern, als er den Gipfel des Snowmass Mountain erklommen hatte, einen kleinen Stein als Andenken mitgenommen hat. Auch richtige Fotos können dir die Erinnerung bewahren.
- **Strategie 3: Dir selbst gratulieren und dich beglückwünschen:** Sag dir selbst, wie stolz du auf dich bist und wie beeindruckt andere von dir sein müssen, denke daran, wie lange du auf so etwas gewartet hast. Das ist mal eine Ansage, oder? Um Missverständnisse zu vermeiden, will ich dies noch weiter erläutern. Nicht gemeint ist zu prahlen, sich über andere zu stellen oder gar andere schlecht zu machen. Gemeint ist, wenn etwas gut gelaufen ist, eine wohlige Zufriedenheit und einen Stolz für sich zu empfinden. Klopf dir auf die Schulter! Sag dir, dass du es gut gemacht hast. Viele Menschen machen großartige Dinge, freuen sich aber nicht über sich, sondern suchen das Haar in der Suppe. Diese Strategie soll dem entgegenwirken. Wenn eine Fußballmannschaft ein Spiel gewonnen hat, dann feiert sie auch dann, wenn ein Elfmeter verschossen wurde. Natürlich ist es von Vorteil, auch immer zu prüfen, ob du dich noch weiterentwickeln kannst. Aber im ersten Schritt soll es einfach darum gehen, dass du stolz auf dich bist, wenn etwas gut gelaufen ist, und das Gefühl genießt.

- **Strategie 4: Die Wahrnehmung schärfen:** Steigere den Genuss, indem du alle anderen Reize ausblendest. Wenn du tolle Musik hörst oder die erste Gabel deines Lieblingsessens schmeckst, schließe die Augen und konzentriere dich ganz darauf. Fred Bryant beschreibt ebenfalls, dass er seine Augen schloss, als er den Berggipfel erklommen hat, um ganz im Genuss des Augenblickes zu sein und beispielsweise den starken Wind zu hören und zu spüren, der über die Berggipfel blies. Sei ganz präsent in dem Moment des Genusses.
- **Strategie 5: Vergleichen:** Hierbei geht es darum, seine Gefühle mit früheren Gefühlen oder mit der Situation anderer zu vergleichen. Mit fällt dazu mein Vater ein. Er wurde noch als Jugendlicher am Ende des Zweiten Weltkrieges als Soldat eingezogen, geriet dann in russische Gefangenschaft und musste viel hungern. Er sagte immer wieder – und das Jahrzehnte später –, wenn wir als Familie gemeinsam beim Essen waren, wie er dieses Essen im Vergleich zu damals in der Gefangenschaft wertschätze. Oder ich erinnere mich, wie sich an einem Montagmorgen in der Gondel zum Skigebiet zwei andere Skifahren unterhielten und meinten: „Ist das nicht der Hammer, dass wir heute bei diesem tollen Wetter Skifahren können, während alle anderen im Büro sind?" Bei dieser Strategie gibt es eine haarfeine Unterscheidung zwischen Dankbarkeit und sich über andere erheben. Wenn du dankbar bist im Vergleich zu früher oder zu deiner Situation im Vergleich zur Welt, dann passt die Strategie. Wenn du dich vergleichst, weil du dich über andere stellen willst, dann ist dies nicht hilfreich, weil dies noch aus einer mangelnden Anerkennung deiner selbst entspringt. Außerdem haben wir beim Thema Vergleichen bereits gesehen, dass wir dabei aufpassen sollten, weil es immer noch irgendwo etwas Besseres gibt.
- **Strategie 6: Versenken im Augenblick (Absorbierung):** In dieser Strategie geht es darum, möglichst nicht zu denken, sondern ganz in den Moment einzutauchen, sich ganz darin zu vertiefen und vollständig im Hier und Jetzt zu sein. Dies ist analog der Meditation: Der Geist und alle Bewertungen und Überlegungen sind außen vor, du bist mit vollem Bewusstsein bei dem, was im Hier und Jetzt passiert und was du fühlst. Diese Strategie eignet sich für dich dann besonders, wenn du nicht sehr zum Denken tendierst. Für Menschen, die stark zum Denken tendieren, ist z. B. die Strategie „Erinnerungen bewahren" hilfreicher. Es gibt sogar – wenn auch nicht so häufig – ein Erleben, in dem die Prozesse parallel ablaufen, d. h. sowohl das volle Bewusstsein im Denken vorhanden ist als auch gleichzeitig die Vertiefung im Augenblick[16].

- **Strategie 7: Freude im Verhalten ausdrücken:** Dazu gehört zum Beispiel lachen, kichern, vor Freude auf und ab hüpfen, bei tollen Dingen „Wow!" ausrufen. Auch dies verstärkt das vorhandene Gefühl. Du kennst vielleicht die Übung, bei der du dich eine Minute lang aufrecht hinstellst und lächelst. Danach fühlst du dich besser. Genauso ist es auch bei dieser Strategie. Du verleihst körperlich oder sprachlich dem Genuss Ausdruck und das verstärkt wiederum das Gefühl. Meine Haltung zu dieser Strategie ist, dass ich empfehle, dich nicht zu verstellen und authentisch zu sein. Wenn du jemand bist, der z. B. für sein lautes Lachen bekannt ist, dann weißt du nun, dass diese Verhaltensweise dich unterstützt, etwas Lustiges noch intensiver zu spüren. Wenn du eher ein zurückhaltender Mensch bist, dann kannst du diese Strategie natürlich auch ausprobieren, allerdings wirst du dich vermutlich dagegen entscheiden, bei der nächsten Gelegenheit vor Freude hüpfend durch das Zimmer zu springen und jeden, der in deiner Nähe ist, zu umarmen.
- **Strategie 8: Aufmerksamkeit im Bewusstsein des vergänglichen Augenblicks:** Diese Strategie ist im Vergleich zu Strategie 6 stark im Denken: Du fühlst den schönen Augenblick und weißt, dass dieser flüchtig und vergänglich ist. Du wünschst dir, dass du die Zeit anhalten könntest. Gerade wegen seiner Vergänglichkeit willst du diesen Augenblick voll und ganz genießen. Vielleicht siehst du einen wunderschönen Sonnenuntergang und weißt, dass dieser in einigen Minuten vorbei ist. Deshalb willst du voll und ganz diesen Augenblick in dich aufsaugen. Du konzentrierst deine ganze Aufmerksamkeit auf das Hier und Jetzt und auf den Genuss.
- **Strategie 9: „Gute Dinge zählen":** Diese Strategie entspricht unserem Weg 1: Dankbarkeit. Es geht darum, dir bewusst zu werden, wie gut es dir geht und wieviel persönliches Glück du hast. Es geht nicht zwingend darum, diese Dankbarkeit auch jemandem gegenüber auszudrücken, sondern allein das Fühlen der Dankbarkeit für den positiven Augenblick erhöht dein positives Gefühl.
- **Strategie 10: Sich den Genuss nicht kaputt machen:** Alle bisherigen Strategien waren Möglichkeiten, noch mehr aus dem wunderbaren Moment herauszuholen. Strategie 10 ist umgekehrt: Sie beschreibt, was du nicht machen sollst, außer du willst dir den Augenblick kaputtmachen. Wenn du nicht länger die Freuden des Augenblicks genießen willst, dann hilft Folgendes: Denk daran, was du jetzt eigentlich schon längst machen oder wo du jetzt bereits sein solltest. Auch sehr beliebt: Denke darüber nach, wie dieser Augenblick noch schöner sein könnte, was zur Perfektion fehlt. Wenn das alles nicht hilft, dann gibt es noch einen ultimativen Schachzug: Verurteile dich, dass du deinen schönen Gefühlen nachhängst, wo doch die Pflicht ruft.

Auch wenn ich die letzten Sätze ironisch formuliert habe, so steckt doch viel Wahrheit darin. Wir sind wieder bei den Haltungen. Manchen Menschen haben Glaubenssätze wie „zuerst die Arbeit, dann das Vergnügen". Andere bekommen ein schlechtes Gewissen, wenn es ihnen gutgeht.

> **Reflexionsfragen**
> - Wie geht es mir, wenn es mir gutgeht?
> - Kann ich das zulassen?
> - Glaube ich, dass ich es verdiene?
> - Bekomme ich Angst oder ein schlechtes Gewissen, wenn für mich alles perfekt läuft?
> - Welche der zehn aufgeführten Strategien praktiziere ich heute schon aktiv?
> - Welche Strategie ist neu und möchte ich ausprobieren?
> - Wie kann ich diese Strategie stärker in meinen Alltag einfügen?

Das sind wichtige Fragen, wenn du nach mehr Lebensfreude strebst. Wie ging es dir beim Lesen dieses Abschnittes? Ist etwas in dir angesprungen? Bist du vielleicht auf einen deiner Glaubenssätze gestoßen? Ein gar nicht so seltener Glaubenssatz lautet übrigens: „Wenn es mir zu gut geht, dann passiert irgendetwas, was mich wieder zurückholt" oder „… dann werde ich bestraft." Du kennst die selbsterfüllende Prophezeiung. Menschen mit diesem Glaubenssatz fühlen sich oft darin bestätigt, weil der Glaubenssatz die Wahrscheinlichkeit erhöht, dass er sich erfüllt.

Ich möchte dir gerne meine Haltung dazu aufzeigen: Für mich hat jeder Mensch ein Recht darauf, dass es ihm gut geht und er dieses Leben und diese Welt in vollen Zügen genießen kann. Viele Menschen können uneingeschränkt die Freuden des Lebens genießen, sie werden dafür nicht bestraft und es passiert auch nichts Schlimmes. Wenn du den obigen Glaubenssatz hast, dann möchte ich dir unbedingt sagen, dass es nur der Glaubenssatz ist, der wirkt. Es gibt kein Gesetz im Universum, das dafür sorgt, dass es dir nicht richtig gut gehen darf. Wenn dich das betrifft, dann reflektiere darüber und lass dir vor allem sagen: Du bist wertvoll und du darfst dein Leben genießen. Dir darf es dauerhaft hervorragend gehen und keine Macht dieser Welt hat etwas dagegen.

Außerdem wurde vielen von uns irgendwann beigebracht, dass wir lieb, nett und freundlich zu den anderen sein sollen, aber dass es nicht gut ist, wenn wir uns selbst lieben und uns zuallererst um uns kümmern. Bei Licht betrachtet ist das eine alberne Vorstellung: Wie willst du andere zum Strahlen bringen, wenn du nicht selber strahlst? Wie willst du dich mit anderen freuen, wenn du keine Freude in dir hast? Alles beginnt immer bei dir selbst. Selbstliebe ist ein ganz entscheidender Schlüssel zur Lebensfreude und zu guten Beziehungen (siehe Abschn. 3.12). Mangelnde Selbstliebe bedeutet, dass diese Menschen sich etwas von außen holen müssen: Liebe und Anerkennung. Das zeigt sich oft nicht auf den ersten Blick. Mangelnde Selbstliebe kann sich sehr unterschiedlich ausdrücken. Da ist ein Mensch, der extrem abfällig über andere spricht (und sich damit besser machen will). Da ist der Schüler, der andere mobbt, damit er sich als der Stärkere fühlen kann. Es kann jedoch genauso der Mitarbeiter sein, der alles für andere macht und selbst irgendwann krank wird, weil er nicht auf sich achtet. Er hofft vielleicht so auf die Anerkennung der anderen, dass ihm das wichtiger ist als sein Wohlbefinden und seine Gesundheit. Dann gibt es viele Beziehungen, die unter dem manchmal ausgesprochenen und manchmal unbewussten Motto stehen: „Ich liebe dich, wenn ich das und das von dir erhalte." Ich möchte dir diese Spielarten der mangelnden Selbstliebe deshalb skizzieren, weil du daran erkennen kannst, was sie auslöst und warum Selbstliebe der Schlüssel zu einem besseren Miteinander ist. Sie ist nicht egoistisch, sondern eine Voraussetzung für echte Mitmenschlichkeit (bei der nicht im Hintergrund die Rechnung aufgemacht wird, das habe ich dir gegeben, dann kann ich auch etwas erwarten). Wenn du dich selbst liebst, wenn du dich als wertvoll und einzigartig ansiehst, dann kannst du dich über alles Positive bei anderen freuen, dann entsteht kein Neid. Vor allem kannst du dich dann auch über deinen eigenen Genuss freuen.

Genuss und Freude können wunderbare Zutaten für ein gelingendes Leben sein. Wenn dir diese Zutaten zusagen, genieße sie bei allen Möglichkeiten und dies in vollen Zügen. Ich bekomme oft Gänsehaut über die Freude, die in unserem Leben möglich ist. Das muss auch nichts Großartiges sein, es kann schon der Anblick einer schönen Landschaft sein oder nur das Gefühl, als Mensch mit allen Sinnen und ganz bewusst an diesem Wunder Leben teilzunehmen.

Achtsamkeit

Achtsamkeit bedeutet, ganz im Augenblick, im Hier und Jetzt zu sein. Das bedeutet, mit allen Sinnen den jetzigen Augenblick wahrzunehmen, ohne zu bewerten. Es geht darum, das wahrzunehmen, was ist, sowohl im Außen als auch im eigenen Erleben. Mir gefällt in diesem Zusammenhang der Begriff Panorama-Bewusstsein[17] gut. Die Wahrnehmung öffnet sich für alles. Wenn du an unseren 0,0012 %-Filter denkst, dann wird ihm gesagt: „Lass einfach mal alles wirken und filtere nicht gleich ganz vieles weg."

Vielleicht kennst du den gegenteiligen Zustand zu Achtsamkeit sehr gut, den ich Autopilot nenne. Alles läuft einfach ab. Beim Duschen sind deine Gedanken schon beim Frühstück und der Verkehrslage. Beim Frühstück denkst du über deinen ersten Termin nach etc. Weißt du z. B. noch, wie dein letztes Mittagessen geschmeckt hat? Als ich früher so im Autopilot-Modus unterwegs war und mich meine Frau mal abends fragte, was ich mittags gegessen hatte, musste ich ehrlich nachdenken. Vielleicht hast du ja ähnliche Erfahrungen gemacht.

Achtsamkeit hat viel mit Genuss zu tun und das hat zwei Gründe:

- **Achtsamkeit fördert intensiven Genuss.** Denke an ein leckeres Essen. Wenn du achtsam bist, dann wird dir vielleicht auffallen, wie liebevoll der Teller angerichtet ist, du riechst den Duft und schmeckst den Nuancen in der Speise nach. Du bist dir bewusst, dass du deinem Körper neue Lebensenergie zuführst und bist vielleicht all denen dankbar, die mitgewirkt haben, damit du nun dieses Essen genießen kannst. Vielleicht wendest du eine Strategie aus dem vorherigen Teil an. Du könntest die Augen schließen, um die Speise noch intensiver zu schmecken, oder du könntest dich beglückwünschen, dass du ein so gutes Essen zu dir nehmen kannst. Das alles gelingt dir mit Achtsamkeit. Das Gegenteil ist auch einfach und vielen von uns gut bekannt: Du nimmst das Essen einfach zu dir, vielleicht nicht einmal gut gekaut, und in deinem Kopf bist du vielleicht beim aktuellen Fernsehprogramm, beim E-Mail-Checken oder Telefonieren. Ich will nichts davon werten. Manchmal genieße ich es, mit einer Pizza auf dem Sofa vor dem Fernseher zu sitzen. Wenn du dich bei den Themen ertappt fühlst, will ich dich auch nicht ändern. Ich möchte ohnehin niemanden ändern. Das Einzige, was ich dir gerne sagen möchte, ist, wenn du mehr Genuss in dein Leben holen möchtest, dann hilft es, achtsam zu sein und dich nicht mit anderen Dingen parallel zu beschäftigen. Übrigens zeigen viele Untersuchungen, dass wir Menschen ohnehin nicht multitaskingfähig sind. Wir können gut automatisierte Verhaltensweise mit einer anderen Aufgabe kombinieren. Deshalb geht es in der Regel ganz gut, Auto zu fahren und sich zu unterhalten (außer als Fahranfänger). Bei allen Aufgaben hingegen, die wir bewusst ausführen, ist es viel erfolgreicher und effizienter, sie nacheinander zu machen.
- Dann gibt es noch den zweiten wichtigen Grund: **Achtsamkeit lässt dich die vielen Wohltaten deines Lebens erst entdecken und genießen.** Das kann für dich ein ganz entscheidender Punkt sein. Fragt man Menschen, ob sie gerne mehr Genuss in ihrem Leben haben wollen, dann sagen die

allermeisten: „Ja, bitte unbedingt, doch wie soll das gehen?" Das wirklich Verrückte daran ist, dass jeder in seinem Leben ganz viele genussvolle Aspekte hat. Die meisten haben jedoch auf Autopilot geschaltet und bekommen davon nichts mit. Die wohlige warme Dusche wird genauso wenig genossen wie der Kaffee am Morgen, ein gutes Musikstück im Radio, die Umarmung vom Partner oder Kind zum Abschied, ein Telefonat mit einem netten Kollegen oder Freund etc. Alles läuft einfach so ab. Gehe mal bewusst durch einen Tag und genieße alles, was das Leben dir an positiven Dingen zur Verfügung stellt. Natürlich soll das nicht in „Anstrengung" ausarten. Wenn du jedoch einmal spielerisch darauf achtest, wie viele Möglichkeiten sich an einem ganz normalen Tag bieten, wirst du überrascht sein. Letztlich bist du es, der entscheidet, ob du ein tolles Essen genießt oder währenddessen E-Mails checkst.

Achtsamkeit ist ein großes und umfangreiches Thema, zu dem es bereits sehr viele gute Bücher gibt, auf die du bei Interesse zurückgreifen kannst. Aus diesem Grund werde ich dieses wichtige Thema an dieser Stelle nicht weiter ausführen. Bei Weg 20: Meditation (siehe Abschn. 4.5.4) kommen wir noch einmal auf Achtsamkeit zu sprechen.

Was kannst du nun aus diesem 5. Weg mitnehmen? Genuss ist eine großartige Strategie, um Glück im Augenblick zu fühlen und intensiv positive Gefühle wahrzunehmen. Sorge für Abwechslung, lass dich inspirieren von den unterschiedlichen Strategien den Genuss zu intensivieren und sei achtsam, damit dir nicht vor lauter Gedanken an die Zukunft und Vergangenheit das Beste im Augenblick verloren geht.

> **Übungen**
>
> **Einen schönen Tag haben**
> Diese Übung stammt von Martin Seligman, der sie mit seinen Studierenden durchführt. Die Aufgabe ist, alles das, was du nun gelernt hast, in die Praxis umzusetzen. Die Aufgabe macht wirklich Freude und wird dir gefallen, wenn du sie umsetzt. Plane dir einen schönen Tag. Nimm einen freien Tag im nächsten Monat und plane diesen schriftlich Stunde für Stunde. Mache nur das, was du gerne machst. Wende dabei so viel wie möglich von dem Gelernten an. Mach also Dinge, die du nicht am Vortag gerade gemacht hast (Abwechslung). Sei achtsam und genieße. Vertiefe den Genuss mit einer der zehn Strategien. Lass es leicht und genussvoll sein. Du musst nicht perfekt sein und du musst auch nicht jede dieser Strategien anwenden. Wichtig ist, dass du Lust hast, die Freuden dieses Tages zu genießen, und es dann locker und voller Neugier und nicht mit einer riesigen Erwartung machst.
> Wenn dir dies zu verplant ist, kannst du es natürlich auch abwandeln.

> **Dich am alltäglichen Genuss erfreuen**
> Das kann eine genauso lebensverändernde Übung sein wie die Dankbarkeitsübungen und geht Hand in Hand mit diesen. Es geht ebenfalls darum, die vielen Möglichkeiten, die ein ganz normales Leben bietet, bewusst zu genießen. Du hast dafür mehrere Spielmöglichkeiten:
>
> - Du kannst dir für zwei Stunden am Tag vornehmen, ganz bewusst und intensiv darauf zu achten, was du genießen kannst, und dies dann auch zu tun
> - Du kannst dich z. B. mit dem Handy zwei- oder dreimal am Tag erinnern lassen zu planen, was du in den nächsten zwei Stunden genießen willst. Das kann auch etwas ganz Kleines sein, z. B. bewusst eine kurze Pause machen und sich selbst dabei spüren. Du bringst damit Bewusstsein in die Situationen.
> - Du kannst dir abends notieren, was der nächste Tag vermutlich an Möglichkeiten bringt, um zu genießen. Sorge auch hier für Abwechslung.
>
> Ziel ist, dass dir ganz von alleine und selbstverständlich auffällt, wenn du in einer Situation bist, die du vollen Herzens genießen kannst. Mir fällt es bei mir und bei vielen anderen auf: Ein ganz „normales" Leben an einem ganz „normalen" Tag bietet viele Möglichkeiten, um unser Leben zu genießen. Das Einzige, was wir dazu brauchen, ist, dass wir uns dessen in dieser Situation bewusst werden. Dann können wir es auch genießen.

4.2.2 Exkurs: Weg 6: Gönne dir jeden Tag etwas Schönes

Sich jeden Tag etwas Schönes bewusst zu gönnen ist ein wunderbarer Weg und macht ganz viel Spaß. Zudem kannst du in dem Exkurs lesen, warum diese positiven Lebensaspekte unsere Widerstandsfähigkeit im Leben deutlich erhöhen: Exkurs 10 auf http://extras.springer.com.

4.2.3 Weg 7: Flow

Wie ging es dir mit den beiden letzten Wegen? Wie findest du dieses Thema, die positiven Gefühle im Hier und Jetzt intensiv zu spüren? Manche Menschen finden es wundervoll und andere Menschen können nur zum Teil etwas damit anfangen. Auch dies kann sich über die Zeit verändern. Ich war beispielsweise früher ein extrem rationaler Mensch. Alle Gefühle habe ich gleich im Kopf einsortiert und teilweise auch wegsortiert, statt sie zu fühlen. Jeder von uns ist, wie er ist, und diese Einzigartigkeit und Besonderheit macht auch jeden so wertvoll.

Du erinnerst dich noch an die weiter oben dargestellte Unterscheidung von Flow und Vergnügen. Martin Seligman stellt diese Unterscheidung deshalb so stark heraus, weil Flow auch denjenigen Menschen, deren Fähigkeit zum Erleben von Genuss nicht so stark ausgeprägt ist, einen weiteren Weg zu einem glücklicheren und zufriedeneren Leben ermöglicht. Außerdem beschreibt Martin Seligman sich selber auch immer wieder als griesgrämig[18]. Ich vermute, dass auch ihm persönlich deshalb Flow sehr bedeutend ist. Genau über diesen wichtigen Weg sprechen wir jetzt.

Was ist aber nun Flow genau? Kennzeichen von Flow ist, dass du ganz in der Situation aufgehst, die Außenwelt existiert nicht mehr, die ganze Aufmerksamkeit ist im Hier und Jetzt, keine Gedanken sind in der Zukunft oder in der Vergangenheit und du wunderst dich danach, wo die Zeit geblieben ist. Du merkst vielleicht erst danach, wie hungrig du inzwischen bist, wie sehr du eigentlich schon längst auf die Toilette musst oder vielleicht auch, dass dir der Rücken vom langen Sitzen wehtut. Flow kannst du in ganz verschiedenen Situationen erleben: beim intensiven Arbeiten, beim Spielen, beim Lesen, beim Kochen, beim Basteln, beim handwerklich etwas Herstellen, beim Tanzen, beim Suchen nach einer Lösung für eine knifflige Aufgabe, bei intensiven Gesprächen oder dem Interagieren in einer Gemeinschaft, bei sportlichen Aktivitäten und bei vielem anderen. Als ich mich vor vielen Jahren das erste Mal mit Flow beschäftigte, dachte ich mir, ich glaube, ich kenne das gar nicht. Das hatte ich wohl noch nie. Erst während der weiteren Beschäftigung mit diesem Konzept fiel mir auf, wo in meinem Leben überall Flow war. Auch dies war sehr unterschiedlich: beim Joggen, bei einem Vortrag, beim Lesen eines Buches, in einer intensiven Unterhaltung. Sollte es dir jetzt auch so gehen, dass dir in deinem Leben noch keine Flow-Beispiele einfallen, dann lies einfach weiter. Du hast sicher einige. Sie müssen auch nicht über lange Zeit gehen, manchmal sind es nur ein paar Minuten, die wir im Flow sind.

Auch wenn andere Forscher[19] Konzepte beschrieben haben, die Flow sehr ähnlich sind, so ist doch Mihály Csíkszentmihályi der Wissenschaftler, der diesen Begriff geprägt hat und untrennbar damit verbunden ist. Der Psychologieprofessor der University of Chicago mit dem schwer auszusprechenden Namen[20], der inzwischen im Ruhestand ist und übrigens europäische Wurzeln hat, forschte sehr umfangreich zu Flow. Er befragte Tausende Menschen in ganz unterschiedlichen Kulturen rund um die Welt. Dabei gab es zwei Überraschungen: Wenn wir uns Aktivitäten ansehen, die Flow auslösen, dann sind diese sehr unterschiedlich: Um Extreme zu nennen, tritt Flow beim Langstreckenschwimmer bei der Durchquerung des Ärmelkanals genauso auf wie beim Schachspieler im Turnier oder dem Bergsteiger an der Steilwand. Erstaunlich war, dass trotz völlig unterschiedlicher Tätigkeiten Flow immer sehr ähnlich beschrieben wird. Die zweite Überraschung war, dass Flow unabhängig von Kultur, Bildung, Gesellschaftsschicht, Alter und Geschlecht ebenfalls gleich beschrieben wurde. Für Mihály Csíkszentmihályi zeichnet sich ein glückliches Leben vor allem dadurch aus, dass es Flow enthält[21]. Er plädiert dafür, die Anstrengungen des Lebens zu genießen, bereits den Weg dahin und nicht erst das Ziel. Das erinnert dich sicher an unser Wartezimmerthema (siehe Abschn. 3.5). So kommt er zu dem Schluss: „Nur die direkte Kontrolle der Erfahrung, die Fähigkeit, jeden Moment Freude an allem, was man tut, zu empfinden, kann die Hindernisse auf dem Weg zu einem erfüllten Leben überwinden."[22]

Basierend auf seinen Forschungsergebnissen beschreibt Mihály Csíkszentmihályi Flow mit folgenden **acht Komponenten**[23]:

- **Deine Fähigkeiten und die Anforderungen der Aufgabe sind in Balance**: Du fühlst dich der Aufgabe gewachsen, sie ist herausfordernd, du bist jedoch weder über- noch unterfordert.
- **Du konzentrierst dich so stark auf das, was du tust, dass Handeln und eigenes Bewusstsein verschmelzen**: Du bist so vertieft in die Aufgabe, dass sie (fast) automatisch abläuft, du verschmilzt mit der Aufgabe, sie wird mühelos, weil alles fließt. Das ist jedoch nur das Empfinden, tatsächlich kann die Aufgabe schwere körperliche Anstrengung oder große geistige Aktivität erfordern.
- **Die Aufgabe hat klare Ziele** und
- **Du bekommst sofort eine Rückmeldung über dein Tun**: Sowohl ein klares Ziel als auch unmittelbare Rückmeldung findest du z. B. beim Tennisspielen genauso wie beim Bergsteigen. Die Ziele und Rückmeldungen müssen nur für dich relevant sein. Ein Maler kann sehr wohl im Flow sein, während ein Zuschauer von außen weder das Ziel erkennt noch sicher sagen kann, ob die Pinselstriche nun gelungen oder unpassend sind.
- **Du handelst mit einer tiefen, aber mühelosen Hingabe, welche die Sorgen und Frustrationen des Alltagslebens aus dem Bewusstsein verdrängt**: Denke noch einmal an den ersten Teil unseres Buches. Das Bewusstsein von uns Menschen hat einen sehr begrenzten Rahmen (20 bis 60 Bit/s, (siehe Abschn. 2.3)[24]. Wenn wir eine Aufgabe haben, die uns voll fordert, dann ist kein Raum mehr für Sorgen und Gedanken an Zukunft und Vergangenheit. In meinen Seminaren vergleiche ich das gerne mit dem Windsurfen. Ich liebe das Surfen und vor allem

den Punkt, wenn das Surfbrett so schnell wird, dass es nicht mehr in Verdrängerfahrt im Wasser liegt, sondern mit einem Ruck auf die Wasseroberfläche gleitet. Du gewinnst ab diesem Punkt im Gleiten plötzlich deutlich an Geschwindigkeit und gleichzeitig wird das Halten des Segels viel leichter, weil du schneller mit dem Wind fährst. Leichter und schneller, das ist die Erfahrung, die vielen Surfern glänzende Augen bereitet. Mit Flow ist es genauso. Es gibt keine störenden Gedanken mehr, die dich parallel beschäftigen. Alle Sorgen sind irrelevant. Es zählt nur, was jetzt hier passiert, und da ist deine volle Aufmerksamkeit. Es geht leichter und schneller, es läuft einfach, es fließt!

- **Erfreuliche Erfahrungen machen es dir möglich, dass du das Gefühl der Kontrolle über die Situation erlebst**: Genau genommen ist es die Abwesenheit der Sorge, die Kontrolle zu verlieren. Ein Tänzer beschreibt dies z. B. mit „Ich sorge mich nicht um Erfolg oder Misserfolg. Was für ein kraftvolles, warmes Gefühl das ist! (…) Ich fühle die enorme Kraft in mir, etwas Erhabenes und Schönes zustande zu bringen."[25]
- **Deine Selbstwahrnehmung schwindet**: Im Alltag denken wir sehr oft an unser Selbst, wir wollen gut dastehen, machen uns Gedanken, ob wir alles richtig machen, wie die Außenwelt uns sieht. Im Flow hat dies alles keine Bedeutung mehr. Wir werden eins mit der Aufgabe. Bergsteiger berichten, dass sie sich eins mit dem Berg fühlen, Läufer, dass sie eins mit der Gruppe werden, die zum Ziel läuft, Musiker, dass sie mit dem Orchester verschmelzen, und Chirurgen berichten, dass im Flow das ganze Team bei einer schwierigen Operation wie ein Organismus funktioniere. Interessanterweise taucht nach dem Flow-Erleben ein gestärktes Selbstgefühl auf, gewachsen mit verbesserten Fähigkeiten.
- **Dein Gefühl für Zeitabläufe verändert sich**: Oft scheint die Zeit stillzustehen, Stunden können sich wie Minuten anfühlen. Es gibt selten auch das gegenteilige Phänomen: Beispielsweise berichten Balletttänzer, wie eine schwierige Position, die nur wenige Sekunden umfasst, sich bei Weitem deutlich länger anfühlt.

Mihály Csíkszentmihályi konnte nach Tausenden von Interviews und jahrelanger Forschung Flow so detailliert beschreiben. Was bei diesen acht Komponenten auffällt ist, dass positive Emotionen für Flow nicht erforderlich sind. Du bist im Flow so in dem, was du tust, dass kaum Emotion gefühlt wird. Es läuft einfach. Danach jedoch oder wenn du gestört wirst, dann fühlst du, wie grandios diese Erfahrung war. In diesem Buch geht es mir darum, dich zu inspirieren, die Dinge auszuprobieren, von denen du das Gefühl hast, dass sie für dein Leben wertvoll sind. Wenn du mehr Flow in dein Leben bringen willst, wie kannst du vorgehen?

Was sind die Voraussetzungen, damit Flow entstehen kann?

Ich möchte aus all diesen Erkenntnissen für dich die beiden Aspekte herausstellen, die besonders wichtig sind:

- Die Tätigkeit sollte dir grundsätzlich Freude bereiten. Das ist in der Regel so. Es gibt auch Berichte z. B. von Fließbandarbeitern, die die Aufgabe eigentlich nicht machen wollten, dann jedoch trotzdem Flow verspürten. In der Regel ist es jedoch so, dass es etwas ist, was du grundsätzlich gerne machst. Und dann kommt der zweite Aspekt, der nahezu alle Aspekte oben verdichtet:
- Die Aufgabe sollte so herausfordernd sein, dass du weder über- noch unterfordert bist. Das ist oben die erste der acht Komponenten. Nahezu alles andere geht dann daraus hervor.

Wenn du dir Abb. 4.1 ansiehst, dann gibt es unten rechts einen Bereich, bei dem die Aufgabe wenig herausfordernd ist, während deine Fähigkeiten deutlich höher sind. Für dich entsteht dabei Langeweile, weil du überhaupt nicht gefordert bist.

Dann gibt es oben links einen Bereich „Angst". Dies sind Aufgaben, die sehr herausfordern sind, für die jedoch deine Fähigkeiten noch nicht ausreichend entwickelt sind. Was hier entsteht, sind Angst und Panik. In der Mitte gibt es den wunderbaren Flow-Kanal. Dieser zeichnet sich dadurch aus, dass Fähigkeiten und Herausforderungen zueinander passen.

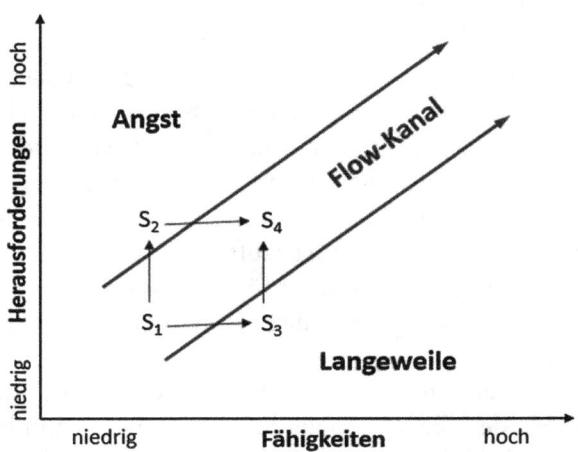

Abb. 4.1 Der Flow-Kanal

Lass uns das an einem Beispiel zeigen. Lena ist ein Mädchen, das anfängt Tennis zu spielen. Sie soll einfach nur Bälle über das Netz spielen. Das macht dem Kind Freude. Sie ist beim Punkt S1. Die Fähigkeiten sind noch gering, die Anforderungen auch. Das wären gute Ausgangsbedingungen für Flow. Müsste Lena schon jetzt mit einer fortgeschrittenen Gegnerin bei einem Turnier spielen, dann wäre Lena überfordert. Lena wäre dann beim Punkt S2. Vielleicht hätte sie in diesem Beispiel keine Angst, mit hoher Wahrscheinlichkeit wäre sie jedoch frustriert und vielleicht würde sie sogar sagen, dass ihr das Tennisspielen keinen Spaß macht und ihr auch nicht liegt. Hier entsteht kein Flow.

Wenn Lena jedoch auf S1 weiter übt, dann wird sie besser. Wenn dann keine Steigerung der Aufgabe kommt und Lena weiterhin nur Bälle über das Netz schlagen darf, dann ist Lena am Punkt S3. Sie ist unterfordert und langweilt sich damit. Auch hier kann kein Flow zustande kommen. Bekommt sie jedoch nun eine Gegnerin mit ähnlichen Erfahrungen, dann landet sie schließlich bei S4. Was du hier sehr gut erkennen kannst, ist der Umstand, dass im Flow auch noch etwas anderes stecken kann, nämlich Wachstum. Wer öfter im Flow ist, bekommt mehr Übung und wird dadurch immer besser. Solange die Fähigkeiten den Anforderungen angemessen sind, solange kann Flow entstehen. Die Person bewegt sich im Flow-Kanal immer weiter nach rechts oben.

Flow ist ein tiefes Gefühl von Freude, das oft erst nach der Aktivität erlebt wird. Dieses Gefühl ist anders als die Freuden des Genusses, über die wir bei den Wegen 5 und 6 gesprochen haben. Es scheint so zu sein, dass wir durch unsere Tätigkeit etwas in welcher Form auch immer Lohnendes gemacht haben. Möglicherweise hat es uns weitergebracht, noch erfahrener in dem zu werden, was wir ohnehin schon kennen und können. Spürst du den Unterschied? Martin Seligman spricht von einer spannenden Analogie mit der Wirtschaft. Kapital definiert sich als Ressource, die nicht konsumiert, sondern für höhere Gewinne in der Zukunft investiert wird. Vergnügen ist wie konsumieren. Ein Glas Champagner, eine Massage oder ein 5-Gänge-Menü, all das kann Lustgefühle auslösen, die jedoch wieder verfliegen bzw. gegen die biologische Sättigung laufen. Sie werden konsumiert. Flow dagegen ist die Bildung von Kapital. Möglicherweise führt Flow zum seelischen Wachstum. Bei Flow geht es um die Tätigkeit selbst, nicht mehr um ein Ziel dahinter.

Die klassische Methode um Flow zu untersuchen ist die Erfahrungs-Stichproben-Methode (ESM, englisch: Experience Sampling Method). Sie ist sehr einfach. Die Teilnehmenden einer Studie bekommen einen Pager bzw. eine Handy-App und werden per Zufall verteilt über den Tag angepiepst und aufgefordert anzugeben, was sie in diesem Moment gerade denken, tun, wie engagiert sie dabei sind und welche Gefühle sie spüren. Dabei zeigt sich, dass Flow sehr unterschiedlich verteilt ist. Manche Menschen berichten häufig davon, andere erleben Flow sehr selten.

Mihály Csíkszentmihályi untersuchte beispielsweise Jugendliche[26], von denen 250 häufig und weitere 250 selten von Flow-Erlebnisse berichten. Die Niedrig-Flow-Jugendlichen sahen viel fern und hingen viel in Einkaufszentren herum. Die Hoch-Flow-Teenager dagegen verbrachten viel Zeit mit ihren Hausaufgaben, ihren Hobbys und engagierten sich sportlich. In der Untersuchung zeigte sich, dass die Hoch-Flow-Jugendlichen bezüglich ihres psychischen Wohlbefindens (darunter auch Selbstwertgefühl und Engagement) deutlich besser abschnitten als die Niedrig-Flow-Gruppe. Interessanterweise dachten sie jedoch, dass die Jugendlichen der Niedrig-Flow-Gruppe mehr Spaß hätten als sie. Flow baut Fähigkeiten auf. Die Hoch-Flow-Kids erreichen eine bessere Ausbildung, sie haben eine tiefere Bindung zu Menschen und werden erfolgreicher sein.

Wie kannst du in deinem Leben Flow-Erfahrungen steigern?
1. **Beobachte dich selbst**
   Die folgenden Reflexionsfragen können dir helfen, mehr zu erfahren, was für dich Flow erzeugt. Wenn du weißt, was bei dir zu Flow führt, dann kannst du dies öfter tun. Jedoch ohne große Erwartung. Wenn Flow entsteht, ist es gut, wenn nicht, ist es ebenfalls gut. Sonst ist es ähnlich wie mit den Genusserfahrungen: Wenn du es erzwingen willst, dann funktioniert es meist nicht.

Reflexionsfragen

- Welche Tätigkeiten machen dir Freude?
- Wann erlebst du Flow?
- Gibt es etwas, was bei dir Flow begünstigt oder verhindert?

---

2. **Bleibe im Flow-Kanal**
   Achte darauf, dass die Anforderungen zu deinen derzeitigen Fähigkeiten passen. Es gibt interessante Untersuchungen zur Aufmerksamkeit. Dabei zeigt sich sehr deutlich, dass zu einfache Aufgaben dazu führen, dass unser Geist abschweift. Wir sind nicht mehr so gut in der Lage, zwischen wichtigen und unwichtigen Reizen zu unterscheiden[27]. Bei zu schwierigen

Aufgaben kommen wir genauso wenig in Flow. Versuche deshalb – soweit dies möglich ist – Aufgaben zu finden, die deine Aufmerksamkeit voll beanspruchen und dich dabei weder über- noch unterfordern. Je besser deine Fähigkeiten werden, desto anspruchsvollere Aufgaben kannst du wählen.

3. **Fokussiere deine Aufmerksamkeit**

Es ist sehr erstaunlich, wie wenig wir oft bei der Sache sind. Dan Gilbert, ebenfalls ein Psychologieprofessor aus Harvard, untersuchte mithilfe einer App (trackyourhappiness.org), ob wir mit der Aufmerksamkeit gerade bei der Sache sind, die wir tun. Das funktioniert ganz einfach. Die App gibt ein Signal und die jeweilige Person beantwortet ein paar Fragen: was sie gerade tut, ob ihre Aufmerksamkeit darauf gerichtet ist oder sie gerade an etwas anderes denkt und wie glücklich sie sich fühlt. Was glaubst du, wie viele Menschen sind nicht bei der Sache, die sie gerade tun? Die Antwort lautet, knapp die Hälfte (46,9 %). Dies bedeutet, dass wir die Hälfte der Zeit an etwas anderes denken, als im Hier und Jetzt zu sein. Die Forscher interessiert nun natürlich, was einen Einfluss auf das erlebte Glück hat. Es gibt zwar einen Einfluss der jeweils ausgeübten Tätigkeit auf das Glücksgefühl, die Unterschiede sind jedoch nicht so groß. Es gibt nur eine bedeutsame Ausnahme: Während Sex waren die Glücksgefühle deutlich höher. Den viel stärkeren Einfluss hatte die Aufmerksamkeit der Menschen: Das Glücksempfinden war deutlich stärker, wenn die Menschen bewusst bei der Aktivität waren, die sie gerade machten. Selbst wenn ihre Aufmerksamkeit zu sehr angenehmen Aspekten abgewandert war, fühlten sie sich nicht besser. Allerdings waren sie deutlich weniger glücklich, wenn sich ihr Geist mit neutralen oder negativen Themen beschäftigte. Dan Gilbert kommt so auch zu dem Schluss: **Der menschliche Geist wandert gerne umher und ein umherwandernder Geist ist nicht glücklich**[28].

Wir werden dem Thema noch einmal bei der Meditation begegnen. Es fördert Glück, immer besser zu lernen, ganz bei der Sache zu sein, die du gerade tust. Zusätzlich fördert sie auch die Möglichkeit, in Flow zu kommen, was ebenfalls glücklich macht.

Falls du beispielsweise häufig Gespräche führst, übe dich darin, die Aufmerksamkeit vollständig deinem Gesprächspartner zu widmen. Beobachte, wie sich deine Gespräche entwickeln, wenn du wirklich ganz da bist.

Wenn du also stärker in Flow kommen willst, dann sei ganz bei der Sache. Konzentriere dich ganz auf das, was du vorhast. Wenn dein Geist abdriftet, dann ist das in Ordnung, hole ihn jedoch wieder zurück, sobald dir das auffällt. Es ist wie beim Windsurfen in der Verdrängerfahrt, du musst immer wieder korrigieren, das Segel und das Brett immer wieder korrigierend ausrichten, und plötzlich kommt eine Böe, dein Brett kommt ins Gleiten und schießt förmlich über das Wasser, leicht und schnell und du wirst zu einer Einheit mit dem Brett, dem Segel und den Elementen.

4. **Vermeide Störungen, die dich aus dem Flow reißen**
Wir haben gesehen, dass sich Flow auch dadurch auszeichnet, dass die Außenwelt in unserer Wahrnehmung verschwindet. Wenn uns diese Außenwelt immer wieder aus dem Flow zurückreißt bzw. erst gar nicht ermöglicht, dass wir mit voller Aufmerksamkeit dauerhaft in unsere Aufgabe eintauchen, dann ist das eine deutliche Behinderung. Neben Kollegen und vielen anderen Einflussgrößen ist das in der heutigen Zeit vor allem unser Handy und bei der Arbeit am PC das E-Mail-Programm bzw. sonstige Apps. Wenn ich beispielsweise an diesem Buch arbeite, dann stelle ich mein Handy lautlos und lege es in einen anderen Raum. Studien deuten darauf hin, dass häufige Unterbrechungen der Konzentration beispielsweise durch eingehende Nachrichten oder Anrufe die geistige Leistungsfähigkeit deutlich verringern[29]. Vor allem reißen sie dich aus deinem Flow. Deshalb ist es bestimmt eine gute Idee, alle Störquellen auszuschalten, wenn du etwas konzentriert tun willst. Du bist schneller, du bist besser und du erhöhst deine Wahrscheinlichkeit beträchtlich, über eine längere Phase Flow zu erleben.

5. **Definiere Zwischenziele**
Um in den Flow zu kommen ist es hilfreich Zwischenziele zu definieren. Selbst ein Bergsteiger hat nicht nur den Gipfel als Ziel. Mindestens unbewusst hat er verschiedene Abschnitte als nächste Ziele für sich definiert. Das hilft die Aufgabe schneller anzupacken. Trotz der Herausforderung wird sie lösbarer. Du gleitest leichter hinein und das begünstigt Flow.

6. **Magst du in deiner Freizeit Flow erleben?**
Eine sehr häufige Freizeitaktivität vieler Menschen ist Fernsehen und Beiträge in sozialen Netzwerken zu schreiben und zu lesen. Jeder soll und darf tun, was für ihn richtig ist. Allerdings stellt sich dabei meist kein Flow ein. Diese Tätigkeiten sind auf der Abb. 4.1 ganz unten links angesiedelt. Sie erfordern keine großen Fähigkeiten und stellen auch keine Herausforderungen dar. Mihály Csíkszentmihályi nennt diesen Teil der Darstellung Apathie. Vielleicht hast du die Erfahrung ja auch schon gemacht: Du hast den ganzen Abend stundenlang ferngesehen, stehst dann auf, um ins Bett zu gehen, und fragst dich, wohin der Abend

verschwunden ist. Was hat es dir gebracht? Hier ist zwar auch die Zeit vergangen, jedoch hast du, vergleichbar mit Stunden, die du in sozialen Netzwerken verbringst, danach nicht mehr Energie und bist danach auch nicht lebensfroher. Tatsächlich haben Forschungen gezeigt, dass beim Berieselnlassen vor dem Fernsehen die Stimmung oft sogar leicht depressiv wird[30].

Achte deshalb darauf, wie du deine Freizeit verbringst, auch wenn andere Themen auf den ersten Blick attraktiver erscheinen[31]. Die Mischung macht es auch hier. Wenn du mehr Flow erleben möchtest, mache Dinge, an denen du Freude hast und die dich fordern.

7. **Lebe deine Stärken**
Wenn du deine Stärken einsetzt, dann hast du sehr gute Voraussetzungen, in Flow zu kommen. Hier gilt alles, was wir weiter oben (siehe Abschn. 3.2) bereits besprochen haben.

8. **Behalte immer dein Leben als Ganzes im Blick**
Wie bei allen Aspekten, so muss auch Flow in Balance zum restlichen Leben stehen. Wer nur noch liest oder sich nur noch im Hobbyraum aufhält, dabei Verabredungen vergisst, sich sozial isoliert, nicht mehr regelmäßig isst, der wird vermutlich trotz vieler Flow-Erfahrungen irgendwann zu dem Schluss kommen, dass dies kein geeignetes Lebenskonzept ist. Ich bin generell ein großer Befürworter von Balance, Vielseitigkeit und Ganzheitlichkeit. Das ganze Leben darf bunt und gut werden, dazu braucht es nicht ein Extrem. Meine Haltung ist, dass ein gelingendes Leben sich gerade durch den Mix an unterschiedlichen Aspekten in dem Maß auszeichnet, wie es sich für den jeweiligen Menschen richtig anfühlt. Dazu gehören sicher Flow, aber auch Genuss, Sinn, positive Beziehungen, Anstrengung, Wachstum und Erfolg.

4.2.4 Exkurs: Weg 8: Kein Grübeln oder warum Glück nicht ins Gedankenkarussell kommt

Du weißt noch aus der Einleitung, dass die Positive Psychologie nicht nur die positiven Dinge untersucht, sondern auch die negativen und hinderlichen Aspekte unseres Lebens. Grübeln ist so ein hinderlicher Aspekt für mehr Lebensfreude und deshalb ist dieser Exkurs für dich besonders hilfreich, wenn du zum Grübeln neigst. In dem Exkurs schauen wir uns die Forschungsergebnisse zum Grübeln an und vor allem, welche hilfreichen Gegenstrategien die Wissenschaft dazu anbietet: Exkurs 11 auf http://extras.springer.com.

4.3 Zukunft gestalten

4.3.1 Weg 9: Deine Lebensvision entwickeln und deine Lebensträume verwirklichen

> Jeder Mensch hat eine ganz besondere Aufgabe; es werden dir alle Werkzeuge zur Verfügung gestellt, die du brauchst. (Tom McCallum, spiritueller Führer der Metis)

Dieser Weg ist ein weiterer sehr mächtiger und kraftvoller Weg zu einem gelingenden und glücklicheren Leben. Ich erlebe bei meinen Seminarteilnehmern immer, wieviel Energie dieser Weg freisetzt und welche Freude und Zufriedenheit möglich werden.

Kleine und große Lebensträume
Lass uns mit den Lebensträumen starten. Hast du Lebensträume? Diese können so unterschiedlich sein wie wir Menschen sind. Manche sagen, ich möchte gerne einmal das Nordlicht sehen, Löwen in freier Wildbahn erleben oder an ein ganz bestimmtes Ziel reisen. Manche sagen, ich möchte gerne Kinder haben, ein Buch schreiben oder einen Oldtimer fahren. Überlege für dich einmal, welche Lebensträume du hast. Diese brauchen auch nicht so groß sein wie die oben genannten Beispiele. Vielleicht willst du unbedingt einmal bei einer bestimmten Sportveranstaltung dabei sein oder einen Künstler live erleben. Mach dir eine Liste dieser Ziele. Wenn dir kein einziger Lebenstraum einfällt, dann ist das genauso in Ordnung. Vielleicht bist du auch einfach so glücklich, wie und wo du gerade bist.

Wenn du deine Liste vor dir liegen hast, dann beachte zwei Aspekte. Der erste Aspekt ist folgender Rat: Verwirkliche deine Lebensträume! Genieße die Vorbereitung und die Umsetzung! Es gibt uns einen großen Energieschub, wenn wir unseren Herzensprojekten folgen. Oft (nicht immer) ist es sogar leichter als wir denken und wir müssen es nur anpacken. Das trifft insbesondere auf die kleineren Lebensträume zu. Wenn du deine Lebensträume realisierst, dann denke an den Weg 5 (Genuss). Genieße die Vorbereitung und die Verwirklichung in vollen Zügen. Erwarte auch nicht zu viel, sonst stellst du dir selbst ein Bein. Um im Beispiel oben zu bleiben: Du siehst dann das Nordlicht und denkst dir: „Mann, wo bleibt das Glücksgefühl, los, jetzt muss ich glücklich sein!" So funktioniert es leider nicht. Sieh das, was du realisiert, als Geschenk an dich, mit Dankbarkeit, dass es dir möglich ist. Sieh es ruhig spielerisch und wie ein Kind mit großen Augen, das alles wie zum ersten Mal sieht.

Bei mir entwickelte sich in den letzten Jahren der Lebenstraum, die Forschungsergebnisse der Positiven Psychologie verständlich und anwendbar für diejenigen Menschen aufzubereiten, die mehr aus ihrem Leben machen möchten. Daraus entstand unter anderem dieses Buch. Für mich ist es grandios, einem solchen Lebenstraum zu folgen und ich fühle das Leben dadurch viel intensiver und bunter. Das ist meine erste Empfehlung an dich: Verwirkliche deine Lebensträume und genieße die Vorbereitung und Umsetzung.

Die zweite Empfehlung bringt dich in eine Reflexion über deine Lebensträume. Schau dir deine Liste an und überlege dir in Ruhe, warum du im Kern diesen Lebenstraum hast. Manche Lebensträume sind gar nicht unsere eigenen, sondern wir haben sie unreflektiert übernommen. Die Werbung sowie Strategien in den sozialen Medien können uns glauben machen, dass das neue Luxusauto oder die Luxushandtasche ein wirklicher Lebenstraum sind. Weißt du, was klasse ist? Da du das Buch nun bis hierhin gelesen hast, kennst du all die Mechanismen. Du weißt, wie lange solche Luxusartikel glücklich machen (Stichwort: Hedonistische Anpassung, siehe Abschn. 2.7), oder du kannst erkennen, für wen du es tust (Stichwort: „das Leben deiner Nachbarn leben", siehe Abschn. 3.7). Das wirst du nun zunehmend feststellen: Aus allen diesen Einzelkapiteln wird für dich ein großes und klares Bild über dein gelingendes Leben. Übrigens geht es mir bei den Beispielen oben nicht um eine Wertung. Die kannst nur du abgeben und es kann wunderbar sein, ein tolles Auto zu fahren. Mir geht es darum, dass du hinter jedem deiner Lebensträume weißt, warum du diesen hast – damit du sicher sein kannst, dass es wirklich dein Traum ist, und damit du weißt, warum du ihn wirklich verfolgst. Der beste Kompass, den du hast, ist dein Gefühl und die Botschaften deines Herzens (siehe Abschn. 3.17). Wenn du das Gefühl hast, „mach es aus vollem Herzen, das fühlt sich stimmig an", dann tu es. Auch hier gilt für mich die „permission to be human". Du bist ein Mensch und darfst auch unvernünftig sein. Das Leben darf leicht sein und soll hier nicht „verkopft" werden. Wenn du etwas machen willst, von dem du genau weißt, dass es dir nur darum geht, eine Person mit etwas zu beeindrucken, und du es trotzdem tun willst, dann tue es. Auch das kann Spaß machen. Wichtig ist mir, dass du ein Bewusstsein dafür hast. Dass du ehrlich weißt, um was es dir geht.

Liebe es und genieße es, deine Lebensträume Wirklichkeit werden zu lassen!

Deine Lebensvision entwickeln

Bislang haben wir uns über deine Lebensträume unterhalten. Im folgenden Schritt geht um dein ganzes zukünftiges Leben, wie darf es aussehen und was ist deine Sicht darauf? Dafür habe ich eine phantastische Übung für dich. Ich kenne bislang niemand, der diese Übung ernsthaft gemacht hat und danach nicht dankbar und sehr froh darüber war. Nur eins vorweg: Es ist ähnlich wie mit der Übung zu deinen Werten (siehe Abschn. 3.18), das geht nicht schnell mal in zehn Minuten. Da es um nichts weniger geht als um dein Leben, ist jede investierte Sekunde unglaublich wertvoll. Meine Bitte an dich ist, nimm dir diese Zeit. Du wirst dir selbst am Ende dafür dankbar sein.

Es geht darum, ein Bild davon zu entwickeln, wie dein Leben künftig sein soll. Schwarz-weiß gesprochen haben wir im Leben zwei Möglichkeiten: Entweder wir „leben so vor uns hin", lassen uns treiben und reagieren einfach auf das, was passiert, oder wir haben ein klares Bild von dem, wie wir leben möchten, und verfolgen das. Im ersten Fall sind wir ein Boot, das vor sich hindümpelt und davon abhängig ist, woher der Wind kommt. Im zweiten Fall setzen wir die Segel und steuern. Selbst wenn uns der Wind massiv ins Gesicht bläst, können wir seine Kraft nützen und gegen den Wind kreuzen. Im ersten Fall sind wir oft passive victim, im zweiten Fall active agent. Im ersten Fall werden wir gelebt und im zweiten Fall leben wir. Wenn du ein glücklicheres und gelingendes Leben möchtest, dann solltest du wissen, was für dich ein glückliches und gelingendes Leben ausmacht. Du kennst aus dem ersten Buchteil deinen Wahrnehmungsfilter. Wenn du weißt, was dir wirklich wichtig ist, dann wird dein Filter dir diese Informationen aus der Umwelt auch ins Bewusstsein durchstellen. Wenn du weißt, was du möchtest, fängst du auch an danach zu suchen und die Wahrscheinlichkeit, dass es auch so kommt, erhöht sich beträchtlich. Du sparst sehr viel Zeit, denn du verfolgst nicht heute dies und morgen das, sondern kannst schnell entscheiden, was für dich richtig ist. Du kannst viel besser Nein sagen und das gibt dir Raum für das, was dir wirklich wichtig ist.

> **Übung: Entwicklung meiner Lebensvision**
> Wie erhältst du nun ein klares Bild deiner Lebensvision?
> Die Schritte dorthin sind gar nicht so schwer. Sie benötigen jedoch in der Regel Zeit, weil du dich immer wieder fragen wirst: Was ist mir wirklich wichtig? Am Ende dieser Übung hast du buchstäblich ein Bild deines künftigen Lebens, das du erstellt hast und künftig ausgestalten kannst. Du kannst dir ein großes Blatt Papier nehmen und tatsächlich malen, du kannst jedoch auch eine Collage machen, indem du Bilder und Texte aus Zeitschriften ausschneidest. Manche machen es digital und verwenden Fotos aus dem Internet oder der eigenen Fotosammlung. Wähle die Art, die dir zusagt, es gibt hier kein Richtig und Falsch. Es soll zu dir passen und für dich am Ende ausdrucksstark sein.
> Bevor du in die Umsetzung gehst, helfen dir die folgenden Vorüberlegungen:
> **Schritt 1:** Nimm in Anlehnung an den Abschn. 4.1.3 (Weg 3: Regelmäßiger Live-Check-up) die Liste deiner Lebensbereiche: Partnerschaft/Liebe, Familie und Großfamilie, Freunde, Beruf/Berufung/Stärken, Finanzen, Gesundheit/Fitness,

> Freizeit/Erholung, Wohnsituation, Wachstum/Lernen/Weiterentwicklung, Spiritualität/Religion, Sinn.
> Überlege dir nun, wie dein Leben in diesen Bereichen aussehen soll. Hilfreich ist oft, eine Perspektive aus der Zukunft zu wählen: Stell dir vor, du bist 80 Jahre alt, wie soll dann dieser Aspekt deines Lebens zwischen dem jetzigen Zeitpunkt und deinem 80. Geburtstag gewesen sein, damit du freudig und lächelnd zurückblicken und sagen kannst: „Ja, das war ein gutes Leben, ich hatte ein glückliches und gelingendes Leben!" Überlege dir die Aspekte für jeden einzelnen Lebensbereich. Fühle in dich hinein, ob es sich nach deinem eigenen Wunsch anfühlt oder vielleicht ein Wunsch anderer (z. B. Eltern, Gesellschaft, Medien, Werbung) ist. Gehe jeden Bereich durch und schreibe dir die Antworten am besten auf. Schreibe dir auch das Datum dazu. Es ist sehr spannend, wenn du dir das nach einem längeren Zeitraum erneut anschaust.
> **Schritt 2:** Nun darfst du kreativ sein. Gestalte dein gelingendes Leben als Bild. Du hast alle Freiheiten. Es geht darum, dass du am Ende ein Bild hast, das dir gefällt und deine Lebensvision darstellt. Es soll ein Bild sein, mit dem du dich jeden Tag daran erinnerst, wie sich dein Leben entwickeln soll, ein Bild, auf das du dich freust und das du gerne siehst. Als ich diese Übung das erste Mal gemacht habe, hatte ich ein Bild mit vielen Dingen, die ich erreichen wollte. Ich schaute darauf und es fühlte sich unheimlich anstrengend an. Das war damals eine wichtige Erkenntnis für mich, da es genau mein Leben widerspiegelte. Ich hatte vergessen, in das Bild Entspannung, Relaxen und den Genuss der Schönheit des Lebens aufzunehmen. Als ich es entsprechend vervollständigt hatte, fühlte es sich für mich richtig an, da die Balance zwischen Anstrengung und Entspannung enthalten war. Nur du kannst entscheiden, was für dein gelingendes Leben richtig und wichtig ist. Achte auf jeden Fall auf dein Gefühl. Du solltest dieses Bild aus ganzem Herzen mögen.
> Wenn du der ganzen Übung noch das i-Tüpfelchen geben möchtest, dann überlege dir einen Spruch oder ein bis zwei Wörter, die dein Leben beschreiben. Es ist eine Art Slogan gemeint, den du gerne als Überschrift für dein künftiges Leben nehmen möchtest. Das ist nicht ganz einfach, vielleicht fällt dir jedoch ein passender Spruch ein.

Du wirst nach der Übung merken, wie „sortiert und aufgeräumt" du dich fühlst. Du hast eine „Landkarte" davon, wie sich dein Leben entwickeln soll. Ich empfehle dir, dich regelmäßig mit deinem Bild zu beschäftigen. Ich habe mir zum Beispiel mein Bild ins Büro gehängt. Seminarteilnehmer haben mir erzählt, dass sie ihr Bild auf dem Handy als Hintergrundbild nutzen. Ich sage dir nicht, dass dein Leben sich auch exakt so entwickeln wird. Allerdings hast du nun deinen Leitstern, anhand dessen du die Entscheidungen in deinem Leben treffen und die Dinge in deinem Leben wahrnehmen kannst. Aus dem zweiten Kapitel kennst du die Mechanismen, die dann am Ende die Wahrscheinlichkeit beträchtlich erhöhen, dass sich dein Leben deiner Vision entsprechend verändert.

Ich leite aus meinem Bild jährlich meine Top-5-Ziele für das Jahr ab. Jeden Morgen, bevor ich in den Arbeitstag starte, schaue ich mir diese Top 5 an und überlege mir, wie ich diesen Tag hierfür nutzen kann. Dies gibt mir Klarheit und Bewusstheit und macht mein Leben viel intensiver.

4.3.2 Weg 10: Ziele setzen

> Unsere Wünsche sind Vorgefühle der Fähigkeiten, die in uns liegen, Vorboten desjenigen, was wir zu leisten imstande sein werden. Was wir können und möchten, stellt sich unserer Einbildungskraft außer uns und in der Zukunft dar; wir fühlen eine Sehnsucht nach dem, was wir schon im Stillen besitzen. So verwandelt ein leidenschaftliches Vorausergreifen das wahrhaft Mögliche in ein erträumtes Wirkliches. (Johann Wolfgang von Goethe)

Ziele zu setzen, zu verfolgen und zu erreichen ist ein wichtiges Thema, wenn wir uns mit Lebenszufriedenheit und Glück beschäftigen. Du kennst folgenden Effekt sicherlich aus deinem Erleben: Wenn du ein Ziel erreicht hast und sagen kannst: „Ja, ich habe das geschafft!", dann gibt dir das ein gutes Gefühl. Je größer und schwieriger das Ziel war, umso länger und anhaltender ist dein positives Erleben. Es ist das Erleben von Selbstwirksamkeit. Auch wenn es kleinere Dinge sind, die du erreicht hast, erkenne deine Leistung an. Klopf dir einfach auch mal selbst auf die Schulter, damit deiner Aufmerksamkeit nicht entgeht, was du alles erreichst.

Ziele ermöglichen befriedigende soziale Beziehungen zu anderen Menschen, sie helfen uns unsere Zeit besser einzuteilen und steigern unser Selbstwertgefühl[32]. Ziele zu haben sortiert das Leben, Ziele geben dem Leben Energie und Richtung. Du weißt, wofür du jeden Morgen aufstehst. Je mehr wir mit unseren Zielen das verwirklichen möchten, was uns im Innersten wichtig ist, umso mehr und umso länger wirkt sich dieser Weg auf unsere Lebenszufriedenheit und unser Lebensglück aus.

Als Martin Seligman, der uns schon öfter als einer der Väter der Positiven Psychologie begegnet ist, seine erste Theorie des authentischen Glücks am Anfang dieses Jahrtausends formulierte, fehlte das Thema Zielerreichung und damit Selbstwirksamkeit noch. In seiner damaligen Theorie[33] beschrieb er Glück als Kombination aus drei Faktoren:

- Positive Gefühle (dass wir uns richtig gut fühlen, Lust, Ekstase, Wärme, siehe Weg 5: Genuss, siehe Abschn. 4.2.1),
- Engagement (gemeint ist damit Flow, also ganz in einer Aufgabe aufzugehen, siehe Weg 7: Flow, siehe Abschn. 4.2.3) sowie
- Sinn (zu einer Sache, die größer ist als man selbst ist, zu gehören und ihr zu dienen, siehe Weg 22: Sinn, siehe Abschn. 4.5.6).

Das Ziel gemäß dieser Theorie ist zunehmende Lebenszufriedenheit. Im Jahr 2011 erweiterte er seine Theorie. Er nannte sie nun Theorie des Wohlbefindens. Die drei oben genannten Faktoren ergänzte er um weitere zwei:

- positive Beziehungen (siehe Weg 15: soziale Beziehungen, siehe Abschn. 4.4.3) und
- Erfolg (Zielerreichung, Weg 10, Abschn. 4.3.2).

Zielerreichung wurde eine der tragenden fünf Säulen seiner Theorie. Auch das Ziel dieser neuen Theorie und der gesamten Positiven Psychologie wurde von Martin Seligman neu definiert: Das Ziel ist Aufblühen. Menschen soll es möglich sein, durch die Verstärkung positiver Gefühle sowie von Engagement, Sinn, positiven Beziehungen und Erfolg, aufzublühen[34]. Dieses Ziel spricht mir voll aus dem Herzen. Ist es nicht grandios, wenn es eine Wissenschaft gibt, die Menschen darin unterstützt, voller Freude, Energie und gleichzeitig Zufriedenheit das Beste aus sich zu machen, sich zu entwickeln und zu wachsen und dabei Sinn und Glück zu empfinden?

Es gibt eine große Anzahl Forschungsarbeiten, die sich mit Zielerreichung und deren Auswirkungen auf unsere Lebenszufriedenheit beschäftigt haben[35]. Die Wissenschaftler hat interessiert, ob alle Ziele gleichermaßen unsere Lebenszufriedenheit und unser Lebensglück erhöhen.

Gibt es Ziele, die langfristig glücklicher machen als andere?
Die Forscher unterteilten dazu Ziele in verschiedene Kategorien und untersuchten, welche dieser Kategorien langfristig glücklicher und zufriedener machen und welche nicht.

Sie fanden heraus, dass die folgenden Ziele die Lebenszufriedenheit fördern[36]:

- **Kompetenzziele:** eigene Kompetenzen ausbauen, persönliche Entwicklung, eigene Stärken einsetzen und etwas aus eigener Kraft erreichen (das, was bereits kleinste Kinder zeigen: „Ich machen!", Beispiele sind: eine Fremdsprache lernen, den eigenen Arbeitsbereich in drei Monaten ohne fremde Hilfe komplett beherrschen, Einfühlungsvermögen in andere steigern);
- **Generative Ziele:** persönlicher Beitrag für andere, zu einem größeren Ganzen und für künftige Generationen (z. B. seinen Kindern ein gutes Vorbild sein, Bäume pflanzen für eine lebenswertere Stadt, junge Menschen in deren Entwicklung unterstützen);

- **Nähe und Beziehung:** dazu zählen Ziele, die auf Vertrautheit und enge wechselseitige Beziehungen ausgerichtet sind (z. B. Freunden helfen und ihnen sagen, wie wichtig sie einem sind, Freundschaften vertiefen, ein noch besserer Zuhörer werden);
- **Spiritualität:** hierzu zählen alle Ziele, die über das eigene Selbst hinausgehen und mit dem Glauben der Menschen zusammenhängen (z. B. die Schöpfungskraft in allem zu erkennen, was uns umgibt, das eigene Verhältnis zu Gott vertiefen).

Diese Ziele sind eng mit höherer Lebenszufriedenheit verbunden und interessanterweise eng mit der Frage nach der tieferen Bedeutung unseres Seins verknüpft: Warum bin ich hier[37]?

Eine Reihe von Zielkategorien machen langfristig **nicht** glücklicher[38]. Hierzu zählen:

- **Wohlstand und Reichtum** (diese Effekte kennst du bereits aus dem ersten Buchteil, siehe Abschn. 2.7 und 2.9);
- **Soziale Anerkennung** (alle Ziele, die verfolgt werden, um von anderen anerkannt zu werden. Letztlich ist dies nicht verwunderlich, denn je mehr jemand die Anerkennung von anderen braucht, umso mehr fehlt ihm die eigene Anerkennung sich selbst gegenüber);
- **Macht und Einfluss** (alle Ziele, die **nur** der Macht und des Einflusses wegen verfolgt werden). Nicht gemeint ist hier der Einsatz von Macht und Einfluss für höhere Ziele (z. B. das Wohl künftiger Generationen);
- **Unabhängigkeit** (zu meinen, niemand anderen zu brauchen (das entgegengesetzte Ziel von „Nähe und Beziehung), hiervon ist das förderliche Konzept von Autonomie fein zu trennen („Ich lebe und entscheide in Einklang mit meinen Werten"), das hiermit nicht gemeint ist);
- **Äußere Attraktivität** (z. B. Schönheitsoperationen).

Hat dich etwas an diesen Ergebnissen überrascht? Nachdem du das Buch bis hierhin gelesen hast, wirst du vieles vermutet haben. Ich bin ein großer Fan der Wissenschaft. Sie macht es durch ihre Methoden möglich, psychologische Vermutungen zu ergründen und zu verstehen, was für die meisten Menschen funktioniert. Was jedoch für dein Leben passt und richtig ist, das kannst nur du entscheiden. Was für die meisten richtig ist, muss nicht zwingend auch für dich richtig sein. Das ist mir ein sehr wichtiger Punkt. Alle Ergebnisse der Wissenschaft sind wertvoll und wichtig. Sie sind es vor allem, damit du Unterscheidungen und Strukturen hast, um etwas für dich zu überlegen und zu erproben. Aber dann sollst nur du entscheiden, was du in deinem Leben umsetzt. Das soll und kann dir keine Wissenschaft vorschreiben. Das Einzige, zu dem ich dich ermutigen möchte, ist, die Dinge spielerisch auszuprobieren, zu erproben und zu beobachten, was für dich sinnvoll ist und sich richtig anfühlt.

Wenn du deine Lebensvision, wie im letzten Kapitel beschrieben, erarbeitet hast und sich diese auch dann noch stimmig anfühlt, wenn du dir vorstellst, du bist 80 Jahre alt und schaust auf dein Leben zurück, dann hast du eine sehr gute Grundlage, um davon deine Ziele abzuleiten. Wenn deine Ziele zu deiner Lebensvision passen, dann bist du richtig unterwegs.

Die Psychologie hat weitere wichtige Unterscheidungen erarbeitet, mit denen du deine Ziele „abklopfen" kannst.

Fünf wichtige Unterscheidungen, um durch Ziele glücklicher zu werden
- **Intrinsische oder extrinsische Ziele:** Intrinsisch ist dein Ziel dann, wenn es aus dir selber kommt, d. h. wenn du es dir gesetzt hast und es dir wichtig ist. Extrinsisch bedeutet, dass du das Ziel von außen übernommen hast: Du arbeitest an dem Projekt, weil du dafür Geld bekommst, oder du studierst Medizin, weil deine Mutter es will. Extrinsische Ziele sind nur „Mittel zum Zweck", wir würden sie gar nicht verfolgen, wenn nicht dahinter Geld, soziale Anerkennung oder die Angst vor Strafe stecken würde. Wissenschaftliche Studien belegen auch wenig überraschend die Schlussfolgerung, dass uns intrinsische Ziele Freude machen und zur Lebenszufriedenheit beitragen, während dies die extrinsischen Ziele nicht ermöglichen. Die Untersuchungen konnten zudem nachweisen, dass Menschen, die stark extrinsische Ziele verfolgen, weniger Selbstvertrauen, weniger Selbstverwirklichung und eine geringere Lebenszufriedenheit zeigen[39].
- **Authentische oder nicht authentische Ziele:** Authentisch sind Ziele dann, wenn sie zu deinen Werten und zu deiner Persönlichkeit passen und damit im Einklang stehen. Zu deinem Lebensglück und zu deiner Zufriedenheit tragen nur die authentischen Ziele bei[40]. Aus diesem Grund ist auch so hilfreich für dich, dir deiner Werte bewusst zu sein (siehe Abschn. 3.18). So kannst du noch schneller entscheiden, ob ein Ziel authentisch zu dir passt.
- **Annäherungsziele oder Vermeidungsziele:** Wenn eine Schülerin für die Schule lernt, will sie zeigen, was sie kann, und eine möglichst gute Note erreichen oder will sie eine Fünf oder Sechs vermeiden? Ziele lassen sich sowohl als Annäherungs- als auch als Vermeidungsziel formulieren. Du kannst das Ziel haben, gegenüber deiner Führungskraft nicht mehr so unsicher aufzutreten (Vermeidungsziel) oder ihr

gegenüber Selbstvertrauen zu zeigen (Annäherungsziel). Menschen, die Vermeidungsziele verfolgen, sind weniger glücklich, weniger gesund und eher gestresst. Selbst die Partner von Menschen mit Vermeidungszielen sind weniger zufrieden als die Partner von Menschen mit Annäherungszielen[41]. Es lohnt sich daher, deine Ziele nach diesem Aspekt zu überprüfen und ggf. neue zu formulieren.

- **Harmonische oder widersprüchliche Ziele:** Dahinter verbirgt sich die Frage, ob deine Ziele zusammenpassen und integrierbar sind. Wenn du das Ziel hast, ein Restaurant zu eröffnen, und gleichzeitig das Ziel, jedes Wochenende und abends frei zu haben, dann könnte das schwierig werden. Nicht alle Zielkonflikte sind so offensichtlich wie dieser und viele Menschen sind nicht so weit wie du nach der Übung in diesem Kapitel und haben einen Überblick über ihre Ziele. Sie werden durch widersprüchliche Ziele unglücklich und sind sich der Widersprüchlichkeit oft gar nicht richtig bewusst. Oft geben sie am Ende gleich beide sich widersprechenden Ziele auf. Der wichtigste Aspekt ist, dass du dir dessen bewusst bist. Dann kannst du entscheiden, ob du nur ein Ziel davon verfolgst (besser eins aufgeben als beide) oder ob du eine Strategie entwickelst, vielleicht doch beide Ziele zu erreichen. Um im Beispiel zu bleiben eröffnest du dann vielleicht kein klassisches Restaurant, sondern übernimmst eine Schulkantine.
- **Auf Aktivitäten oder auf Umstände ausgerichtete Ziele:** Was macht glücklicher: Aktivitätsziele (Flüchtlinge unterrichten, sich mit Kunst beschäftigen, regelmäßig mit den Enkeln einen Tag verbringen) oder Ziele, die die Lebensumstände verbessern (einen neuen Fernseher kaufen, ans Meer ziehen)? Forschungen[42] zeigen, dass die Aktivitäten länger glücklich machen als die Veränderung der Umstände. Du kannst dir die Erklärung bestimmt schon denken: auch veränderte bessere Umstände machen erst einmal glücklich, doch die hedonistische Anpassung (siehe Abschn. 2.7) führt schnell zur Gewöhnung. Statt uns über das Haus in der Nähe zum Strand zu freuen, wünschen wir uns nun ein größeres Haus mit uneingeschränktem Meerblick.

Ziele ändern sich im Laufe des Lebens und auch unsere Möglichkeiten ändern sich. Vielleicht haben wir in höherem Alter mehr Möglichkeiten zu reisen, da die Kinder aus dem Haus sind und wir Zeit und Geld dafür haben, oder wir haben evtl. weniger Möglichkeiten, wenn eine körperliche Beeinträchtigung uns einschränkt. Da sich unsere Rahmenbedingungen ändern können, ist es wichtig, dass wir unsere Ziele flexibel und angemessen anpassen können. So wie ein regelmäßiger Life-Check-up (siehe Abschn. 4.1.3, Weg 3) zumindest einmal jährlich sinnvoll ist, so ist es sehr lohnend, deine Lebensvision und deine wichtigsten Ziele regelmäßig zu überprüfen. Einmal jährlich ist aus meiner Sicht ein guter Rhythmus und die Zeit um den Jahreswechsel bietet sich für viele Menschen hierzu an.

> **Übung: Meine fünf wichtigsten Ziele**
>
> Schreibe dir deine derzeitigen wichtigsten Ziele auf und vergleiche sie dann mit deiner Lebensvision. Sind alle wichtigen Bereiche deines Lebens abgedeckt? Passen deine Ziele zu deiner Vision? Achte darauf, dass deine Ziele wie deine Lebensvision ausbalanciert sind. Oft fehlen bei den Zielen Aspekte wie Entspannung/Relaxen, Genuss und Freude, Aspekte, die zu Vitalität und Wohlbefinden beitragen. Prüfe, ob deine Ziele diese Aspekte enthalten bzw. für dich ein eigenes Ziel hierfür sinnvoll und stimmig ist.
>
> Leite dann deine Top-5-Ziele für das restliche Kalenderjahr ab und schreibe sie auf. Ich mache mir dazu gerne eine Mindmap und male dann jedes Ziel mit einer anderen Farbe an. Wichtig ist nur, dass du diese fünf Ziele in anschaulicher Weise festhältst, sodass du gerne wieder draufschaust.
>
> Nun kannst du jedes deiner Ziele mit all den Inhalten dieses Kapitels prüfen. Optimal für dein Glück und deine Lebenszufriedenheit sind deine Ziele dann, wenn du in der linken Spalte mindestens ein Kreuz machen kannst und in der rechten Spalte alle fünf Kriterien ankreuzen kannst:
>
> | Trifft mindestens eine Zielkategorie unten für dein Ziel hier zu? | Treffen alle unten aufgeführten Kategorien für dein Ziel zu? |
> |---|---|
> | ☐ Kompetenzziel | ☐ Intrinsisches Ziel |
> | ☐ Generatives Ziel | ☐ Authentisches Ziel |
> | ☐ Nähe- und Beziehungsziel | ☐ Annäherungsziel |
> | ☐ Spirituelles Ziel | ☐ Harmonisches Ziel |
> | | ☐ Aktivitätsziel |
>
> Die Unterscheidungen sind sehr hilfreich, um sie mit deinen Zielen abzugleichen. Bedenke, dass dies alles nur Hilfsmittel zu deiner Reflexion und Bewusstwerdung sind und keine Gesetze. Ich hatte z. B. einmal das Ziel, eine lang ersehnte Reise zu machen. Da hatte ich rechts alle 5 Kategorien, jedoch links keinen einzigen Treffer. Das ist auch eine Erkenntnis: Die Reise ist ein Geschenk an mich und nicht an andere. Natürlich habe ich die Reise gemacht und das war auch genau richtig so. Was ich dir damit zeigen möchte ist, dass du gut daran tust, dir all dieser Themen bewusst zu werden. Mache dann allerdings das daraus, was für dich stimmig und richtig ist. Das bringt dir noch mehr Glück und Freude in dein Leben.

Um deine Ziele zu erreichen ist es sehr hilfreich, den Prozess, wie du zu deinem Ziel kommst und wieviel Freude dir dies macht, zu visualisieren und dir mit allen Sinnen vorzustellen. Den Weg zu visualisieren ist noch wirkungsvoller als sich nur den Erfolg beim Erreichen des Ziels vorzustellen[43]. Spitzensportler wenden diese Techniken schon sehr lange an. Wenn du dich noch vertiefter zu Techniken zur besseren Zielerreichung informieren willst, gibt es dazu jede Menge Ratgeber. Wenn deine Ziele mit deiner Lebensvision und mit deinen Werten stimmig sind, hast du sicher schon mehr als die halbe Miete. Dann wirst du Freude an der Verwirklichung deiner Ziele haben und das wird dich auch viel näher an den Erfolg führen.

Mir ist es wichtig, dir diesen Weg aufzuzeigen, denn Ziele zu verfolgen ist eine weitere gute Möglichkeit zu mehr Lebensfreude und es gibt wichtige Unterscheidungen, die dir helfen, solche Ziele zu verfolgen, die am Ende auch zu mehr Freude führen.

4.3.3 Weg 11: Optimismus – die geheime Strategie für mehr Lebensfreude und mehr Gesundheit

Dieser 11. Weg kommt so alltäglich daher. Optimismus, denkst du dir vielleicht, ja, das ist vermutlich für ein glücklicheres und erfolgreicheres Leben sinnvoll. Vielleicht überrascht dich jedoch, was die Wissenschaft dazu herausgefunden hat und wie differenziert Optimismus betrachtet werden kann. Dieses Thema ist viel umfassender, als wir es in der Regel vermuten. Lass uns gleich einmal mit ein paar Ergebnissen der Forschung beginnen. Was meinst du: Leben optimistische Menschen länger?

Jedes Jahr kommen Tausende Menschen in die Mayo-Klinik in Minnesota, um ihre körperlichen Krankheiten behandeln zu lassen. Bei der Aufnahme erhalten die Patientinnen und Patienten verschiedene Fragebögen, darunter auch einen, der Optimismus misst. Nun haben die Forscher diese Daten von 839 Personen, die vor über 30 Jahren dort behandelt wurden, analysiert. Das erstaunliche Ergebnis war, dass die optimistischen Menschen 19 % länger lebten als die prognostizierte Lebenserwartung[44].

In einer anderen Studie wurde an über 1 300 Männern untersucht, ob Optimismus bzw. Pessimismus Auswirkungen auf das Auftreten von Herz-Kreislauf-Erkrankungen hat. Die Männer wurden durchschnittlich über zehn Jahre hinweg untersucht. Dabei wurden auch klassische Risikofaktoren und deren Einfluss erfasst wie z. B. Rauchen, Bluthochdruck, Alkoholkonsum und Übergewicht. Zur weiteren Kontrolle wurde auch das Maß des Empfindens von Angst, Feindseligkeit und Depression gemessen. Auch hier zeigten sich erstaunliche Ergebnisse: Wenn man die Männer in drei gleich große Gruppen einteilt (optimistisch, durchschnittlich und pessimistisch), dann zeigt sich, dass die optimistischen Männer 25 % weniger oft an Herz-Kreislauf-Erkrankungen litten als die Männer mit durchschnittlichem Optimismus. Die pessimistischen Männer wiederum erkrankten deutlich häufiger als der Durchschnitt[45]. Als Martin Seligman 120 Männer untersuchte, die bereits einen Herzinfarkt hatten, kam er zu vergleichbaren Ergebnissen. Nicht die gewöhnlichen Risikofaktoren und nicht einmal das Ausmaß der Schädigung des Herzens durch den ersten Herzinfarkt konnten das Risiko für einen zweiten Infarkt ausreichend vorhersagen. Nur Optimismus war aussagefähig. Nach achteinhalb Jahren waren 15 der 16 am stärksten pessimistischen Männer an einem weiteren Herzinfarkt gestorben. Bei den 16 optimistischen Männern waren es fünf[46]. Eine Untersuchung reiht sich an die andere mit immer der gleichen Aussage: Optimisten leben länger[47]. Dagegen haben Menschen mit einem starken Gefühl von Hilflosigkeit eine höhere Sterberate. Dies gilt insbesondere für Herz-Kreislauf-Erkrankungen und in geringerem Maße für Krebserkrankungen[48].

Aber weißt du, was das Beste daran ist? Optimismus unterstützt nicht nur körperliche Gesundheit, er schützt uns nicht nur gegen Depressionen bei Schicksalsschlägen und führt nicht nur zu besseren Arbeitsergebnissen. Das Beste könnte schon sein, dass Optimismus zu viel mehr Lebensfreude und -glück führt. Das aus meiner Sicht jedoch wirklich Beste ist, dass Optimismus gelernt werden kann[49]. Optimismus lässt sich nachweislich erhöhen und die positiven Auswirkungen auf die Gesundheit lassen sich wissenschaftlich belegen[50].

Damit es dir einfacher gelingt, Optimismus auszubauen, beschäftigen wir uns vertiefter damit. Das ist jetzt Psychologie pur. Mich begeistern diese Ergebnisse immer wieder aufs Neue. Gewöhnliche und völlig alltägliche Themen bekommen durch die Erkenntnisse der Psychologie eine Struktur und lassen sich differenzieren, „greifbar" machen und damit verändern. Wir schauen uns nun an, welche Ursachenzuschreibungen bei Erfolg und Misserfolg von uns Menschen gemacht werden. Die Psychologen nennen diese Ursachenzuschreibung **Attribution**. Optimisten und Pessimisten haben jeweils ein entgegengesetztes Muster. Stell dir folgende Situation als Beispiel vor: Tina, eine Schülerin in der 9. Klasse, bekommt ihre Deutschschulaufgabe zurück und hat eine Fünf. Unbewusst bewertet sie diesen Misserfolg anhand von drei Kriterien, die wir uns jetzt ansehen: Tab. 4.1.

Tab. 4.1 Verschiedene Arten der Attribution bei Erfolg und Misserfolg[51]

	Personalisierung	Dauerhaftigkeit (Permanenz)	Geltungsbereich
Möglichkeit A	In mir liegt die Ursache	Die Ursache ist dauerhaft	Die Ursache betrifft alle Lebensbereiche
Möglichkeit B	Die Ursache liegt in der Außenwelt, bei anderen	Die Ursache ist vorübergehend, nur jetzt gerade	Die Ursache betrifft nur einen Bereich

Lass uns das am Beispiel von Tina veranschaulichen. Du siehst in der Tab. 4.2 nun immer, wie sie die Ursachenzuschreibung vornehmen kann, einmal, wenn sie Pessimistin ist, und dann, wenn sie Optimistin ist:

Bei Erfolg ist es genau umgekehrt und ich mache das jetzt mal im Beispiel schwarz-weiß: Die Optimistin sagt bei Erfolg: „Klar, das liegt an mir, ich habe das erreicht (Personalisierung). Ich bin eben erfolgreich, das ist immer so (Permanenz). Ich bin eben ein Erfolgstyp, in allem was ich anpacke (Geltungsbereich). Hat dagegen die Pessimistin Erfolg, dann verfährt sie nach Muster B: „Ich hatte einfach Glück (Personalisierung), leider ist das nur dieses eine Mal so (Permanenz). Wenn es nur in anderen Bereichen meines Lebens auch einmal so laufen könnte (Geltungsbereich). Das sind die Reinformen einer pessimistischen oder optimistischen Sicht. Du kannst dir das vorstellen wie drei Regler, die mal oben und mal unten stehen. Natürlich gibt es eine Menge Kombinationen. Ich kann sagen, der Lehrer (Personalisierung) mag mich heute (Permanenz) irgendwie nicht, vielleicht ist er einfach schlecht drauf, oder ich kann sagen, der Lehrer mag mich generell (Permanenz) nicht. Ich kann auch sagen, alle Lehrer mögen mich nicht (Geltungsbereich). So gibt es verschiedene Varianten zu den beiden Reinformen A und B.

Tab. 4.2 Attribution am Beispiel von Misserfolg

	Personalisierung	Dauerhaftigkeit (Permanenz)	Geltungsbereich
Wenn Tina eine **Pessimistin** ist, dann schreibt sie ihren Misserfolg gemäß Muster A zu	„Ich habe es wieder mal nicht gecheckt, ich kann es einfach nicht"	„Es wird sich nie etwas ändern"	„Ich bin einfach dumm, ich kann einfach nichts, nicht nur in Deutsch, sondern generell"
Wenn Tina eine **Optimistin** ist, dann schreibt sie ihren Misserfolg gemäß Muster B zu	„Der Lehrer mag mich einfach nicht, nur ihm gefällt nicht, wie ich schreibe" oder „Wäre ich nicht die ganze Zeit durch die Klasse nebenan abgelenkt worden, dann wäre es viel besser geworden"	„Mit der Aufgabenstellung hatte ich dieses eine Mal Pech, das nächste Mal ist alles wieder gut"	„Ich bin generell eine gute Schülerin, wenngleich Deutsch für mich immer wieder eine Herausforderung sein kann"

Wenn du dich an das zweite Kapitel erinnerst, dann weißt du, dass diese Zuschreibungen sehr individuell sind und nach unserer Wahrnehmung (und deren Fehlern) und unseren Bewertungen passieren. Es gibt keine Wahrheit, jeder bewertet in seinem Stil. Jedoch zeigen das Pygmalionexperiment und die selbsterfüllenden Prophezeiungen, dass unsere Zuschreibung unsere zukünftige Welt erschafft. Zudem sind wir Menschen und können unser Denken und Fühlen beobachten und – das ist das Allerbeste – Einfluss nehmen und dieses umwandeln. Genau dadurch ist es möglich, unsere Zuschreibungen zu verändern. Nicht damit wir eine rosarote Brille aufsetzen, sondern damit wir hinterfragen, ob unser eingeschliffenes Muster (du erinnerst dich auch an die „Autobahnen" im Gehirn und die Wahrnehmungstäuschungen) der Situation angemessen ist.

Wie kann ich optimistischer werden?
Martin Seligman hat eine bewährte Methode entwickelt, um Optimismus aufzubauen. Er nennt sie **ABCDE-Methode**[52]: Lass uns das auch an einem Beispiel durchspielen. Du willst eine größere Wohnung mieten, warst nun bereits bei der achten Wohnungsbesichtigung. Diesmal waren parallel noch geschätzt 20 weitere Interessenten gleichzeitig vor Ort und eben hast du die Nachricht erhalten, dass sich der Vermieter nicht für dich entschieden hat. Du bist völlig geknickt und denkst dir: „Ich bekomme nie eine Wohnung, das liegt an mir. Ich kann nicht überzeugen, was mache ich nur?"

Die erste spannende Überlegung dazu ist: Wenn jemand anderer herkäme und sagen würde: „Du findest nie eine andere Wohnung!", dann würdest du dich vermutlich wehren, je nach deinem Naturell würdest du dir denken, dass er gar keine Ahnung hat und das ja überhaupt nicht stimmt, oder du würdest ihm das direkt ins Gesicht sagen und gute Beispiele finden, warum er Unrecht hat. Das ist deshalb spannend, weil wir unseren eigenen Gedanken viel mehr auf den Leim gehen als Äußerungen von außen. Unsere eigenen Gedanken glauben wir einfach, obwohl sie genauso abwegig sein können. Trotzdem hinterfragen wir sie meist nicht. Genau da setzt nun die ABCDE-Methode an. Wenn du einen pessimistischen Gedanken entdeckt hast, dann gehst du ihm auf den Grund und tust so, als ob er von einem Rivalen wäre, der dir nichts Gutes will. Du verhältst dich dann wie ein Anwalt oder ein Kriminalpolizist und suchst nach Beweisen und Alternativerklärungen. Die ersten drei Schritte sind dem ABC-Modell von Albert Ellis (siehe Abschn. 3.13) sehr ähnlich. Das geht so:

A wie Ausgesetztheit: Du nimmst bei dir pessimistische Gedanken wahr. In unserem Beispiel: Nach der achten Wohnungsbesichtigung hast du immer noch keinen Erfolg.

B wie Befunde: Du denkst, dass es an dir als Person liegt. Du glaubst, du kannst keinen Vermieter von dir überzeugen.

C wie C(K)onsequenzen: Du fühlst dich frustriert und antriebslos. Warum sollst du dich noch anstrengen, wenn du ohnehin eine Absage bekommst? Niemand will dich, denkst du dir.

D wie Disputieren: Dieser Schritt ist nun sehr wichtig. Disputieren meint hier, eine Meinungsverschiedenheit mit sich selbst austragen. Wenn uns ein Rivale solche Gedanken an den Kopf wirft, was würden wir ihm entgegnen? Wenn wir unabhängiger Anwalt oder Kriminalpolizist wären, wie würden wir den Sachverhalt objektiv betrachten? Hierbei können dich folgende Detailtechniken unterstützen:

- **Beweiswürdigung:** Was sind die echten Fakten? Das ist der achte Versuch. In deinem Bekanntenkreis gibt es bei der angespannten Wohnungssituation Fälle, die mehr als 20-mal abgelehnt wurden, bis es klappte. „Niemand will mich" stimmt überhaupt nicht. Ich habe Freunde und eine nette Familie, die mich mag. Ich habe schon oft die Rückmeldung bekommen, dass ich sympathisch wirke. Die Fakten sprechen also komplett dagegen.
- **Alternativen betrachten:** Es gibt meist einige Gründe, die zu einem Ergebnis führen können. Die Anzahl der anderen Wohnungssuchenden ist hoch, jedoch kann nur einem zugesagt werden, andere Menschen können ein höheres Einkommen nachweisen, vielleicht hatte ich gerade mit diesen ersten acht Vermietern Pech, weil die Chemie nicht sofort stimmte. Vielleicht sollte ich das nächste Mal nicht im „Schlabber-Look" hingehen. Es geht nicht darum, die Realität schönzureden. Wenn du jedoch über die Vielzahl möglicher Gründe nachdenkst, dann erhältst du Ansatzpunkte für Verbesserungen (das nächste Mal ein Hemd anziehen) und deine bislang eingeschränkte Sicht weitet sich. Wenn du viele Gründe auf dem Tisch hast, kann es immer noch sein, dass es einfach an deinen mangelnden Fähigkeiten liegt und das ist für immer so. Allerdings wirst du in der deutlichen Mehrzahl der Fälle zu dem Ergebnis kommen, dass es nicht so ist. Du wirst feststellen, dass es nur in dieser Situation (Geltungsbereich), nur gerade zurzeit (Dauerhaftigkeit) so ist oder eben an äußeren Einflüssen (Personalisierung) liegt.

- **Entkatastrophisieren:** Aus einem Thema eine Katastrophe machen, darin sind wir Menschen echt gut. In diesem Beispiel: „Mich mag niemand". Ich kenne einen guten Verkäufer, der es einem schwierigen Kunden nicht recht machen konnte. Zwei Tage später ging ein Beschwerdebrief ein und dieser war auch noch an den Vorgesetzten der Chefin gerichtet. Seine Chefin kam jedoch erst weitere zwei Tage später aus dem Urlaub. Der Verkäufer konnte bis zum erlösenden Gespräch mit seiner Chefin kaum schlafen, er überlegte, ob er wirklich richtig im Job ist, wie er seine Wohnung abbezahlen sollte, wenn er jetzt gekündigt würde etc. Von außen wirkt das seltsam, jedoch sind wir – wir hatten das schon beim Thema Grübeln gesehen – nicht davor gefeit, uns in etwas zu verrennen. Hilfreich ist es, mit kühlem Kopf zu überlegen, was der worst case (schlimmste Fall), was der best case (beste Fall) und was der wahrscheinlichste Fall ist.

E wie Energiegewinnung: Wenn nun das Thema von allen Seiten beleuchtet ist und du die Sachlage wie ein Polizeibeamter nach Wahrheitsgehalt und Wahrscheinlichkeit analysiert hast, dann entsteht in der Regel neue Energie. Das ist Schritt E. In unserem Beispiel mit der Wohnungssuche verblassen die Apathie und die Resignation. Stattdessen weiß ich, dass bereits die nächste Wohnungsbesichtigung ein Erfolg sein kann. Gleichzeitig ist es bei der aktuellen Marktlage nicht unwahrscheinlich, dass noch einige Versuche vor mir liegen. Aber nur so gewinne ich. Zudem habe ich erkannt, dass es sinnvoll ist, mich besser zu kleiden, und ich werde mit meinem Freund noch weiter daran arbeiten, im Gespräch besser zu überzeugen. Darauf freue ich mich schon und neu sortiert gehe ich das Thema wieder an.

> **Übung**
>
> Nimm dir vor, die ABCDE-Methode auszuprobieren, wenn dich das nächste Mal ein pessimistischer Gedanke länger beschäftigt. Suche nicht danach, aber wenn etwas da ist, dann wende dieses Werkzeug an. Idealerweise machst du es schriftlich, das hilft dir, die Dinge vertiefter zu sortieren.

Optimismus lässt sich lernen. Am Anfang klingt das vielleicht alles noch etwas kompliziert, technisch und aufwendig, doch mit etwas Übung kannst du optimistisches Denken zu deiner Gewohnheit machen und sabotierende Gedanken frühzeitig erkennen und richtigstellen. Diese Methode hat übrigens nichts mit dem sogenannten positiven Denken zu tun. Beim positiven Denken geht es darum, ganz fest an Dinge zu glauben, auch wenn alle Beweise möglicherweise dagegensprechen. Hier geht es jedoch darum, nach Beweisen zu suchen und die Sichtweisen zu reflektieren. Der gleiche Sachverhalt kann pessimistisch oder optimistisch betrachtet werden. Der Optimismus führt jedoch zu einer viel höheren Wahrscheinlichkeit, dass wir aktiv werden und erfolgreich sind. Mit Optimismus können wir nicht nur die eingangs erläuterten Vorteile in unser Leben holen, sondern auch unser Leben besser gestalten.

Die gerade beschriebene Methode hat viel mit Reflektieren zu tun. Es passiert viel im Denken und dadurch entwickelst du mehr Optimismus. Es gibt allerdings noch eine sehr vielversprechende Methode, um Optimismus zu steigern und dich näher an deine wahren Lebensziele zu bringen. Diese Methode hat viel mit Schreiben zu tun, daher werde ich sie direkt im nächsten Kapitel darstellen.

4.3.4 Weg 12: Expressives Schreiben

Schreiben ist ein weiterer Weg zu mehr Lebenszufriedenheit, der auch unsere psychische und physische Gesundheit verbessern kann. Vielleicht hast du ähnliche Erfahrungen wie ich gemacht. Wenn ich mich in meinem Leben zurückerinnere, habe ich das Schreiben vor allem dann benutzt, wenn es mir nicht gut ging. Damals hatte ich noch keine Ahnung von Psychologie und Wissenschaft, irgendwie habe ich es ausprobiert und festgestellt, dass es die Situation und meine Empfindungen verbessert. Ich erinnere mich beispielsweise als Jugendlicher mit Liebeskummer, wie hilfreich es war, mir alles „von der Seele zu schreiben". Vielleicht kennst du ähnliche Erfahrungen zum Thema Schreiben. In diesem Kapitel wollen wir uns diese Möglichkeiten und die Ergebnisse der Wissenschaft hierzu näher ansehen.

Laura King ist Psychologieprofessorin an der University of Missouri. Sie machte folgendes Experiment: Sie teilte die Studienteilnehmenden per Zufall in vier Gruppen ein. Alle Teilnehmenden schrieben an vier aufeinanderfolgenden Tagen für je 20 Minuten zu jeweils einem der folgenden Themen:

- mein traumatischstes Lebensereignis,
- mein bestmögliches Ich in der Zukunft,
- zu beiden Themen (jeweils eines für zwei Tage) und
- ein nichtemotionales Kontrollthema (detailliertes Aufschreiben, was sie heute noch planen zu tun).

Die Ergebnisse zeigen, dass das Schreiben über „das bestmögliche Ich" die Lebenszufriedenheit signifikant ansteigen ließ. Nach fünf Monaten wurden die Teilnehmenden noch einmal untersucht. Laura King fand, dass sich im Vergleich zur vierten Gruppe (Schreiben über ein nichtemotionales Kontrollthema) bei den Teilnehmenden der anderen drei Gruppen eine messbare Verbesserung der Gesundheit zeigte[53]. Schreiben kann somit die Gesundheit verbessern und das Wohlbefinden steigern.

Sonja Lyubomirsky wandelte diese Studie etwas ab und ließ die Teilnehmenden entweder zu ihrem Wunsch-Ich oder als Kontrollgruppe zu Details aus ihrem Alltag schreiben. Dies machten die Teilnehmenden einmal im Labor vor Ort, danach sollten sie es so oft und so lange sie wollten über vier Wochen zu Hause fortsetzen. Die Teilnehmenden, die darüber schrieben, wie sich ihr Leben idealerweise entwickelt, zeigten eine signifikante Steigerung in ihrem Wohlbefinden. Übrigens umso mehr, je interessanter und sinnvoller sie die Aufgabe fanden und je engagierter sie die Aufgabe durchführten[54]. Insgesamt lässt sich festhalten, dass es signifikant positive Gefühle und die allgemeine Zufriedenheit puscht, wenn man über sein bestmögliches Ich schreibt[55]. Und noch eins zeigen Untersuchungen: Über sein Wunsch-Ich in der Zukunft zu schreiben steigert deutlich den Optimismus[56]. Hier besteht nun die Verbindung zum vorhergehenden Kapitel. Während die ABCDE-Strategie stärker rational ist, gibt es eine spielerische Schwester dazu, die ich dir nun vorstellen werde und die direkt aus den wissenschaftlichen Studien[57] abgeleitet ist:

> **Übung: Deine bestmögliche Zukunft entwerfen**
> Nimm dir 20–30 min Zeit, um folgende Übung schriftlich zu machen:
> Gehe in deiner Vorstellung fünf bis acht Jahre in die Zukunft. Stell dir vor, alles hat sich bestmöglich entwickelt. Du hast intensiv und erfolgreich an der Erreichung deiner Lebensziele gearbeitet. Denke und spüre, wie du in der Zukunft lebst, wenn alles genau so verläuft, wie du es dir wünscht. Beschreibe, wie dein Leben aussieht und wie dein Wunsch-Ich ist. Schreibe nun alles auf, was du dir dazu vorstellst.
> Wiederhole die Übung regelmäßig, idealerweise sogar mehrmals wöchentlich. Natürlich wird sich vieles wiederholen, aber das Spannende daran ist, dass sich mit der Zeit ein für dich passendes und stimmiges Bild deiner Zukunft herauskristallisiert. Nütze am besten ein Notizbuch, in das du deine Zukunft schreibst.
> Diese Übung ist ein wahrer Tausendsassa. Denn sie wirkt gleich in mehrere Richtungen. Sie führt zu positiven Emotionen und Optimismus mit allen weiteren positiven Folgen. Sie führt dich jedoch auch zu viel mehr Klarheit bezüglich deiner Zukunft. Wenn du an die Wege 9 und 10: „Lebensvision" und „Ziele setzen" denkst, dann ist dir klar, dass diese Übung wie geschaffen dazu ist, um langfristige Klarheit für dein Leben zu entwickeln. Aus dem ersten Buchteil kennst

> du die Mechanismen und die Macht der selbsterfüllenden Prophezeiungen. Die Wahrscheinlichkeit, dass sich deine Zukunft so entfaltet, wird deutlich größer, weil sich deine Wahrnehmung entsprechend verändern wird und du plötzlich Möglichkeiten wahrnimmst und Ideen hast, die dir ohne diese Übung nicht bewusst werden würden. Außerdem entdeckst du immer mehr, was du alles selbst in der Hand hast. Mit dieser Übung bist zurück am Steuerrad deines Lebens.
> Geh ruhig spielerisch an die Aufgabe heran und schreibe auch mal wilde Ideen auf. In fünf bis sieben Jahre kann viel passieren. Achte erstmal nicht so sehr auf das, was dein Verstand sagt, was machbar ist, sondern lass deinen Wünschen und Sehnsüchten freien Lauf. Schreibe auf, was dir einfällt und was sich für dich gut anfühlt. Schau an, was dich berührt und was du dir im innersten Kern für dein Leben und für deine Entwicklung wünschst. Mit der Zeit und mit der regelmäßigen Wiederholung der Übung wird dies alles klarer und klarer.
> Ich habe selbst erlebt, wie mächtig diese Übung ist. Dass du dieses Buch in Händen hältst, hat beispielsweise ganz viel mit dieser Übung zu tun. Ich kann dir wirklich empfehlen, diese Übung über einen längeren Zeitraum und regelmäßig auszuprobieren. Du kannst unglaublich viel davon profitieren.

Wir haben uns nun mit dem Schreiben über eine wünschenswerte Zukunft beschäftigt. Am Anfang dieses Kapitels klang schon an, dass das Schreiben über Dinge, die uns belasten, für uns ebenfalls sehr hilfreich sein kann. Du hast in diesem Buch schon festgestellt, dass es zu bestimmten Themen oft einen Forscher gibt, der ganz eng mit einem Thema verbunden ist. Beim Schreiben ist dies der Psychologieprofessor James Pennebaker von der University of Texas in Austin. Er beschäftigte sich unter anderem damit, warum die einen Menschen, die ein Trauma erlebten, daran leiden und krank werden und die anderen nicht. Übrigens entdeckte er, dass es daran liegt, ob die Person davon erzählt, was hilfreich ist, oder sich möglichst nicht damit beschäftigen will. Über diesen Weg kam er auch zu dem Thema Schreiben und zur Forschung über dessen Wirksamkeit. Alles begann mit einem Experiment mit 46 Studierenden. James Peennebaker ließ einen Teil von ihnen zu einem traumatischen Erlebnis in ihrem Leben an vier aufeinanderfolgenden Tagen für 15 Minuten schreiben. Sie sollten je nach Gruppe hierzu die Fakten bzw. ihre Gefühle aufschreiben. Zudem gab es selbstverständlich eine Kontrollgruppe. Die Forscher waren überrascht, was diese Übung mit den jungen Menschen machte, die gesund und jung waren und keine äußerlichen Anzeichen für Probleme erkennen ließen. Viele verließen mit Tränen den Raum, kamen jedoch am nächsten Tag wieder, um weiterzuschreiben. Obwohl sich diese Teilnehmenden direkt nach der Übung schlechter fühlten, zeigten sich in den Wochen und Monaten danach bemerkenswerte Effekte. Den Teilnehmenden ging es besser und sie hatten weniger gesundheitliche Probleme als die Kontrollgruppe aus Studierenden, die über Belangloses (z. B. ihre Wohnzimmereinrichtung) geschrieben hatten[58]. Mittlerweile gibt es eine sehr große Anzahl verschiedener Studien, die die positiven körperlichen und psychischen Auswirkungen des **expressiven Schreibens** (so der Fachbegriff) nachweist. Es zeigt sich, dass sich die Gesundheit verbessert, die Teilnehmenden weniger ängstlich und depressiv sind und sich subjektiv deutlich wohler fühlen[59]. Selbst Studienleistungen wurden durch expressives Schreiben besser[60] und Menschen, die ihren Arbeitsplatz verloren hatten, fanden durch das Schreiben schneller eine Wiederbeschäftigung[61]. Hättest du das gedacht? So große Auswirkungen haben bereits 10–30 min Schreiben an mehreren Tagen. Inzwischen ist die Anzahl der wissenschaftlichen Untersuchungen dazu im dreistelligen Bereich. Die Wirkung ist klar belegt. Ob dir dieser Weg liegt, kannst nur du entscheiden. Ich kann dir nur empfehlen, es auszuprobieren. Die Faktenlage der Forschung dazu ist eindeutig.

> **Übung: Expressives Schreiben**
> **Zur Verarbeitung oder Klärung von Themen, die dich stark beschäftigen**
> Wenn du etwas zu einem Thema schreiben willst, dann nimm dir vier bis fünf Tage dafür vor. Sie müssen nicht zwingend aufeinanderfolgen. Manche wählen z. B. zwei bis drei Termine pro Woche. Plane es jedoch so, dass du nach diesen Tagen das Schreiben zu diesem Thema erstmal ruhen lässt. Es soll durchaus eine Intervention mit einem klaren Beginn und einem klaren Ende sein. Du kannst das Thema dann trotzdem nach ein paar Wochen noch einmal aufgreifen.
> Gehe dann entsprechend der folgenden Anleitung[62] vor:
> Gehe an einen ruhigen Ort, der für dich angenehm und sicher ist. Nimm dir 20–30 min Zeit, um dich mit deinen tiefsten Gefühlen und Gedanken zu einem Ereignis aus deinem Leben zu beschäftigen, das dich belastet oder aufwühlt. Egal, welches Ereignis du auswählst, wichtig ist, dass du deine Erwartungen loslässt und deine ehrlichen Gefühle und Gedanken erforschst. Schreibe kontinuierlich über die ganze Zeit und am besten ohne Unterbrechung. Lass einfach schreiben und kümmere dich nicht um Rechtschreibung, Grammatik oder Stil.
> Wichtig für dich zu wissen ist, dass Menschen sich nach dieser Übung traurig fühlen können. Das ist normal und verschwindet in der Regel nach einigen Stunden wieder. Wenn du jedoch bemerkst, dass dich ein Thema extrem aufwühlt, dann höre auf zu schreiben oder wähle vorerst ein anderes Thema.
> Folgende Hinweise können für dich hilfreich sein:
>
> - Schreibe darüber, was passiert ist, schreibe jedoch insbesondere darüber, was du hierzu tief in dir ehrlich fühlst und denkst.
> - Setze deinen Fokus auf deine Gefühle und deine Gedanken. Es geht nicht darum zu jammern (passive victim), sondern in dir zu erforschen, was das Thema bewirkt.
> - Schreibe (vielleicht an deinem letzten Schreibtermin) auch über das, was du daraus gelernt hast.

- Mache die Übung nicht direkt vor dem Schlafengehen, da du sonst vielleicht zu aufgewühlt bist, um einzuschlafen
- Achte darauf, dass du nach der Übung nicht ins Grübeln (siehe Abschn. 4.2.4) verfällst.
- Wenn du therapeutische oder medizinische Hilfe benötigst, dann nimm diese in Anspruch. Setze Schreiben nicht als Ersatz dafür ein.

Wir haben gesehen, welche großartige Wirkung das Schreiben hat. Du kannst deine Vision für die Zukunft damit erschaffen und eine optimistische Grundhaltung erreichen, du kannst erlebte Belastungen damit auflösen. Du kannst Schreiben darüber hinaus auch nützen, um Freude und Begeisterung in deinem Leben festzuhalten. Wiederum kannst nur du entscheiden, was dir guttut. Ich kann dir nur empfehlen, Erfahrungen mit diesen lohnenden Übungen zu machen. Sie sind in dieser Form ein in der breiten Öffentlichkeit bislang wenig bekannter und ebenfalls vielversprechender Weg zu mehr Lebensfreude.

4.4 Zwischenmenschlich

4.4.1 Weg 13: Von den guten Dingen erzählen und aktiv-konstruktiv reagieren

Was machst du, wenn Dinge richtig gut laufen oder es dir richtig gut geht? Erzählst du es jemanden? Was machst du umgekehrt, wenn dir ein Freund mitteilt, was für einen Erfolg er hatte oder wie gut es ihm gerade geht? Wie reagierst du?

Mit diesen Fragen wollen wir uns jetzt beschäftigen und vor allem damit, was das mit deinem Glück zu tun hat. Denn auch in diesen alltäglichen Dingen steckt jede Menge Wirksamkeit für deine Lebenszufriedenheit und dein Lebensgefühl.

Forscher untersuchten, was bei Menschen pro Tag das positivste Ereignis war, und dann, ob sie jemandem davon erzählen. Was denkst du, wie oft wird mindestens einer anderen Person die beste Begebenheit des Tages mitgeteilt? Das Ergebnis war, dass dies im Schnitt über alle Menschen an rund 70 % der Tage erfolgt[63]. Doch die Forscher wollten noch mehr wissen. Sie interessierte, ob das Erzählen von einem positiven Erlebnis auch das Glücksgefühl und die Zufriedenheit der erzählenden Person erhöht, d. h. stärker erhöht, als das Ereignis dies ohne Erzählen ohnehin getan hat.

Die Untersuchungen hierzu bringen immer wieder die gleichen Ergebnisse: Menschen, die von ihren positiven Erlebnissen berichten, haben eine positivere Stimmung und eine höhere Lebenszufriedenheit. In der wissenschaftlichen Forschung wird das Erzählen von guten Dingen „**Kapitalisierung**" genannt[64]. Macht das positive Erlebnis an sich schon glücklicher und zufriedener, so erhöht oder kapitalisiert das Erzählen diesen Effekt zusätzlich. Der positive Effekt des Kapitalisierens ließ sich auch in verschiedenen Kulturen nachweisen[65]. Je besser die Beziehungsqualität ist, umso stärker ist dieser Effekt.

Die erste Handlungsempfehlung, die wir daraus ableiten können, ist: kapitalisiere! **Erzähle von den positiven Dingen und deinen Erfolgen. Erzähle es den Menschen, die sich mit dir freuen.**

Du kennst sicher Menschen, die sich gerne mit dir freuen, und auch Menschen, die mit dem Erfolg und Glück der anderen nicht so gut umgehen können, schnell Neidgefühle entwickeln und vielleicht sogar negativ reagieren. Das liegt oft daran, dass diese Menschen ihre eigene Größe, ihre Einzigartigkeit und ihren Wert noch nicht erkennen können. Vermutlich wirst du solchen Menschen instinktiv nicht von deinen großartigen Momenten erzählen. Erzähle es denjenigen, die sich mit dir freuen.

Das führt uns zum zweiten wichtigen Punkt in diesem Kapitel: Wie reagierst du, wenn dir jemand etwas Positives erzählt, und welche Auswirkungen hat diese Reaktion?

Die Psychologieprofessorin Shelly Gable von der University of California in Santa Barbara hat hierzu Untersuchungen mit folgendem interessanten Modell[66] durchgeführt. Lass dir zuerst das Modell beschreiben. In diesem werden die verschiedenen Reaktionen auf die Kapitalisierung in zwei Kategorien eingeteilt:

- aktiv oder passiv (Kategorie Intensität);
- konstruktiv oder destruktiv (Kategorie Positivität).

Am besten lässt sich diese Unterscheidung an einem Beispiel erklären. Stell dir vor, ein Mann kommt gerade nach Hause und erzählt seiner Frau voller Freude und Stolz: „Ich habe heute erfahren, dass ich endlich zum Teamleiter befördert werde!" Die Frau kann nun ganz unterschiedlich reagieren und jede Reaktionsweise lässt sich in der folgenden Matrix[67] in eines der vier Felder einordnen (Tab. 4.3).

Auch wenn ich manche Beispielsätze überspitzt und das Beispiel klischeehaft beschrieben habe, so lässt sich jede Reaktion, die du auf Kapitalisierung erlebst, in eines der vier Felder einordnen. Shelly Gable interessierte nun,

Tab. 4.3 Matrix zum aktiv-konstruktiven Reagieren

		Positivität	
		konstruktiv	**destruktiv**
Intensität	**aktiv**	zeigt Begeisterung und Interesse, stellt Fragen, verstärkt die positiven Dinge, Augenkontakt, positive Gefühle werden durch echtes Lächeln und ggf. durch Berührung ausgedrückt „Das ist ja toll!" „Wie hast du es erfahren?" „Ich freue mich so mit dir, endlich wird dein langersehnter Traum Wirklichkeit." „Erzähl mir alles, wie es war, ich muss alles wissen, wie ist es abgelaufen, das ist ja phantastisch."	über das Negative dabei sprechen, das Haar in der Suppe finden, Stirnrunzeln, besorgt aussehen, nonverbal negative Gefühle zum Ausdruck bringen „Dann bist du jetzt noch mehr im Büro, das ist ja eine Bescherung." „Du bist doch jetzt schon sehr gestresst, ich weiß nicht, ob das langfristig gut geht." „Wahrscheinlich ziehen sie dich nur über den Tisch und mussten einen Dummen finden"
	passiv	Lächeln, anerkennen, bestätigend nicken, schweigen oder wenig sagen, wenig oder kein Ausdruck von Gefühlen (in unaufgeregtem Ton) „Ah, schön" „Das ist nicht schlecht"	Desinteresse, wenig Augenkontakt, kein Ausdruck, Ablehnung und Ablenkungsmanöver, wenig oder kein Augenkontakt „Na ja, sonst noch was?" „Das ist jetzt nicht so wichtig" (wendet sich wieder ihrer Aufgabe zu) „Heute hatte ich Besuch von …" (schnell das Thema wechseln)

welche Auswirkungen jede dieser vier Reaktionsweisen auf Partnerschaften hat. Dabei stellte sich heraus, dass nur eine Variante eine deutlich positive Auswirkung auf Beziehungen hat: **das aktiv-konstruktive Reagieren**. Shelly Gable konnte zeigen, dass aktiv-konstruktives Reagieren zu hoher Zufriedenheit mit der Partnerschaft und ausgeprägtem Vertrauen und Intimität führt[68]. Je stärker eine der drei anderen Reaktionsmöglichkeiten ausgeprägt war, umso negativer war die Beziehung, nur aktiv-konstruktives Reagieren hängt mit einer positiven Beziehungsqualität zusammen.

In einer anderen Studie von Shelly Gable gab es ein weiteres spannendes Ergebnis. Sie untersuchte, was mehr über eine starke Beziehung aussagt: wie Paare streiten oder wie sie mit den positiven Dingen des Lebens umgehen. Hier zeigte sich, dass die Art und Weise, wie Paare mit den positiven Erlebnissen umgehen, die Qualität und die Stabilität der Beziehung viel besser vorhersagen kann. Das aktiv-konstruktive Reagieren auf die Erzählungen des Partners zu positiven Ereignissen ist auch hier der Schlüssel zu einer höheren Zufriedenheit mit der Beziehung, zu mehr Liebe und mehr Bindung[69]. Vereinfacht können wir sagen: Für Beziehung ist gelungenes gemeinsames Feiern entscheidender als gelungenes Streiten.

Nun haben wir viel über Beziehungen gesprochen. Was bedeutet es nun konkret für dein Glücksgefühl? Macht es für dich einen Unterschied, ob dein Gegenüber aktiv-konstruktiv reagiert oder in einer der drei weiteren Varianten? Auch diesen Aspekt haben die Forscher in einer Untersuchung unter die Lupe genommen. Dabei zeigte sich, dass die positiven Emotionen über einen mitgeteilten Erfolg mehr als doppelt so groß sind, wenn die Person ein aktiv-konstruktives Feedback bekommt, also ihr Gegenüber emotional mitschwingt und sich über das positive Ereignis freut[70].

Lass uns aus allen diesen Forschungen nun die Handlungsempfehlungen für diesen Glücksweg ableiten:

- Erzähle anderen deine positiven Erlebnisse.
- Erzähle deine Erlebnisse nicht Menschen, die sich dadurch herabgesetzt fühlen, sondern denjenigen, die sich mit dir freuen (und damit aktiv-konstruktiv reagieren).
- Wenn dir jemand von positiven Dingen berichtet, die er erlebt hat, dann reagiere aktiv-konstruktiv. Dies vertieft eure Beziehung.

Du kennst mich nun ja schon recht gut. Ich würde dir nie raten, dich unauthentisch zu verhalten. In meinen Augen ist es nicht angebracht, eine psychologische Technik manipulativ anzuwenden, denn das führt zu keinen ehrlichen und tiefen Freundschaften und Beziehungen, die beide nähren. Allerdings könnte ich mir gut vorstellen, dass du mit allen Übungen dieses Buches selbst wächst und glücklicher wirst. Wenn du auf diesem Weg bist, erfreut dich auch immer mehr das Glück der anderen. Und genau dann wird es interessant. Dann lohnt es sich einfach, dein Glück mitzuteilen und dich ehrlich zu freuen, wenn es jemand anderem gut geht. Manchmal sind es nur die Gewohnheiten, die uns abhalten. Wir sind in etwas vertieft und unser Partner erzählt uns etwas Tolles: Statt zu reagieren, kümmern wir uns weiter um unsere Aufgabe und sind damit höchstens noch passiv-konstruktiv. Es lohnt sich, deinen Filter auf solche Momente zu programmieren, damit du mit diesen wertvoll umgehen kannst.

Das Beste daran ist, dass dies eine sich selbst verstärkende Aufwärtsspirale für deine Beziehungen in Gang setzt. Die Menschen werden dich mehr mögen und auch du wirst dich mehr mögen und das führt wiederum dazu, dass du noch stärker aktiv-konstruktiv reagieren wirst.

Lass uns all diese Erkenntnisse in konkreten Übungen erlebbar machen:

Reflexionsfragen

- Wie reagierst du bislang, wenn dir jemand etwas Positives erzählt, das er erlebt hat?
- Reagierst du bei verschiedenen Menschen unterschiedlich?
- Hast du eine typische Reaktion, die in einem der vier Felder angesiedelt werden kann?

Frage die Personen, die dir nah sind, wie sie dich diesbezüglich erleben.

Übung 1: Die positiven Dinge erzählen

Diese Übung ist denkbar einfach. Wenn du positive Dinge erlebst, dann erzähle sie Menschen, die sich mit dir freuen.

Habe jedoch keine Erwartung an die Reaktionsweise. Das ist wirklich ein wichtiger Aspekt. Du kannst nur dein Verhalten verändern. Mir fällt dazu das Zitat von Mutter Teresa ein: „Wenn jeder vor seiner Tür kehrt, wird die ganze Welt sauber sein." Du siehst durch all diese Unterscheidungen viel klarer, sei also nachsichtig mit deinen Lieben, wenn sie sich nicht so verhalten, wie du es dir wünschst, denn sonst bist du nur enttäuscht. Also gehe ohne Erwartungen an die Übung und sei nachsichtig, denn du hast vermutlich auch nicht immer aktiv-konstruktiv reagiert. Probiere dich einfach mit dieser Übung aus und achte darauf, was passiert.

Übung 2: Positive Dinge feiern

Viele machen dies bereits instinktiv und es ist auch kein Zufall, dass wir zum Feiern guter Dinge in der Regel andere Menschen bei uns haben möchten. Mache dies ganz bewusst. Wenn dir schöne, positive Dinge begegnen, dann verabrede dich mit deinem Partner oder mit Freunden und feiere dein Erlebnis. Es muss nicht immer ein riesiges Fest sein, es kann schon schön sein, gemeinsam zu diesem Anlass einen Kaffee zu trinken.

Übung 3: Sich gegenseitig die positiven Dinge erzählen

Das ist eine schöne Übung, jedoch brauchst du eine Partnerin oder einen Partner, welche diese Übung mitmachen möchten. Verabredet euch täglich zur gleichen Zeit, z. B. nach dem Abendessen, und erzählt euch in ein paar Minuten gegenseitig, was heute das positivste Erlebnis war (es dürfen auch mehrere sein). Da ihr euch sehr mögt, tut dies in der Haltung, dass ihr euch über das Glück des anderen freut und daran Anteil haben möchtet. Reagiert aktiv-konstruktiv und seid dabei authentisch. Es soll nicht aufgesetzt sein, sondern ein kurzes Feiern und Hochlebenlassen des Glücks des anderen. Denkt euch in den anderen ein, warum für ihn dies so ein positiver Aspekt ist und welche Stärken und Haltungen beim anderen dahinterstehen.

Erinnerst du dich noch an das Kapitel über das Jammern und Beschweren? Das ist nun das wunderbare Alternativprogramm!

Übung 4: Nach positiven Schilderungen anderer Ausschau halten und aktiv-konstruktiv reagieren[71]

Halte ganz bewusst Ausschau nach Erzählungen von Menschen über positive Dinge, die sie erlebt haben. Wenn dir etwas an diesen Menschen liegt, achte darauf, authentisch und aktiv-konstruktiv zu reagieren, frage also nach, denke dich in den anderen ein, wie es ihm dabei ging, fühle, wie toll das war, und lass den anderen wissen, wie du dich mit ihm freust.

Die Bonusaufgabe dabei kann sein, dass du dir ein Blatt nimmst und darauf drei Spalten anlegst mit den Überschriften „erzähltes Ereignis des anderen", „meine Reaktion" und „Reaktion des anderen auf mich". Trage für mindestens eine Woche jeden Abend deine Erfahrungen mit dieser Übung ein. Das kann dabei helfen, künftig noch besser solche Möglichkeiten zu erkennen.

4.4.2 Exkurs: Weg 14: Positivity ratio (Positivitätsverhältnis) oder wie wir unser Glück in unseren Beziehungen steigern können

Wenn ich in Seminaren vom positivity ratio (dem Verhältnis von positiven und negativen Aspekten in der Kommunikation) berichte, sagen Teilnehmende immer wieder, dass es ihnen wie Schuppen von den Augen fällt, warum ihre Beziehungen so sind, wie sie sind. Zudem fasziniert die Teilnehmenden, wie ein einfaches Konzept für alltägliches Verhalten ihnen neue Gestaltungsmöglichkeiten eröffnet. Die Details zu diesem Thema findest du in den Online-Zusatzmaterialien: Exkurs 12 auf http://extras.springer.com.

4.4.3 Weg 15: Soziale Beziehungen/Freunde

> Ein wahrer Freund trägt mehr zu unserem Glück bei als tausend Feinde zu unserem Unglück. (Marie von Ebner-Eschenbach)

Wir Menschen sind zutiefst soziale Wesen. Alles, was wir können und wissen, resultiert daraus, dass wir andere Menschen um uns hatten und haben[72]. Hast du dies schon einmal von dieser Seite gesehen? Wir könnten nicht sprechen, nicht schreiben und wenn am Anfang unseres Lebens keine Menschen gewesen wären, würden wir nicht einmal leben. Soziale Beziehungen geben uns jedoch noch weit mehr als Wissen und Fähigkeiten. Sie sind eine Quelle für Glück. Dazu zählt natürlich das vielleicht intensivste und stärkste positive Gefühl: die Liebe. Dazu zählen jedoch auch viele weitere positive Gefühle und viele positive Auswirkungen. Freundschaften, soziale Beziehungen und Partnerschaften haben auf unser Lebensglück und unsere Lebenszufriedenheit einen wichtigen Einfluss und deshalb beschäftigen wir uns in diesem 15. Weg damit. In der Theorie des Wohlbefindens von Martin Seligman stellen soziale Beziehungen auch einen der fünf grundlegenden Faktoren dar[73]. Überlege einmal kurz, was deine glücklichsten Momente in deinem Leben waren. Mit hoher Wahrscheinlichkeit sind dies Situationen mit anderen Menschen.

Bei einer amerikanischen Befragung von 1 515 Erwachsenen, die älter als 50 Jahre waren, stellte sich heraus, dass Freundschaft der wichtigste Faktor für das Glück der Befragten war[74]. Vielleicht ist es deshalb nicht verwunderlich, dass Bronnie Ware in ihrem Bestseller beschreibt, dass eines der fünf Dinge, die sterbende Menschen an ihrem Leben am meisten bereuen, der Umstand ist, sich nicht ausreichend um die Aufrechterhaltung ihrer Freundschaften gekümmert zu haben[75].

Diese große Bedeutung sozialer Beziehungen ist tief in unserer Evolution verankert. Unsere Urvorfahren, die sich in Gemeinschaften zusammengetan haben, hatten eine viel größere Chance zu überleben und sich fortzupflanzen. In einer Gemeinschaft war es viel leichter, Nahrung zu jagen, sich gegen gemeinsame Feinde zu verteidigen und schwierige Zeiten zu überstehen. Diese Gene tragen wir heute in uns und deshalb gibt es dieses tiefe Bedürfnis nach Zugehörigkeit[76]. Genau aus diesem Grund sind uns auch Freundschaften wichtig. Freundschaften sind dabei nicht auf den Menschen beschränkt, sie lassen sich auch bei vielen Tierarten beobachten. Beispielsweise untersuchten Forscher Pferde, Delfine, Hyänen, Elefanten, Paviane und Schimpansen. Deren Freundschaften dauern über lange Zeit an. Je nach Spezies gibt es Freundschaften zwischen weiblichen oder männlichen Tieren oder auch Freundschaften zwischen den Geschlechtern. Männlichen Tieren helfen Freundschaften, sich besser fortzupflanzen. Dies zeigt sich insbesondere bei Delfinen, Pavianen und Schimpansen. Die Forscher stellten zudem fest, dass Freundschaften zwischen weiblichen

Tieren zu geringerem Stress, weniger Sterblichkeit der Jungtiere und einem längeren Leben führen[77].

Doch wie ist es bei uns Menschen? Was hat die Wissenschaft hierzu herausgefunden? Zu diesem Themenbereich gibt es eine große Zahl an Studien. Sie zeigen zusammengefasst, dass je glücklicher eine Person ist, umso höher ist die Wahrscheinlichkeit, dass sie einen Partner, einen großen Freundeskreis und ein großes Netz an Unterstützerinnen und Unterstützern hat. Sehr glückliche Menschen haben einen sehr erfüllenden und reichen sozialen Umgang. Beispielsweise zeigte sich in einer Studie von Martin Seligman, dass die glücklichsten 10 % der untersuchten Personen die meisten sozialen Beziehungen haben und in der Regel in einer Partnerschaft leben[78]. Glückliche Menschen sind mit ihren sozialen Aktivitäten, mit ihrem Partner und mit ihrem Familienleben zufriedener und sie werden mehr von Kollegen, Vorgesetzten und Freunden unterstützt[79]. Wenn die Forscher den Effekt der Persönlichkeit herausrechnen, zeigt sich immer noch deutlich, dass sich Freundschaften positiv auf das Glücksniveau auswirken. Dabei ist nicht die Anzahl der Freundinnen und Freunde relevant, sondern die Qualität der Freundschaft. Besonders wichtig ist hierbei, dass die Menschen sich durch die Freundschaft bestätigt fühlen und Gemeinschaft und gegenseitige Begleitung erleben[80].

Umgekehrt führen Einsamkeit und sozialer Ausschluss zu weniger Sinnempfinden im Leben und dadurch auch zu weniger Lebenszufriedenheit[81].

Doch was bedingt was? Ziehen glücklichere Menschen mehr unterstützende Freunde in ihr Leben oder werden Menschen glücklicher, wenn sie Freundschaften und gute soziale Beziehungen haben? Was meinst du, was bedingt was? Sonja Lyubomirsky und viele andere Kollegen kamen nach vielen Untersuchungen zu dem Ergebnis, dass dieser Zusammenhang in beide Richtungen wirkt[82]. Ich finde dieses Ergebnis deshalb so interessant, weil dadurch eine Aufwärtsspirale beschrieben wird: Wenn du deine sozialen Beziehungen und deine Freundschaften pflegst, dann macht dich dies mit hoher Wahrscheinlichkeit glücklicher und dies wirkt wiederum auf deine Beziehungen zurück. Das setzt die Aufwärtsspirale in Gang. Genauso könntest du mit den anderen hier beschriebenen Methoden deine Glücksgefühle steigern und dadurch wiederum deine sozialen Beziehungen positiv beeinflussen. Egal, an welcher Stelle du ansetzt, du kannst die Aufwärtsspirale in Gang bringen.

Wir haben in diesem Buch oft über die hedonistische Anpassung gesprochen (siehe Abschn. 2.7). Das Interessante ist, dass soziale Beziehungen dem Gewöhnungseffekt viel weniger unterliegen als beispielsweise materielle Güter[83]. Wenn du dieses Jahr eine neue gute

Freundschaft aufbaust, dann hat das dauerhafte Auswirkungen auf dein Lebensglück und du musst nicht Jahr für Jahr deinen Freund gegen einen „noch besseren" austauschen, damit du dich an der Freundschaft erfreust[84]. Soziale Beziehungen sind im Gegensatz zu materiellen Dingen lebendig, sie haben ihre Höhen und Tiefen und vielleicht gerade deswegen sind sie ein lohnender und dauerhafter Weg zu mehr Lebensglück und -zufriedenheit.

Soziale Beziehungen haben jedoch nicht nur Einfluss auf unsere Lebensfreude, sie beeinflussen auch unsere Gesundheit. Es gibt viele Studien, die zeigen, dass Menschen mit guten Beziehungen zu Freunden, Familienmitgliedern und zur Gemeinschaft weniger Gesundheitsprobleme, ein längeres Leben und ein größeres Wohlbefinden haben. Gute Beziehungen helfen die negativen Effekte von Stress zu neutralisieren[85]. Bei Senioren zeigte sich beispielsweise, dass beim Verlust des Lebenspartners diejenigen, die einen Freund an ihrer Seite haben, weniger depressiv und weniger krank werden und insgesamt von einer besseren Gesundheit berichten[86]. Auch bei Untersuchungen an Kindern zeigte sich, dass die Anwesenheit der besten Freundin oder des besten Freundes dazu führt, dass nach einer negativen Erfahrung der Selbstwert stabil bleibt und nicht absinkt und gleichzeitig das Stresshormon Cortisol signifikant weniger ausgeschüttet wird[87]. Diese medizinischen Messungen passen zu unserer Lebenserfahrung, dass wir besser mit schwierigen Dingen umgehen können, wenn wir eine emotionale und freundschaftliche Unterstützung erfahren.

Forscher haben drei Gemeinschaften untersucht, in denen Menschen außergewöhnlich alt werden: die Bewohner Sardiniens, die Mitglieder der Sekte der Siebten-Tags-Adventisten in Kalifornien und die Bewohner der Insel Okinawa. Sie fanden fünf Gemeinsamkeiten[88] und dabei standen die folgenden zwei ganz oben: die bedeutende Rolle der Familie und die aktiven Sozialbeziehungen[89].

Übrigens sind verheiratete Menschen glücklicher als alle anderen (ledig, verwitwet, geschieden). Ein stabiler Befund über 17 Nationen zeigt, dass sich 40 % der verheirateten Erwachsenen als sehr glücklich einschätzen, während dies bei allen nichtverheirateten Menschen nur auf 23 % zutrifft[90]. Du erkennst an den Zahlen, dass es auch viele Menschen gibt, die ohne Heirat sehr glücklich sind und gleichzeitig Heirat nicht jeden zwingend sehr glücklich macht – eine Beobachtung, die du sicher mit Beispielen belegen könntest. Im Durchschnitt betrachtet gibt es jedoch einen messbaren Effekt der Ehe auf das Glücksniveau. Allerdings ist die Qualität der Beziehung hierfür entscheidend[91].

Verheiratete haben übrigens am wenigsten Depressionen. Gleichzeitig ist eine der stärksten Ursachen für ungesunden Stress, den wir im Leben haben können, das Zerbrechen einer wichtigen und zentralen menschlichen Beziehung[92].

Macht nun eine Hochzeit glücklicher und wie geht es mit dem Glück nach der Hochzeit weiter? Dazu wurden repräsentative Daten aus Deutschland mit 1 582 Personen ausgewertet, die zum ersten Mal geheiratet haben. Was, glaubst du, war das Ergebnis? Die Forscher fanden eine interessante Entwicklung: Verglichen mit dem Ausgangsniveau A steigt das Glückslevel schon etwas an, wenn Paare vor der Hochzeit zusammenziehen. Bezeichnen wir dieses Niveau als B. Im Jahr der Hochzeit und dem darauffolgenden Jahr gibt es dann einen richtigen Glücksboost auf das Niveau C. Die Forscher bezeichnen dies auch als „Honeymoon-Effekt", der rund zwei Jahre andauert. Dieser Boost von B auf C ist rund dreimal so stark wie der Effekt von A nach B. Paare, die vor der Hochzeit nicht zusammenleben, steigen direkt von A auf das Top-Niveau von C. Allerdings – und das ist die weniger romantische Nachricht – sinkt das Niveau im zweiten Jahr nach der Hochzeit wieder auf das Niveau B ab. Insgesamt bleibt es jedoch durch die Hochzeit höher als der Ausgangszustand. Trennungen und Scheidungen führen hingegen dazu, dass das Niveau zeitweise unter A fällt[93].

Auch diese Ergebnisse sind wissenschaftlich klar belegt, allerdings bilden sie wiederum die durchschnittliche Entwicklung ab. Manche Menschen können das Glücks- und Zufriedenheitsniveau nach der Hochzeit in eine lange glückliche Beziehung überführen. Vielleicht hat dies mit der erstmal wenig romantischen Aussage von glücklichen Menschen zu tun, dass nach der Hochzeit die Arbeit (die Beziehungsarbeit) beginnt oder, besser formuliert, dass „Lieben" ein Tätigkeitswort ist[94]. Gemeint ist damit, dass wir uns aktiv um unsere Beziehung kümmern sollten. Denn viele Menschen denken, dass Liebe einfach kommt und geht und wir ein Spielball dieser Launen sind. Dabei können wir sehr viel selbst in die Hand nehmen, wenn uns bewusst ist, dass wir nicht nur unser Leben gestalten können, sondern auch unsere Beziehung. Die Medien und die Filmindustrie zeigen uns dabei leider nicht ein realistisches Bild. Wenn du dich an gute wie schlechte Liebesfilme erinnerst, dann geht es dabei in der Regel darum, wie der Held und die Heldin sich suchen, umeinander kämpfen und dann nach vielen Schwierigkeiten endlich zusammenkommen. Wenn alles wunderbar ist, dann endet der Film und die Botschaft ist: „Jetzt ist alles gut, sie sind für alle Ewigkeit glücklich vereint und wenn sie nicht gestorben sind, dann leben sich noch heute." Das sind wunderbare Bilder für einen Liebesfilm, jedoch suggeriert uns dies, dass es danach keine Schwierigkeiten gibt und dass der Such- und Findungsprozess im Vordergrund steht und nicht die erfolgreiche Gestaltung der späteren Beziehung[95]. Wenn wir ganz ehrlich sind, dann sind die meisten von uns nicht gut auf Beziehungen vorbereitet und wir stolpern so hinein und machen mit Versuch und Irrtum unsere ersten Erfahrungen. Wenn du dich stärker mit Beziehungsarbeit beschäftigen möchtest, ist das Buch „Die 7 Geheimnisse der glücklichen Ehe" von John Gottman[96] sehr zu empfehlen. Erste Tipps daraus findest Du am Ende dieses Kapitels.

Ist Glück ansteckend?
Wenn wir uns die Forschung zu Glück und sozialen Beziehungen ansehen, dann gibt es noch einen faszinierenden Befund: Glück ist ansteckend[97]. Davon möchte ich dir unbedingt erzählen, weil es dazu eine unglaubliche Studie gibt: die Framingham-Herz-Studie[98]. Ziel der Studie ist es, die Ursachen und Risiken für Herzkrankheiten zu erforschen. Um dies systematisch zu tun, wählten die Forscher die Kleinstadt Framingham in der Nähe von Boston aus und begannen 1948 5 209 Personen nach allen möglichen Aspekten zu untersuchen. Später wurden dann auch die Kinder dieser Personen in die Studie aufgenommen und mittlerweile läuft die Studie in der dritten Generation und hat viele wichtige Fakten für die Herzgesundheit hervorgebracht, jedoch auch einen weiteren bemerkenswerten Befund, nach dem die Forscher gar nicht gesucht hatten, und das kam so: Die Wissenschaftler gingen sehr gründlich vor und untersuchten nicht nur Rauchen, Ernährung, Gewicht und Ähnliches, sondern auch die sozialen Beziehungen. Jeder Mensch hat eine Reihe näherer Beziehungen in seinem Umfeld und der Vorteil der Untersuchung war es, dass die Forscher ein paar der Beziehungspersonen ebenso detailliert kannten, weil sie ebenfalls zum untersuchten Personenkreis gehörten. Insgesamt erfassten die Forscher über 53 000 engere Beziehungen, von denen die untersuchten Personen berichteten. Als die Forscher die Beziehungen der Personen, die Verbindungen unter ihnen und deren Glücksniveau darstellten, machten sie eine spannende Entdeckung: Es gab „Nester" mit glücklichen Menschen. Du kannst dir jede Person als eine Kugel vorstellen, die Verbindungen zu anderen hat. Je nach Glücksniveau gibt es verschiedene Farben. Wenn du dir so ein Geflecht vorstellst, dann zeigt sich, dass die Farben, also beispielsweise die glücklichen Personen, nicht gleichmäßig verteilt sind. Stattdessen bilden sie immer wieder Grüppchen. Jetzt könnten wir vermuten, dass sich eben die

glücklichen und die weniger glücklichen Personen nach dem Motto „Gleich und gleich gesellt sich gern" zusammentun. Das kann durchaus sein. Die Forscher wollten jedoch diesem Thema noch mehr auf den Grund gehen und untersuchten diesen faszinierenden Befund über zwei Jahrzehnte seit 1983. Bei einem so langen Untersuchungszeitraum können die Wissenschaftler Veränderungen im Netzwerk nachvollziehen. Was passiert, wenn ein Mensch beispielsweise in einen anderen Stadtteil zieht, in dem sein neues Umfeld glücklich ist, und sich nun enge Beziehungen mit diesen Menschen ergeben? Oder was passiert mit dem umgebenden Beziehungsgeflecht, wenn ein unglücklicher Mensch über die Zeit richtig glücklich wird? Die Ergebnisse zeigen und das finde ich extrem spannend, dass Glück tatsächlich ansteckend ist und ein Mensch mit größerer Wahrscheinlichkeit glücklicher wird, wenn er unter glücklichen Menschen lebt. Der Effekt geht sogar über drei Beziehungen: Wenn Klaus der Ausgangspunkt ist und glücklich wird, dann kann sich Peter bei Klaus „anstecken". Lisa ist wiederum mit Peter befreundet und „infiziert" sich und der Effekt ist noch bis zu Anna, der Freundin von Lisa, messbar, die glücklicher wird. Das Glück „springt" über drei Beziehungen und dazu müssen sich Klaus und Anna gar nicht kennen. Das kennen wir sonst nur von Infektionskrankheiten. Das ist schon interessant, oder? Die Untersuchung ergab auch, dass dieser Effekt vor allem dann besteht, wenn die Personen räumlich innerhalb einer Meile (ca. 1,6 km) zusammenleben. Es scheint so zu sein, dass der persönliche Kontakt dabei eine große Rolle spielt. Außerdem zeigte sich, dass der Ansteckungseffekt über die drei Beziehungen abnimmt. Bei Kontakten am Arbeitsplatz konnte der Effekt übrigens nicht nachgewiesen werden. Vielleicht spielt hier im untersuchten Zeitraum zu viel bewusste Distanz eine Rolle, sodass keine „Ansteckung" erfolgt. Wenn du dir noch einmal das soziale Geflecht vorstellst, dann waren auch die Personen, die sich zentraler im Geflecht befanden und zu vielen Kontakt hatten, glücklicher als die Personen an den Rändern mit weniger Kontakten. Auch dieser Befund stützt die Ergebnisse, dass glücklichere Menschen mehr soziale Kontakte haben. Bei allen diesen Ergebnissen zeigen sich anhand der wissenschaftlichen Untersuchung messbare Effekte. Allerdings bedeutet dies immer nur eine Wahrscheinlichkeit, das ist mir wichtig zu ergänzen. Was im Durchschnitt stimmt, muss im Einzelfall überhaupt nicht richtig sein. Ein Mensch am Rande des Netzwerks mit ganz wenigen Kontakt kann sehr glücklich sein, genauso wie ein unglücklicher Mensch inmitten glücklicher Menschen immun bleiben kann. Deshalb ist es mir so wichtig, dass du in dich hineinspürst und selbst die Wahl triffst, was für dich der richtige Weg ist.

Wenn wir diese Ergebnisse jedoch zusammennehmen, dann zeigt sich, dass wir alle nicht isoliert leben, sondern Teil eines großen sozialen Geflechts sind und dass die Gesundheit und das Wohlergehen einer Person Auswirkungen auf ihr benachbartes Beziehungsgeflecht haben. Übrigens gibt es die Ansteckung im sozialen Beziehungsgeflecht nicht nur beim Glück. Wenn deine Freunde rauchen, dann ist die Wahrscheinlichkeit höher, dass auch du rauchst[99]. Wenn dein Lebenspartner aufhört zu rauchen, dann sinkt die Wahrscheinlichkeit, dass du rauchst, um 67 %. Wenn ein Freund oder ein Kollege aufhört zu rauchen, dann sinkt die Wahrscheinlichkeit noch um ein Drittel. In dem untersuchten Zeitraum zwischen 1971 und 2003 sank generell die Anzahl der Raucher. Es zeigte sich jedoch, dass dies nicht gleichmäßig war, sondern über die Zeit wiederum Gruppen mit dem Rauchen aufhörten. Du kannst dir das auch bildlich wieder mit Kugeln unterschiedlicher Farbe vorstellen. Wenn die Forscher das Rauchverhalten über mehrere Jahre verglichen, dann zeigte sich, dass ganze Gruppen von Rauchern dann Nichtraucher waren. Auch hier hatte sich das benachbarte Beziehungsgeflecht gegenseitig beeinflusst[100]. Für Übergewicht gibt es vergleichbare Befunde. Wenn dein Freund übergewichtig wird, dann steigt die Wahrscheinlichkeit für dich an, ebenfalls Gewicht zuzunehmen[101]. Selbst bei der Untersuchung von zwölf- bis 14-jährigen Jugendlichen zeigte sich, dass übergewichtige Heranwachsende zweieinhalbmal wahrscheinlicher mit Übergewichtigen als mit Normalgewichtigen befreundet sind[102].

Ich finde diese Untersuchungsergebnisse sehr faszinierend. In unserer Gesellschaft denken viele Menschen in den Kategorien „ich" und „die anderen" und beide Kategorien scheinen völlig unabhängig zu sein. Diese Ergebnisse zeigen jedoch deutlich, dass wir alle in ein soziales Beziehungsgeflecht eingebettet sind, das uns beeinflusst und durch das wir andere beeinflussen.

Was können wir daraus für unseren Lebensalltag lernen?
Wir haben nun viele verschiedenen Untersuchungsergebnisse zum Thema soziale Beziehungen angeschaut und gesehen, dass dieser Aspekt eine große Bedeutung für Glück und Zufriedenheit in unserem Leben haben kann. Doch was kannst du nun daraus ableiten? Was kannst du dir für deinen Alltag daraus mitnehmen? Ich möchte dir gerne meine Gedanken dazu zur Verfügung stellen und du kannst entscheiden, was du davon für deinen Alltag übernimmst.

Die richtigen Freunde haben

Als ich mich mit dem Einfluss des sozialen Netzwerks und den Erkenntnissen, wie jeder von uns von seinem Umfeld beeinflusst wird, beschäftigt habe, ist mir ein Rat meines Vaters eingefallen. Er sagte zu mir: **„Sei dir bewusst, wen du dir als Freund aussuchst."** Im Licht der Forschungsergebnisse ist das ein wirklich richtiger Rat: Achte darauf, mit wem du dich befreundest und mit wem du deine Zeit verbringst. Du hast, wenn du beispielsweise die Übungen aus Weg 9 (Lebensvision) und Weg 10 (Ziele) gemacht hast, eine klare Vorstellung davon, wie dein Leben sein soll. Reflektiere ganz bewusst, wie dein Umfeld dazu passt, denn es wird dich beeinflussen.

> **Reflexionsfragen**
> - Wenn ich mir vergegenwärtige, wie mein Leben sein soll, wie passt dazu mein Freundes- und Bekanntenkreis, fördern diese Menschen mich oder behindern sie mich?
> - Wer freut sich, wenn ich erfolgreich meinen Weg gehe, und unterstützt mich dabei emotional?
> - Wer ist destruktiv und nimmt mir die Freude an meinen Zielen?

Dies sind schon jahrtausendealte Gedanken, wie folgendes Zitat zeigt:

> Berate dich mit deinem Freund in allem, aber zuvor berate dich über ihn selbst. (Seneca)

Dies bedeutet nicht, dass du von heute auf morgen Freundschaften beenden sollst. Es geht mir darum, dass du für dich reflektierst, was für dich stimmig ist und was vielleicht auch nicht. Du bist am Steuer deines Lebens, du kannst entscheiden, wie oft du wen triffst, was du unternimmst, über was du sprichst und welche Kontakte dir guttun.

Energiebringer und Energievampire

Es kann sein, dass ein Freund von dir gerade jetzt Unterstützung braucht, um wieder einen guten Weg für sich zu finden. In so einem Fall ist es sicherlich sehr sinnvoll, die Unterstützung zu geben, auch wenn es dich Energie kostet. Allerdings gibt es auch Menschen, die dir Energie rauben oder dich unbewusst in deiner Entwicklung behindern, weil sie dich runterziehen. Wenn Menschen nicht mehr zu dir passen, dann solltest du tatsächlich überlegen, ob nicht weniger oder kein Kontakt mehr zu diesen Menschen besser ist.

> **Reflexionsfrage**
>
> Wie geht es mir, wenn ich mich von bestimmten Menschen verabschiede? Bin ich voller Energie oder fühle ich mich runtergezogen?
> Meine Erfahrung ist, dass jeder Mensch ein gutes Gefühl dafür hat, ob eine Beziehung stimmig und förderlich ist. Es kann auch zu einer guten Freundschaft gehören, dass du viel Energie investierst, weil es einem Freund nicht gut geht oder du eine ehrliche und sehr kritische Rückmeldung bekommst. Das kann sehr wichtig sein.
> Du kannst jedoch sicher gut fühlen, ob es für dein Leben gut und stimmig ist oder ob dir die andere Person (unbewusst und ohne böse Absicht) nur Energie entzieht, dich vielleicht ausnützt und dich kleinhalten möchte. Wenn du aufmerksam bist, dann spürst du, ob die andere Person dich unterstützt oder ob sie für dich wichtige Herzensangelegenheiten kleinredet und damit sabotiert, weil sie noch nicht die Größe spürt, die möglich ist. Wenn du das feststellst, dann ist es besser, den Kontakt zu reduzieren oder zu beenden.

Investiere Zeit in deine Freundschaften.
Es kann sein, dass du beim Lesen dieses Kapitels zu der Erkenntnis kommst, dass du keinen wirklichen Freund oder wirkliche Freundin hast. Es gibt durchaus viele Menschen, denen es so geht. Dazu gibt es jedoch eine gute Nachricht: Das ist veränderbar und es ist nicht die Anzahl der guten Freunde entscheidend, sondern die Qualität[103]. Ich möchte dir von mir dazu erzählen. Als ich vor vielen Jahren sehr viel gearbeitet habe und viel Zeit auf Dienstreisen war, lösten sich über die Zeit auch die Freundschaften. Manche zogen zudem in eine andere Stadt und ich investierte meine Zeit in meinen Job und meine kleine Familie und nicht mehr in Freundschaften. Ich machte dann irgendwann den „Live Check-up" (siehe Abschn. 4.1.3) und erkannte schmerzlich, dass sich mein Leben in eine Richtung entwickelt hatte, die ich so nicht wollte. In meinem Fall war der erste Schritt, diese Tatsache anzunehmen, und der zweite Schritt die Vereinbarung mit mir, Freundschaften aufzubauen und dafür Zeit zu investieren. Das dauerte, jedoch ist kein Zustand unveränderbar und der entscheidende Aspekt dabei ist, den Fokus neu zu finden. Wenn ich Freundschaften aufbauen möchte, dann ist es sinnvoller, mit netten Menschen ein Bier trinken zu gehen, als noch an einer wichtigen Präsentation zu arbeiten. Wenn dir Freunde wichtig sind, dann investiere Zeit und richte den Fokus auf Freundschaften. Sie werden sich entwickeln, denn du kennst aus dem Anfang des Buches den Wahrnehmungskreislauf und die selbsterfüllende Prophezeiung. Das, was wir suchen, werden wir meist auch finden.

Die zweite Art in Kontakt zu sein
Es gibt eine interessante Unterscheidung[104] zwischen zwei Arten in Kontakt zu sein. Bei der ersten Art sind wir mit anderen in Kontakt, weil wir etwas regeln müssen, weil wir etwas von dem anderen möchten oder weil wir von uns einen bestimmten Eindruck erwecken wollen. Diese Art ist uns sehr geläufig und alltäglich. Bei der zweiten Art in Kontakt zu sein reden wir über das, was uns wirklich wichtig ist, über unsere Gefühle und über unser Bild von uns selbst und den anderen. Es ist eine Art in Kontakt zu sein, die uns vor allem mit guten Freunden, unserem Partner und Verwandten verbindet. Es ist der Fall, wenn wir unsere Masken ablegen und jeder so sein darf, wie er ist. Wenn wir fühlen, dass jeder von uns einfach nur Mensch ist mit allen seinen Themen und wir alle gleich sind. Wenn wir – um im Bild der Astronauten zu bleiben – spüren, dass wir aus dem gleichen Sternenstaub sind. Ein Ziel könnte es sein, dass wir diese zweite Art des Kontaktes mehr pflegen können.

Freundschaft ist Freundschaft und kein Geschäft
Es gibt Menschen, die sehen Beziehungen wie ein Bankkonto. Wenn sie jemandem beim Umzug helfen, dann notieren sie sich das wie auf einem imaginären Kontoauszug. Wenn sie dann etwas brauchen, fordern sie die Unterstützung ein. So funktioniert keine gute Freundschaft, sondern eine Geschäftsbeziehung. Freundschaft sollte davon getragen sein, dass Unterstützung gegeben wird, weil der Freund wichtig ist und wir die Unterstützung gerne geben wollen, und nicht, weil wir uns erhoffen, dafür etwas zu bekommen. Natürlich ist auch eine Beziehung, in der jemand durch den anderen nur ausgenutzt wird, keine Freundschaft. Auch hier kann unser Gefühl diese drei Arten „Geschäftsbeziehung", Freundschaft und „ausnützende Beziehung" viel besser unterscheiden als es fixe Kriterien können.

> **Reflexionsfragen**
> - Kenne ich Beziehungen, die echte Freundschaften sind, die „Geschäftsbeziehungen" sind und auch welche, bei der einer vom anderen ausgenutzt wird?
> - Was sind meine Erfahrungen damit?
> - Kann ich in Freundschaften geben, ohne eine Gegenleistung zu erwarten?
> - Wie muss die Freundschaft sein, damit sich dies für mich stimmig anfühlt?

Gute Freundschaft versteht, dass es dem anderen zuallererst gut gehen soll, bevor er gibt
Stell dir vor, du ziehst um und hättest gerne dazu Hilfe von deinem Freund. Dieser ist aktuell völlig überlastet und benötigt das Wochenende dringend, um sich zu erholen. Das ist auch nicht vorgeschoben, sondern du weißt, wie es ihm gerade geht. Angenommen, du hast auch andere Helfer, hättest du Verständnis, dass er dir nicht hilft? Gute Freundschaft sollte Verständnis haben, weil sie in erster Linie möchte, dass es dem anderen gut geht.

Gute Freundschaft liebt das Glück des anderen
Gute Freunde freuen sich, wenn es dem anderen gut geht. Das ist eine spannende Verbindung der Studien, die wir in den letzten Kapiteln kennengelernt haben. Das Glück vermehrt sich bei deinem Freund, wenn er kapitalisieren kann, d. h. dir von seinem Glück erzählt. Dies umso mehr, je mehr du dich mit ihm ehrlich freust und dadurch aktiv-konstruktiv reagierst (siehe Abschn. 4.4.1). Wenn du jetzt die Erkenntnisse der Framingham-Herz-Studie mitberücksichtigst, dann sind wir in ein soziales Netzwerk eingebettet und je besser es den Menschen um uns geht, umso mehr stecken wir uns an diesem Glück an. Dadurch verschwimmt plötzlich die Grenze von ich und du, weil wir im gleichen Netzwerk sind. Ich kann mich selbstlos für das Glück meines Freundes freuen, einfach weil es ihm gut geht, ich könnte mich egoistisch für ihn freuen, weil sein Glück wieder auf mich zurückstrahlt. Am Ende ist das gar nicht mehr relevant. Vielleicht ist dies das tiefere Geheimnis, warum sich glückliche Menschen über das Glück und den Erfolg anderer so sehr mitfreuen. Nochmal anders gedacht helfen wir unserem Umfeld, wenn wir uns im ersten Schritt um unser Wohlbefinden kümmern. Ein ungewöhnlicher, jedoch im Kontext der Forschungsergebnisse interessanter Gedanke.

Lacht, weint und feiert miteinander
Freundschaften leben auch davon, miteinander Emotionen zu teilen. Deshalb lache, weine und feiere mit deinen Freunden und verbringe vor allem Zeit mit ihnen.

Freundschaft soll dem anderen Zeit für sich und sein Leben lassen
Vielleicht kennst du die Erfahrung, dass Freunde an dir „kletten", ständig anrufen oder vorbeikommen. Jeder hat hier sein eigenes Maß, das angenehm ist und sich richtig anfühlt. Die einen brauchen mehr Zeit für sich alleine, andere finden es schön, wenn sie viel Zeit mit anderen verbringen. Werde dir bewusst, was das richtige Maß für dich ist, und achte darauf, was das

richtige Maß deiner Freunde ist. Ein offener Umgang damit hilft, Konflikte zu vermeiden.

Aus allen diesen Ergebnissen und den Empfehlungen der Positiven Psychologie habe ich dir allgemeine Tipps und spezielle Tipps für Freundschaften und deine Partnerschaft im Folgenden zusammengestellt:

> **Allgemeine Tipps für deine Beziehungen**
>
> Aus den letzten drei Kapiteln können wir folgende allgemeine Tipps zusammenfassen:
>
> - Erzähle den richtigen Menschen von deinen Erfolgen und den guten Dingen, die dir widerfahren sind (Kapitalisieren).
> - Reagiere aktiv-konstruktiv auf die Erfolge anderer Menschen.
> - Feiere gemeinsam Erfolge.
> - Achte auf das positivity ratio in eurer Beziehung.
> - Wenn du im Kontakt mit deinen Lieben bist, dann sei zu 100 % bei ihnen mit vollem Interesse und der vollen Aufmerksamkeit.

> **Tipps für Freundschaften**
>
> Michael Tomoff, einer der Experten für Positive Psychologie in Deutschland, nennt weitere Tipps zum Gewinnen von Freunden und zur Pflege der Freundschaften[105]:
>
> - **Leidenschaften transparent machen**
>   Wenn du von den Dingen erzählst, die dir Spaß machen, ob das nun Kochen, Fußball oder Improvisationstheater ist, dann ermöglichst du, dass Gleichgesinnte sich mit dir zusammentun.
> - **Loslassen, wer nicht hilfreich ist**
>   Menschen verändern sich über die Zeit und so verändern sich auch die Freundschaften. Wenn du Freunde hast, die dich runterziehen, die dich Energie kosten, die negativ sind und die deinen Zielen negativ oder gleichgültig gegenüberstehen, dann ist es sinnvoll, diese Freundschaft zu überdenken. Gemeint sind damit nicht konstruktiv-kritische Freunde, die hilfreich sind, um neue Perspektiven einzunehmen, sondern Menschen, die dir die Tatkraft rauben und dich nur bremsen. In solchen Fällen ist es oft besser, getrennte Wege zu gehen und die gewonnene Zeit mit Menschen zu verbringen, die dich beflügeln und dir Energie geben.
> - **Den inneren Kreis pflegen**
>   Der innere Kreis bezeichnet deine wichtigsten und engsten Freunde. Das kann einer oder können auch fünf sein. Es sind die Menschen, mit denen es einfach phantastisch ist, Zeit zu verbringen. Obwohl die gemeinsame Zeit zu den qualitativ schönsten Zeiten für uns zählt, sehen wir diese Freunde oft nicht allzu häufig. Wenn es dir so geht, dann ändere es. Schreibe auf einen Zettel die Namen deines engen Kreises (allein das ist schon eine gute Übung) und vereinbare die nächsten Termine, zu denen ihr euch trefft.

- **Wunschtreffen**
  uch außerhalb deines aktuellen Freundes- und Bekanntenkreises gibt es zahlreiche hilfreiche Menschen, die du vielleicht gerne näher kennenlernen möchtest. Das kann beispielsweise der neue Nachbar sein, der erst kürzlich hergezogen ist und den du vom Sehen her kennst. Schreibe dir eine Wunschliste und versuche auch zu ergänzen, warum du gerne den Kontakt zu dieser Person vertiefen möchtest.
- **Sich der Wunschperson zeigen**
  Du wirst weiterhin zufällig Menschen treffen und kennenlernen. Wenn du jedoch mit deinen Wunschpersonen mehr Zeit verbringen möchtest, dann muss einer die Initiative ergreifen. Überlege, wie du dies anstellen kannst, und trau dich. Das hilft, neue Menschen in dein Leben zu ziehen.
- **Stärken zu nutzen, um anderen zu helfen**
  Jeder von uns hat Stärken und kann damit anderen etwas anbieten, das dem anderen schwerfällt. Für dich ist dies leicht und macht meist auch noch Spaß. Achte deshalb auch darauf, wie du mit deinen Stärken andere unterstützen kannst.

Tipps für deine Partnerschaft

Die Beachtung der folgenden Empfehlungen[106] von John Gottman und Jens-Uwe Martens können für deine Partnerschaft sehr hilfreich sein:

- Bringe deine Partnerlandkarte, also das Bild, das du von deinem Partner hast, auf den neuesten Stand: Es ist sehr wichtig, deinem Partner tatsächlich Interesse entgegenzubringen, seine Hobbies, seine Vorlieben und Abneigungen zu kennen und wenn möglich zu teilen.
- Pflegt Zuneigung und Bewunderung füreinander: Diese Zuneigung und Bewunderung sollte dabei auch ausgedrückt werden.
- Wendet euch einander zu und nicht voneinander ab: Wenn der Partner sich dir zuwendet, dann solltest du ihm die volle Aufmerksamkeit schenken.
- Lass dich von deinem Partner beeinflussen: Frage ihn nach seinem Rat und richte dich danach.
- Löse lösbare Probleme: Höre in den anderen hinein, versetze dich in die Situation deines Partners und führe ein konstruktives Gespräch zur Lösung der täglichen Probleme. Signalisiere beim Streiten immer wieder Versöhnung und Entspannung. Stress im Beruf, Schwiegereltern, Geld, Sex, Hausarbeit und ein neues Baby, das sind die häufigsten Bereiche, in denen eheliche Konflikte entstehen. Wenn du dich darauf einstellst, kannst du verhindern, dass es zu einer Eskalation kommt.
- Schafft einen gemeinsamen Sinn: Schafft ein Gefühl der Gemeinsamkeit.
- Nehmt euch Zeit füreinander: Ihr solltet jede Woche mindestens ein gemeinsames sehr positives (glücklich machendes) Erlebnis haben.
- Nutze die Gunst der Stunde: Nutze jede Gelegenheit, dich mit deinem Partner gemeinsam zu freuen.
- Öffne dich: Erzähle von deinen innersten Empfindungen und Ängsten – auch wenn das ein Risiko darstellt.

4.4.4 Weg 16: Hilfsbereitschaft

Wahres Glück besteht darin, andere glücklich zu machen. (Indisches Sprichwort)

In diesem 16. Weg zu mehr Glück und Zufriedenheit geht es um Hilfsbereitschaft. Dabei geht es nicht um die ethische Sicht und auch nicht um das meist freudige Empfinden desjenigen, der Hilfe bekommen hat. Stattdessen möchte ich mit dir der Frage nachgehen, ob wir, wenn wir uns hilfsbereit verhalten, glücklicher werden. Das ist doch eine interessante Perspektive. Ist Geben vielleicht nicht nur seliger als nehmen, sondern macht es obendrein noch glücklicher? Tatsächlich gibt es eine Reihe von Untersuchungen, die deutlich zeigen, dass glücklichere Menschen mehr für andere tun und sich in gemeinnützigen Organisationen engagieren, generell hilfsbereiter sind und von sich sagen, dass sie einen Beitrag für die Gesellschaft leisten möchten[107]. Bei Untersuchungen hat sich zudem gezeigt, dass ehrenamtliche Arbeit zu einer Erhöhung des Glücksempfindens, des Gefühls der Selbstwirksamkeit, der Selbstbestimmtheit und des Selbstwertgefühls führt. Außerdem verringert es depressive Symptome[108].

Doch können wir wirklich sagen, dass Hilfsbereitschaft glücklicher macht, oder ist es so, dass glückliche Menschen eher bereit sind, anderen zu helfen?

Um das herauszufinden, machen Wissenschaftler Experimente. Eines von Sonja Lyubomirsky dauerte sechs Wochen. Die Teilnehmenden der Untersuchung wurden von ihr per Zufall in drei Gruppen eingeteilt. Die Anweisung an die erste Gruppe war, pro Woche fünf gute Taten zu vollbringen. Die Taten konnten groß oder klein sein, es brauchte sich nicht um die gleiche Person zu handeln, der geholfen wurde, und die Empfänger konnten die gute Tat bewusst wahrnehmen oder vielleicht gar nicht bemerken. Das konnte alles Mögliche sein: einem Freund bei einer Arbeit helfen, einen älteren Verwandten besuchen, Blut spenden oder Geld in die abgelaufene Parkuhr eines Fremden werfen. Jeden Sonntagabend verfassten die Teilnehmenden einen „Gute-Taten-Bericht".

Für die zweite Gruppe war alles gleich. Der einzige Unterschied war, dass sie alle fünf Taten pro Woche an einem einzigen Tag vollbringen sollten.

Die dritte Gruppe war die Kontrollgruppe. Bei diesen Teilnehmenden wurde nur das Glücksniveau zu Beginn der Studie und nach den sechs Wochen gemessen. Sie hatten keine weiteren Anweisungen.

Was denkst du, was war das Ergebnis? Dies war durchaus überraschend. Die Teilnehmenden, die alle fünf Taten an einem Tag vollbrachten (Gruppe 2) waren nach den sechs Wochen signifikant glücklicher. Hilfsbereitschaft macht somit tatsächlich glücklicher. Allerdings zeigte sich kein nennenswerter Effekt bei der Gruppe 1. Die Forscher vermuten, dass dies damit zusammenhängt, dass wir ohnehin in unserem Leben gute Taten vollbringen. Wenn dann noch eine weitere aus dem Experiment dazukommt, ist dies nicht sehr spürbar. Wenn dagegen fünf gute Taten an einem Tag bewusst zusammenkommen, dann wird dies der Person sehr deutlich bewusst[109].

In einer anderen Studie untersuchte Sonja Lyubomirksky, wie wichtig Abwechslung bei den guten Taten ist. Die Teilnehmenden wurden aufgefordert, entweder jede Woche verschiedene gute Taten zu vollbringen oder sie mussten Woche für Woche immer die gleichen guten Taten ausführen. Diese Studie lief über zehn Wochen. Auch hier zeigte sich, dass Hilfsbereitschaft ursächlich zu einem höheren Glücksempfinden beiträgt, jedoch nur, wenn sich die guten Taten abwechselten. Denn bei der Gruppe, die über die zehn Wochen immer wieder die gleichen guten Taten vollbrachten, zeigten sich ab Mitte der Studie sinkende Werte und nach zehn Wochen waren sie zurück bei ihrem Ausgangszustand ihres Glücksempfindens[110].

Hieraus lassen sich wichtige Schlussfolgerungen ableiten. Hilfsbereitschaft kann tatsächlich ursächlich glücklicher machen und ist deshalb ein weiterer Weg zu mehr Glück[111]. Jedoch ist das „Wie" entscheidend. Es scheint wichtig, dass die guten Taten als solche bewusst wahrgenommen werden. Analog zur hedonistischen Anpassung können offensichtlich auch gute Taten, wenn sie dauerhaft sind, zur Routine und Gewöhnung und für das Glücklichsein wirkungslos werden.

Ich möchte dir noch von einer weiteren Untersuchung kurz berichten, die Hilfsbereitschaft über einen Zeitraum von drei Jahren untersuchte. Fünf Frauen[112], die selbst an Multipler Sklerose (MS) erkrankt waren, lernten Techniken wie aktives und mitfühlendes Zuhören und unterstützten damit andere MS-Patientinnen und -Patienten. Die Veränderungen durch diese freiwillige und helfende Arbeit waren für die Frauen dramatisch. Sie hatten einen Zuwachs an Lebenszufriedenheit, der um ein Vielfaches höher war als bei den betreuten Patienten. Sie gaben zudem an, dass ihre Aufmerksamkeit nicht mehr nur auf ihren eigenen Problemen lag. Sie seien offener und toleranter geworden und ihr Selbstwertgefühl und Optimismus seien deutlich gestiegen. Auch wenn dies keine repräsentative Aussage zulässt, so ist doch erstaunlich, was für starke Auswirkungen Hilfsbereitschaft hat und dass in der Untersuchung die positiven Auswirkungen über die Zeit weiter anstiegen.

Martin Seligman erzählte einmal von einer hitzigen Debatte seiner Studierenden. Was macht glücklicher: selbst Spaß zu haben oder anderen zu helfen? Den Studierenden gab er dann die Hausaufgabe, zum einen etwas zu machen, das Spaß macht (z. B. ein Eis essen, einen Film schauen), und etwas, das anderen hilft (z. B. dem Neffen bei den Mathehausaufgaben helfen). Die Studierenden erlebten, dass die guten Gefühle, nachdem sie jemandem geholfen hatten, viel länger anhielten als bei den spaßigen Dingen[113].

Die kanadische Psychologieprofessorin Elizabeth Dunn machte zu diesem Thema folgendes Experiment: Sie unterteilte die Teilnehmenden einer Studie per Zufall in zwei Gruppen. Bei allen Teilnehmenden wurde das Glückslevel erhoben und dann bekamen alle einen Umschlag mit entweder fünf Dollar oder 20 Dollar und der Aufgabe, das Geld bis um 17 Uhr auszugeben. Die eine Gruppe hatte den Auftrag, das Geld für eigene Zwecke zu nutzen. Die andere Gruppe wurde gebeten, mit dem Geld etwas für andere zu tun (z. B. es spenden oder jemandem ein kleines Geschenk kaufen). Abends wurde dann erneut das Glückslevel erhoben. Dabei zeigten die Daten, dass die Teilnehmenden, die das Geld für andere einsetzten, signifikant glücklicher waren als vor der Studie. Bei denjenigen, die das Geld für sich eingesetzt hatten, gab es keine Steigerung des Glückslevels. Zudem stellte sich heraus, dass die Höhe des Betrages dabei unbedeutend war. Wie verkehrt wir oft mit unseren Annahmen über Glück liegen, zeigte Elizabeth Dunn bei einer Befragung anderer Personen, denn die überwiegende Mehrheit dieser Befragten gab an, dass es glücklicher mache, Geld für sich einzusetzen als für andere, und dass ein größerer Betrag dabei wirksamer sei als ein kleinerer. Auch bei einer repräsentativen Studie an Amerikanern zeigten sich die gleichen Ergebnisse. Die Höhe des Einkommens war für das Glücksniveau nicht relevant. Wenn die Forscher die Ausgaben der Befragten jedoch in persönliche Ausgaben und soziale Ausgaben (Geschenke für andere, Spenden) unterteilten, dann zeigte sich, dass höhere soziale Ausgaben mit dem Glücksniveau signifikant zusammenhängen[114].

Auch aus Deutschland gibt es dazu Untersuchung mit repräsentativen Daten, die zwischen 1990 und 2008 erhoben wurden. Die Wissenschaftler befragten die Teilnehmenden, wie wichtig ihnen jede der folgenden drei Zielkategorien ist: Erfolgsziele (beruflicher Erfolg, Geld haben, um Dinge zu kaufen), Familienziele (gute Beziehung zum Partner und zu den Kindern) und gemeinnützige Ziele (anderen helfen, involviert sein in soziale und politische Aktivitäten). Wer in seinem Leben die letzte Kategorie priorisiert und wem somit das Glück seiner Mitmenschen wichtig ist, hat eine hohe Lebenszufriedenheit. Die Priorität bei seiner Familie zu setzen hat ebenfalls einen positiven, jedoch nicht mehr ganz so starken Einfluss. Wer hingegen seine Priorität nur bei den Erfolgszielen sieht, ist am Ende weniger zufrieden und glücklich[115].

Doch warum werden wir glücklicher, wenn wir anderen Menschen helfen? Die Wissenschaftler forschen noch an diesem Thema und diskutieren verschiedene Aspekte. Personen, die helfen, fühlen sich mit den Menschen, die Hilfe bekommen, stärker verbunden, was unser Grundbedürfnis nach Gemeinschaft und Zugehörigkeit nährt. Sie fühlen sich dankbarer und privilegierter, weil sie geben können. Ihr Leben wird dadurch sinn- und wertvoller und sie erleben Selbstwirksamkeit. Selbstvertrauen und Optimismus steigen genauso wie das Gefühl, etwas Sinnvolles und Nützliches im Leben zu machen. Vielleicht verringert Geben auch Schuldgefühle und Unbehagen, weil es uns so gut geht und anderen nicht. Außerdem wird diskutiert, dass durch das Helfen eigene Probleme und Grübeleien in den Hintergrund treten[116]. Forscher fanden zudem heraus, dass dann, wenn wir anderen helfen, im Gehirn unser Belohnungszentrum aktiviert wird. Das bedeutet, unser Gehirn ist genau dort aktiv, wo es sonst Aktivitäten zeigt, wenn wir etwas gewinnen oder uns etwas Gutes getan wird[117]. Vermutlich ist dies auch die Ursache dafür, warum wir uns dabei so gut fühlen. Ich finde es sehr bemerkenswert, dass unser Gehirn wenn wir geben genauso aktiviert ist als wenn wir gerade beschenkt würden.

Bei mir wirkt sich Hilfsbereitschaft immer dann richtig positiv auf mein Glücksempfinden und meine Zufriedenheit aus, wenn ich aus freien Stücken und ohne eine Gegenleistung zu erwarten etwas für jemand anderen tue und glaube, dass es für den anderen hilfreich ist. Übrigens noch ein Satz zu Gegenleistungen erwarten. Wie wir im letzten Abschnitt bei Freundschaften (siehe Abschn. 4.4.3) bereits gesehen haben, gibt es Menschen, die tun etwas für andere, führen jedoch imaginär ein Art Bankkonto und notieren sich hier ihre guten Taten, um ggf. bei Bedarf eine Gegenleistung einzufordern. Dies ist auch kein gutes Modell für Hilfsbereitschaft, weil es mehr einer Geschäftsbeziehung ähnelt und nicht so viel mit dem Helfen für den anderen zu tun hat.

Eine wie ich finde schöne Einstellung hat hier mein Bruder. Er sagt, er helfe gerne anderen Menschen und erwarte dafür keine Gegenleistung. Vielleicht sei es aber so, dass derjenige, der jetzt Hilfe erhalten habe, wieder jemand anderem helfe. So gehe es weiter und vielleicht erhalte dann irgendwann mein Bruder wieder von jemanden Hilfe, der auch keine Gegenleistung dafür erwarte.

So etwas Ähnliches hatte ich schon einmal erfahren. Gemeinsam mit einem Freund reisten wir per Anhalter als Jugendliche durch Frankreich. Als uns ein Ehepaar mitnahm und wir ins Gespräch kamen, erzählte uns der Mann, dass seine Tochter in einem ähnlichen Alter wie wir und auch gerade im Urlaub verreist sei. Er dachte sich, er helfe uns und nehme uns mit, weil vielleicht gerade irgendwo anders auf der Welt jemand anderer seiner Tochter helfe. Das fand ich einen grandiosen Gedanken, der sich bei mir eingebrannt hat.

Wenn dir Hilfsbereitschaft liegt, dann kann folgende Praxisübung für dich interessant sein:

> **Übung: Mehr Hilfsbereitschaft im Alltag zeigen**
>
> Nimm dir innerhalb der nächsten vier Wochen einen Tag pro Woche vor, der dein „Gute-Taten-Tag" ist. Überlege dir schon im Vorfeld, welche guten Taten du an diesem Tag gerne vollbringen würdest, und sei an dem Tag ganz aufgeschlossen für weitere Möglichkeiten. Die Dinge können klein oder groß sein und der Empfänger kann sich mit leuchtenden Augen bei dir bedanken oder vielleicht gar nicht wissen, dass du ihm geholfen hast. Mache dabei Dinge, von denen du denkst, dass sie dem anderen helfen, und erwarte keine Gegenleistung. Erwarte nicht einmal ein Dankeschön, sondern gib einfach, weil du geben willst.
>
> Bedenke auch, dass du deine Taten abwechselst. Abwechslung ist wie das Salz in der Suppe. Schreibe am jeweiligen „Gute-Taten-Abend" für dich auf, welche guten Taten du an dem Tag vollbracht hast, und sei dankbar, dass du geben kannst. Achte darauf, wie es dir in den nächsten Wochen geht.
>
> **Weitere Möglichkeiten**
> Achte auch auf das, was in deinem Alltag passiert. Ich sah beispielsweise gestern Nachmittag im Supermarkt ein ca. 10-jähriges Mädchen. Sie stand am Kühlregal auf Zehenspitzen beim Versuch, sich eine Packung Lachs aus dem obersten Regal zu angeln. Von den Eltern war nichts zu sehen. Obwohl sie alles versuchte, gelang es ihr nicht, eine Packung richtig zu greifen. Ich fragte sie dann, ob ich helfen könne. Obwohl das so eine winzige Kleinigkeit war, hatte ich danach ein richtig gutes Gefühl. Vielleicht kennst du ähnliche Situationen. In so einem kurzen Ereignis wird die ganze Theorie plötzlich erlebbar. Das Leben bietet so viele Möglichkeiten etwas für andere zu tun und manchmal ist es für dich kinderleicht. Halte nach diesen Dingen bewusst Ausschau und hilf gerne, wenn du helfen möchtest.
>
> Zudem kannst du dir überlegen, ob ein ehrenamtliches Engagement für dich etwas ist. Wenn du dies für dich passend findest, wähle etwas aus, bei dem du deine Stärken einsetzen kannst und das dir Freude macht. Dies kann durchaus ein weiterer aktiver Weg zu mehr Glück und – wie die Untersuchungen gezeigt haben – vielen weiteren positiven Lebensaspekten sein.

Zwei Dinge sind mir noch wichtig. Es ist natürlich fabelhaft, warmherzig, großzügig und vor allem ethisch sehr hochstehend, wenn wir anderen Menschen helfen. Ich habe jedoch die ethischen Überlegungen bewusst hier weggelassen, weil es für dich nichts Neues wäre und weil es mir darum geht, dass du frei entscheidest, wann du helfen möchtest. **Denn dann entsteht dieses Paradox: Du hilfst jemandem aus freier Entscheidung und ohne eine Gegenleistung zu erwarten und danach geht es nicht nur dem Empfänger, sondern auch dir viel besser.**

Zweitens möchte ich denjenigen, die sich ohnehin schon schwertun nein zu sagen und sich viel zu viel aufbürden, noch einen wichtigen Hinweis geben: Wenn du dich zu diesen Menschen zählst, dann rufe dir noch einmal die Überlegungen des Kapitels „Liebst du dich?" (siehe Abschn. 3.12) in Erinnerung. Wenn es dir gut gehen soll, ist es wichtig, zuerst auf deine Belange zu achten und darauf, dass es dir gut geht. Wenn das der Fall ist, dann sei gerne sehr hilfsbereit. Wenn du dagegen selber bereits überlastet bist, dann bürde dir nicht noch ein weiteres Thema auf. Auch hier gilt es die Balance zu halten. Du kannst es kurz zusammenfassen: Wenn du geben kannst, dann gib reichlich und gern. Wenn du dich schon jetzt aufopferst oder über die Maßen belastet fühlst, dann brauchst du Hilfe und solltest sie auch annehmen.

4.5 Leib und Seele

4.5.1 Weg 17: Sport

> Alles Leben ist Bewegung, Bewegung ist Leben. (Leonardo da Vinci)

Wie geht es dir mit Sport? Menschen sind hier sehr unterschiedlich. Die einen lieben es, Sport zu machen, die anderen lieben es, keinen Sport machen zu müssen. Die Letzteren haben dann zeitweise ein schlechtes Gewissen, weil sie grundsätzlich wissen, dass Sport gesundheitsförderlich ist. Wenn du zu dieser Gruppe gehörst, dann denkst du dir jetzt vielleicht, in einem Buch, in dem es um Strategien für ein gutes und gelingendes Leben geht, kommt auch noch dieses Thema daher. Die gute Nachricht ist, am Ende dieses Kapitels findest du zwei Hinweise, die dir helfen, Spaß am Sport zu entdecken und bei der Umsetzung zu bleiben, und zum zweiten: Du bestimmst, was du dir aus dem Buffet nimmst, und so ist das in Ordnung.

Zuvor will ich dir jedoch von einer bahnbrechenden Erkenntnis bezüglich der Wirkung von Sport auf die Psyche erzählen. Auch das ist schier unglaublich, jedoch wissenschaftlich gut belegt: Regelmäßiger Sport wirkt langfristig bei moderater Depression besser als Antidepressiva.

Lass dir von der ersten großangelegten Studie dazu berichten, in der 156 Menschen mit Depression behandelt wurden. Die Forscher teilten die Patienten per Zufall in eine von drei Gruppen ein und behandelten diese über vier Monate folgendermaßen:

- Gruppe 1: Diese Patienten machten dreimal die Woche unter Anleitung Sport. Der Aufwärmphase (10 Minuten) folgte die eigentliche sportliche Betätigung von einer halben Stunde, die entweder aus Joggen, schnellem Laufen oder der Bewegung auf dem Fahrradergometer bestand. Ziel war ein moderates bzw. mittleres Herz-Kreislauf-Training[118]. Am Ende schloss sich noch eine fünfminütige Cool-down-Phase an.
- Gruppe 2 wurde klassisch mit Antidepressiva behandelt.
- Gruppe 3 erhielt beide Behandlungen der Gruppe 1 und 2.

Nach den vier Monaten zeigte sich, dass rund zwei Drittel der Patienten nicht mehr an depressiven Symptomen litt. Dabei gab es keinen signifikanten Unterschied zwischen den Gruppen. Die alleinige Behandlung mit Sport war genauso wirksam wie die Behandlung mit Antidepressiva. Einen Unterschied gab es jedoch: Mit Antidepressiva stellte sich die Besserung schneller ein als mit Sport[119]. Doch wie stabil waren die Ergebnisse? Praktiker wissen, dass ein großes Problem bei Depressionen die Rückfallraten darstellen. Die Forscher untersuchten die Patienten ein weiteres halbes Jahr später (also 10 Monate nach Beginn der Studie). Dabei fanden sie noch interessantere Ergebnisse: Von der Sportgruppe (Gruppe 1) waren fast 90 % genesen, 8 % erlitten einen Rückfall. Bei der dritten Gruppe (kombiniert) erlitten dagegen 31 % einen Rückfall und bei der zweiten Gruppe (Antidepressiva) waren es sogar 38 %. Dementsprechend war die Zahl der genesenen Patienten deutlich geringer als 90 %. Bei der Gruppe 2 waren es etwas über 50 % und bei der Gruppe 3 etwas über 60 %[120]. Hättest du das gedacht? Sport wirkt etwas langsamer als Antidepressiva, ist jedoch langfristig dem Medikament überlegen, weil die Rückfallquote deutlich geringer ist[121]. In der Folge gab es eine Vielzahl weiterer Untersuchungen. Wertet man diese Untersuchungen zusammen aus, zeigt sich wissenschaftlich stichhaltig, dass Sport eine wichtige Behandlungsform bei Depression ist[122]. Psychopharmaka können dennoch ausgesprochen wichtig sein, um insbesondere schwere psychische

Erkrankungen zu behandeln. Mir kommt es hier auf den Sport an und darauf, dir zu zeigen, welche Möglichkeiten und welcher verborgene Nutzen im Sport stecken.

Ich habe Sport deshalb als wichtigen Weg zu mehr Lebensglück aufgenommen, weil Sport nicht nur vor depressiven Stimmungen schützt, sondern auch sehr positive Wirkungen auf deine gesamte Stimmungslage hat[123] und dir hilft, mit Stress und belastenden Lebensumständen gut zurecht zu kommen. In vielen Untersuchungen zeigt sich, dass Menschen, die Sport treiben, weniger ängstlich sind und mehr Selbstvertrauen haben[124]. Sport wirkt zudem positiv auf das Gehirn. Es fördert das Wachstum und sogar die Neubildung von Neuronen und verbessert die geistigen Fähigkeiten[125]. Daneben gibt es eine riesige Zahl an Studien, die die Vorteile von Sport für unsere körperliche Gesundheit belegen. Alleine damit könnten wir sicher ein Buch füllen. An Fakten, die insbesondere für Ausdauersport sprechen, mangelt es nicht. Trotzdem tun sich viele von uns damit schwer. Wenn du gerne Sport machst, dann kannst du dich rundum bestätigt fühlen. Wenn du gerne mehr machen würdest, dann möchte ich dir folgende Überlegungen zur Verfügung stellen, die dir helfen können, sportlich aktiver zu werden und die Freude daran zu entdecken. Mir hätten diese Aspekte sehr geholfen, wenn ich sie schon vor Jahren hätte lesen können.

Weißt du, warum so viele Neujahrsvorsätze scheitern? Das liegt daran, dass wir uns etwas fest vornehmen (z. B. dreimal die Woche ins Fitnessstudio, keine Süßigkeiten mehr essen, nicht mehr rauchen). Was jedoch in der Regel völlig fehlt, ist ein Ziel, für das wir uns begeistern. Ich meine damit nicht das vage Ziel „mehr für die Gesundheit tun" oder „abnehmen", sondern ein klares Bild, was wir erreichen möchten. Das könnte zum Beispiel das Ziel sein, dass wir unseren Körper leicht und mit einer guten Körperspannung erleben, dass wir uns auf die Bikini-Figur freuen oder darauf, nach einer schnell hochgelaufenen Treppe zu merken, wow, ich bin kaum außer Atem, mein Körper bekommt das locker hin. **Lass dich von deinen Zielen ziehen, statt dich mit deinem Willen zu etwas zu zwingen.** Spürst du den Unterschied? Das ist wie beim Selbstkontrollmodus[126], den wir oben (siehe Abschn. 3.17) kennengelernt haben. Es kostet uns Kraft, wenn unser Wille unseren Körper „überstimmen" muss. Es gibt sogar die anschauliche Vorstellung, dass wir jeden Tag eine gewisse Menge an Willen in unserem Willensgefäß haben. Irgendwann ist dieser dann aufgebraucht. Dann bleiben wir auf der Couch oder können uns bei der leckeren Schokolade oder der Zigarette nicht mehr zurückhalten. Es geht daher darum, ein anziehendes Ziel zu haben. Mal dir dein Ziel häufig in Gedanken aus, dann wirst du viel leichter die Wege dazu finden. Das hat noch einen riesigen Vorteil: Wenn dein ursprünglicher

Plan dreimal die Woche ins Fitnessstudio zu gehen nicht funktioniert, weil du beispielsweise auf einer Geschäftsreise bist, dann wirst du viel leichter Alternativwege finden (Sportsachen mitnehmen), als wenn du geistig am Ziel „Fitnessstudio" hängst und Mitte Januar sagst „ich bekomme das einfach beruflich nicht hin." Lass dich also von deinen Zielen ziehen. Das gilt natürlich nicht nur für Sport, sondern für das ganze Leben.

Außerdem kann folgende Unterscheidung für dich hilfreich sein, die mir erst vor ein paar Jahren wirklich bewusst wurde und die ich persönlich sehr hilfreich finde. Es ist die Unterscheidung zwischen mir und meinem Körper. Natürlich sind wir auf den ersten Blick eins, versuche dennoch einmal zwischen dir und deinem physischen Körper zu unterscheiden. Er ist völlig abhängig von dir. In der Regel führt er treu aus, was du von ihm erwartest, andererseits ist er völlig auf dich angewiesen. Du versorgst ihn mit Nahrung, du pflegst ihn und du sorgst mehr oder weniger gut für ihn. Andererseits ist dein Ich frei und kann sich für oder gegen etwas entscheiden. Dein folgsamer und abhängiger Körper ist jedoch extrem wichtig für dich, denn du kannst dich in der Welt nur mit seiner Unterstützung völlig frei bewegen und so vieles erleben. Kannst du diese gedankliche Unterscheidung nachvollziehen?

Daraus leitet sich für mich ab, dass ich meinem Körper sehr dankbar bin. Andererseits führt dies zu einer Verantwortung für meinen Körper. Durch meinen freien Willen kann ich entscheiden, was ich für meinen Körper tue, was ich ihm an Nahrung gebe und inwieweit ich seinem Bedürfnis nachkomme, sich zu bewegen. Unser Körper ist über Jahrtausende der Evolution darauf ausgelegt, sich zu bewegen. Die Natur hat uns nicht für die Couch gemacht. Wenn ich joggen gehe, kann ich fühlen, wie gut es meinem Körper tut, wenn er in seinem Element ist und sich seiner Natur gemäß bewegen darf.

Daraus folgt übrigens noch eine weitere wichtige Unterscheidung: die zwischen Fordern und Quälen. Wenn meine Tagesform passt, dann spüre ich, wie gut es sich für den Körper anfühlt, gefordert zu werden. Das ist natürlich anstrengend, jedoch auch ein gutes Gefühl, diese Leistungskraft zu spüren. Dabei entstehen Spaß und sicher auch jede Menge Endorphine. Wenn ich dagegen nur durch meinen Willen meinen Körper überfordere, dann ist das Quälerei und die macht weder Spaß, noch will sie wiederholt werden. Das war früher mein Fehler: Ich habe mir vorgenommen, Sport zu machen, bin dann völlig übermotiviert und viel zu schnell los, um dann frustriert zu merken, dass es so nicht geht und mir keinen Spaß macht. Mir persönlich hat erst eine Pulsuhr geholfen, im mittleren Herzfrequenzbereich aktiv zu sein und den Spaß am Laufen zu entdecken. Obwohl ich mich nie für einen Läufer gehalten habe, war ich irgendwann stolz, dass ich einen Halbmarathon mitgelaufen bin.

Anbei findest du noch ein paar Gedanken, um Bewegung so anzugehen, dass du davon profitierst und Freude hast:

> **Übung: Genieße Sport**
> Mache dreimal wöchentlich einen Ausdauersport für jeweils idealerweise 30 min oder auch mehr. Wenn du nach langer Pause beginnst, kannst du auch mit 15–20 min beginnen. Im Zweifel lass dir von deinem Arzt grünes Licht geben und fang vor allem langsam an.
> Finde deine passende Sportart. Such dir einen Sport, der dir vermutlich Spaß macht. Laufen ist für die meisten das Einfachste, weil es nahezu überall möglich ist. Vielleicht liebst du jedoch Schwimmen, Tanzen, Rudern, Radfahren, Nordic Walking, Skaten oder etwas anderes.
> Finde deinen Weg. Wenn du Sport gerne in der Gemeinschaft machst, dann such dir eine Gruppe in der Nähe. Wenn dich Wettkampf reizt, dann melde dich dazu an. Wenn du alleine Sport machst, dann setz dir am besten drei feste Termine in der Woche. Plan diese fix ein. Das hilft bei der Umsetzung.
> Finde dein Ziel und lass dich von deinem Ziel ziehen. Freu dich, wenn du Sport machst, dass du dein Ziel damit verfolgst. Hör auf deinen Körper. Mach den Sport so, dass es dir und deinem Körper Spaß macht. Es darf Anstrengung sein, jedoch keine Quälerei. Es ist viel besser, dich nur moderat zu bewegen als gar nicht. Ich kann beispielsweise meinen inneren Schweinehund gut überzeugen, wenn ich mir vornehme, nur eine langsame überschaubare Runde zu laufen. Das ist dann völlig in Ordnung. Die Regelmäßigkeit macht es und beim nächsten Mal ist die Tagesform wieder besser.
> Hör auf dich und deinen Körper und mach Sport in einer Form, dass du Spaß dabei hast.

Die meisten von uns bewegen sich sicher eher zu wenig als zu viel. Du kennst vielleicht das immer populärer werdende Motto, 10 000 Schritte pro Tag zu gehen (übrigens ein Motto, nach dem in den 60er-Jahren ein Schrittzähler in Japan benannt wurde). Solche Geräte, speziell die modernen, haben schon viele Menschen motiviert, sich mehr zu bewegen. Zumindest solltest du deutlich über 5 000 Schritte täglich kommen, denn alles darunter gilt als bewegungsarm und auf Dauer gesundheitlich deutlich nachteilig[127]. Noch eine kleine letzte Idee, die du vielleicht schon oft gelesen oder gehört hast: Baue Bewegung einfach in deinen Alltag ein. Mach es dir beispielsweise zur Gewohnheit die Treppe zu nehmen. Oben angekommen, kannst du dir immer gedanklich auf die Schulter klopfen: Das war wieder ein kleiner Sieg für dich! Oder steig auf dem Heimweg eine Station früher aus dem Bus aus und lauf die Reststrecke. Lass dein Handy dabei in der

Tasche und sei bewusst bei dir und dem Weg nach Hause. Atme tief ein und aus. Wetten, dass du ganz anders nach Hause kommst?

4.5.2 Weg 18: Fließe mit dem Lebensrhythmus und tu das, was dir Energie gibt

Ist dir schon einmal aufgefallen, dass alles Lebendige bestimmten Rhythmen folgt? Diese zeigen sich auf ganz verschiedenen Ebenen. Unser Herz schlägt zum Beispiel in einem Rhythmus. Es ist immer die Abwechslung zwischen Zusammenziehen, um das Blut in den Körper zu pumpen, und Erschlaffen, wodurch sich das Herz wieder füllt. Danach folgt der nächste Schlag. Dann haben wir das Aus- und Einatmen. Du kennst den Tag-und-Nacht-Rhythmus: Anspannung und Tätigkeit auf der einen und Erholung und Schlaf auf der anderen Seite. Viele weitere biologische Prozesse folgen dem Tagesrhythmus, beispielsweise die Körpertemperatur. Der Zyklus der Frau folgt einem monatlichen Rhythmus. Selbst außerhalb unseres Körpers gibt es in der Natur jede Mengen Rhythmen: die Jahreszeiten und Ebbe und Flut beispielsweise im Großen oder Schallwellen und Licht im Kleinen, denn alles, was regelmäßige Schwingungen hat, hat auch einen Rhythmus. Allem ist ein Prinzip gleich: der Wechsel zwischen zwei Polen und die Balance dazwischen. Wenn ein Herz sich nur noch zusammenzieht und nicht mehr erschlafft, dann ist uns sofort klar, das ist ein Notfall. Übertragen auf unser Leben bedeutet dies, nach starker Anstrengung kommt Entspannung, nach intensiver Arbeit eine Pause. Obwohl das logisch und natürlich klingt, gibt es in vielen Unternehmen unausgesprochen die Haltung: Am besten ist der, der durchgängig arbeitet, besonders fleißig der, der auch die Mittagspause ausfallen lässt, und ganz vorbildlich derjenige, der auch noch spät abends und früh morgens E-Mails schreibt.

Interessant sind in diesem Zusammenhang die Forschungen des schwedischen Psychologieprofessors Anders Ericsson, der heute an der Florida State University forscht. Er baute auf der Forschung von Nathaniel Kleitman auf, der in den 50er-Jahren entdeckte, dass auch unser Schlaf einem Rhythmus folgt, der in ungefähr 90–100 min zwischen Tiefschlafphasen und leichteren REM-Schlaf-Phasen[128] schwankt. Später zeigte er auf, dass diese Phasen auch im Wachzustand vorhanden sind, d. h. unsere Wachheit untertags durchläuft ebenfalls diese Phasen von sehr wach und leistungsfähig zu müde, um danach wieder anzusteigen. Ein Durchlauf braucht auch am Tag ungefähr 90 min[129].

Anders Ericsson untersuchte nun Top-Leister aus unterschiedlichen Bereichen. Mit dabei waren Athleten, Musiker, Schauspieler und Schachspieler beider Geschlechter. Er fand bei diesen Top-Performern ein sehr ähnliches Muster. Sie übten ohne Störungen von außen über längstens 90 min. Danach machten sie immer eine Pause. In der Regel begannen sie morgens mit der ersten Einheit und machten drei Durchgänge, d. h. ihr Training war nach ca. viereinhalb Stunden beendet. Trotz dieser überschaubaren Zeit bringen sie Höchstleistungen. Wer seine Produktivität maximieren will, dem empfiehlt Anders Ericsson, alle 90 min eine Pause einzulegen und dann immer wieder seine Energiespeicher aufzufüllen und sich nur soweit zu verausgaben, dass du dich innerhalb eines Tages, spätestens aber innerhalb einer Woche erholen kannst, um wieder voll fit zu sein. Der Autor Tony Schwartz hatte davon gehört und es selbst ausprobiert. Früher hatte er an seinen Büchern zehn Stunden am Tag gearbeitet und benötigte ein Jahr für ein Buch. Mit dieser Technik arbeitet er nun viereinhalb Stunden pro Tag an seinen Büchern und schreibt zwei Bücher in sechs Monaten[130].

Pausen und Entspannung haben einen deutlichen Effekt auf die Produktivität. In einer anderen Studie wurde untersucht, wie sich ausreichender Schlaf auf die Leistungen von Basketballspielern auswirkt. Die Spieler mussten für fünf bis sieben Wochen möglichst lang schlafen, in jedem Fall jedoch mindestens zehn Stunden pro Tag im Bett bleiben. Danach wurden ihre Leistungen gemessen und mit ihren Werten vor dieser Phase verglichen. Es zeigten sich dramatische Verbesserungen. Die Spieler waren im Sprint deutlich schneller, die Wurfgenauigkeit steigerte sich um 9 % und Energie, Vitalität und Stimmung hatten sich deutlich verbessert[131].

Produktiver, erfolgreicher und glücklicher ist nicht derjenige, der immer mit Vollgas unterwegs ist, sondern derjenige, der bewusst die Balance hält, entspannt und auch seine Erreichbarkeit abschaltet. Wir kennen dies von anderen und vielleicht auch von uns selbst: Wenn sie überarbeitet, unausgeschlafen oder gestresst sind, können sie unausstehlich sein. Die Balance zu halten ist daher ein weiterer wichtiger Weg zu einem glücklicheren und zufriedeneren Leben. Mit den folgenden Fragen kannst du für dich prüfen, wo du die Balance gut hältst und in welchen Bereichen du Verbesserungspotenzial hast.

> **Reflexionsfragen**
>
> - Schlafe ich genug? Wie lange ist meine Schlafdauer, wenn ich bereits eine Woche im Urlaub bin und keine Termine anstehen? Das ist eine gute Abschätzung, welche Schlafdauer deinem Körper guttut.
> - Bin ich den ganzen Tag über ausgeschlafen und wach oder brauche ich Koffein bzw. Zucker, um leistungsfähig zu sein?
> - Wie ist meine Balance zwischen Stress und Anstrengung einerseits und Entspannung andererseits? Stress ist kein Problem, wenn darauf eine Phase der Entspannung folgt.
> - Wie gehe ich mit meinen elektronischen Geräten um? Bin ich immer erreichbar und störbar? In welchen Zeiten kann mein Körper sicher sein, nicht gestört zu werden?
> - Wie viele bewusste Pausen mache ich am Tag?
> - Wie ist mein Wochenrhythmus? Wie wechseln sich Tage mit viel Anstrengung und Tage ab, die der Erholung dienen?
> - Wie ist mein Jahresrhythmus? In welchen Abständen mache ich Urlaub? Pflege ich im Urlaub den Gegenpol oder arbeite ich nur an einem anderen Ort weiter?
> - Wieviel Zeit verbringe ich mit und für andere? Wieviel Zeit verbringe ich ganz bewusst nur mit mir und für mich?
> - Wobei gebe ich Energie und wobei bekomme ich Energie? Ist meine Energiebilanz ausgewogen?

Was in deinem Leben Balance bedeutet, kannst nur du für dich entscheiden. Ich empfehle dir jedoch mutig ranzugehen. Musst du wirklich abends geschäftlich noch erreichbar sein? Brauchst du wirklich dein Handy auf dem Nachttisch? Gibt dir das abendliche Fernsehprogramm wirklich Energie? Ist es wirklich hilfreich, schon vor dem Aufstehen E-Mails zu checken? Vieles ist Gewohnheit, über die wir überhaupt nicht mehr nachdenken. Dazu zählt übrigens auch die Ernährung. Ich spüre oft nach einem Essen in meinen Körper, wie es ihm damit geht. Das ist für mich ein guter Gradmesser, ob die Tafel Schokolade gut für mich war. Ich empfehle dir sehr, schau dir deine Gewohnheiten an.

Ob wir voller Energie sind oder schlapp, hat einen großen Einfluss darauf, wie es uns insgesamt geht. Und nochmal, gehe mutig heran. Ich sage das aus eigener Erfahrung. Hättest du mich in den ersten Jahren als Manager gefragt, wäre ich felsenfest davon überzeugt gewesen, dass ich erreichbar sein muss. Das galt nicht nur für abends, sondern auch für den Urlaub, und dass ich schnell antworte war selbstverständlich, schon aus Vorbildfunktion. Damals war mir nicht bewusst, dass dahinter meine unbewussten Antreiber aktiv waren: Ich wollte wichtig sein und ich wollte gut dastehen. Mir war das nur nicht bewusst. Insofern lass dir aus meiner Erfahrung sagen, es finden sich immer Wege, damit du die Balance leben kannst zwischen voller

Leistung und einem völlig ungestörten Akkuauffüllen. Es ist wie das Ein- und das Ausatmen: Nur zusammen ist es gesund. Manche Teilnehmende meiner Seminare sagen zuerst, ich kann doch gut abschalten, auch wenn vielleicht noch jemand anruft oder ich später noch die E-Mails checke. Wenn sie beides jedoch richtig trennen, dann machen sie die Erfahrung, dass es einen großen Unterschied macht und die Erholung qualitativ weitaus besser wird. Dies gilt analog auch für diejenigen, die abends im Urlaub ihre geschäftlichen E-Mails lesen. Mache alles ganz: Wenn du arbeitest, dann arbeite voller Energie, wenn du bei deiner Familie bist, dann sei ganz da, wenn du mit Freunden sprichst, dann sei ganz in dem Gespräch, und wenn du dich erholst, dann tue das auch ganz. Mit dieser Strategie gewinnst du am Ende in allen Bereichen und bist leistungsstärker, als wenn alles vermengt ist. **Das ist die Paradoxie dabei: Wer alles gleichzeitig macht, schafft weniger.**

> **Übung**
> - Was sind deine Haupterkenntnisse aus den obigen Reflexionsfragen?
> - Wo in deinem Leben kannst du noch mehr Balance herstellen? Sei mutig in deinen Überlegungen.
> - Nimm dir erstmal nur ein einziges Thema. Was möchtest du gerne tun, um mehr Balance zu erreichen?
> - Überlege dir sehr genau, was dazu notwendig ist. Nimm dir genau dies vor. Stell dir deinen Vorteil vor. Wenn es einen Termin dazu gibt, trag ihn dir in den Terminkalender ein. Stell dir vor, wie gut dir dies tut.
> - Setz dies um und lass es zur Gewohnheit werden!

4.5.3 Exkurs: Weg 19: Spiritualität/Religion

Forscher haben auch untersucht, ob es einen Zusammenhang zwischen Glück und Spiritualität und Religiosität gibt. Eine Zusammenfassung dieser Ergebnisse findest du in den Online-Zusatzinformationen unter: Exkurs 13 auf http://extras.springer.com.

4.5.4 Exkurs: Weg 20: Meditation

> Bei der Meditation geht es nicht um den Versuch, irgendwo hinzugelangen. Es geht darum, dass wir uns selbst erlauben, genau dort zu sein, wo wir sind, und genau so zu sein, wie wir sind, und desgleichen der Welt zu erlauben, genau so zu sein, wie sie in diesem Augenblick ist. (Jon Kabat-Zinn)

Meditation kann unser Lebensgefühl und unser Lebensglück steigern. Interessante wissenschaftliche Ergebnisse und eine Einsteigerübung zum Ausprobieren findest du in den Online-Zusatzmaterialien unter: Exkurs 14 auf http://extras.springer.com.

4.5.5 Weg 21: Finde dein Ikigai

Meine Schwester lebt bereits seit vielen Jahren in Japan. Dort gibt es ein Wort, von dem ich dir unbedingt erzählen muss, weil es so perfekt hierher passt und weil es kein identisches Wort im Deutschen gibt. Dieses Wort heißt Ikigai (das spricht man auch genauso aus). Es bedeutet im heutigen Japan etwas frei übersetzt, „wofür es sich zu leben lohnt". Das wirklich Entscheidende dabei ist, dass Ikigai dir **Energie gibt**. Ikigai ist veränderbar. Heute kann völlig anderes dein Ikigai sein als noch vor 10 Jahren. Ikigai wird in der Gegenwart erlebt und es ist das, was dich nährt und was dir die Ressourcen gibt, auch schwierige Phasen zu meistern. Ikigai kann vieles sein: Es kann in den Begrifflichkeiten, die du bereits kennst, die Freude am Genuss (siehe Weg 5) sein, es kann Flow (siehe Weg 7) sein, es kann auch anstrengend sein. Eltern, deren Kinder nachts nicht durchschlafen und die erschöpft sind, sagen dennoch mit einem Lächeln, meine Kinder sind mein Ikigai[132]. Ikigai ist absolut individuell. Das ist übrigens für mich ein spannender Aspekt. Die westlichen Kulturen betonen die Individualität viel mehr als die japanische Kultur. Dennoch meint die japanische Sprache beim Wort Ikigai, dass es jeder nur für sich selbst finden kann und dies hochgradig individuell ist. Wenn wir es zusammenfassen, dann bezeichnet Ikigai das, was auf einer höheren Ebene Freude bereitet (auch wenn es im Moment anstrengend oder sogar belastend sein kann), was uns Lebensenergie gibt und sich für uns ganz individuell stimmig anfühlt.

Eine Unterscheidung aus meiner Sicht möchte ich hier noch einbringen. Ich nenne sie den Unterschied zwischen meinem oberflächlichen Ich und meinem tiefen Ich. Die Wünsche dieser beiden „Ichs" können sich unterscheiden. Mein oberflächliches Ich mag sich vielleicht vor dem Fernseher berieseln lassen und mein tiefes Ich liebt es stattdessen ein inspirierendes Buch zu lesen. Oder stell dir vor, dass du mit guten Freunden zusammen bist. Was fühlt sich besser an: Wenn ihr Poker spielt und du richtig viel Geld dabei auf Kosten deiner Freunde gewinnst oder wenn ihr einen gemeinsamen Abend habt, der von tiefer Verbundenheit geprägt ist? Das oberflächliche Ich möchte gewinnen und der Beste sein, das tiefe Ich möchte ausgleichen und verbunden sein. Kannst du den Unterschied spüren? Auch dies ist sehr individuell. Wenn ich nun gleich diese einfache und sehr wirkungsvolle Übung beschreibe, dann bitte ich dich, auf diese Unterscheidung zu achten. Fühle, was dein **tiefes** Ich nährt und was deinen großen Akku auflädt und nicht nur einen kurzen Lichtbogen erzeugt.

> **Übung: Deinem Ikigai auf der Spur**
> Gehe jeden Abend kurz in dich und frage dich: Was war heute mein Ikigai? Nimm dir ein kleines Heft oder ein Büchlein und schreibe es auf. Spüre nach, wie dies dein tiefes Ich nährt und Energie aufbaut.
> Du kannst diese Übung zusammen mit der Dankbarkeitsübung (Weg 1) oder auch abwechselnd machen. Das Ziel dieser wunderbaren Übung besteht darin, dass du dir immer bewusster wirst, was deine Energiequellen sind. Du wirst immer mehr feststellen, was es ist, das perfekt zu deinem Leben passt, was deine tiefen Sehnsüchte erfüllt, deine wahre Passion ist.
> Es kann sein, dass du zuerst überhaupt nichts Passendes entdeckst. Das ist genauso in Ordnung. Vielleicht war in diesem Tag nichts, was zu deinem Ikigai passt, oder du hast deine Empfangsantennen noch nicht auf die Wahrnehmung von Ikigai eingestellt.
> Wenn du diese Übung länger machst, wirst du immer mehr verstehen, was dir in deinem Leben eine tiefe Befriedigung gibt, was sich für dich stimmig und wohlig anfühlt. Überlege dann nach und nach, wie du dein Leben immer mehr auf dein Ikigai ausrichten kannst.

4.6 Weg 22: Sinn

Es geht nicht darum, das Leben zu fragen, welchen Sinn es uns gibt, denn es ist umgekehrt: Wir können erkennen, dass das Leben uns fragt, welchen Sinn wir ihm geben.[133] Oder um es kürzer zu fassen:
Der Sinn des Lebens ist es, dem Leben Sinn zu geben. (Paul Wong)

Während wir im letzten Abschnitt zu Ikigai den Fokus auf einzelne Lebensbereiche gelegt haben, die uns Sinn und Energie geben, öffnen wir den Fokus nun ganz weit und betrachten unser ganzes Leben. Damit sind wir in diesem Buch beim letzten Weg zu mehr Lebensfreude und Lebensglück angekommen. Es ist der Schlusspunkt und auch das Ausrufezeichen: Sinn! Lebenssinn zu finden ist ebenfalls ein entscheidender Weg. Menschen, die Sinn in ihrem Leben fühlen, die wissen, wofür es sich lohnt, jeden Morgen aufzustehen, sind klarer, sind fokussierter, sind überzeugter, glücklicher und vor allem zufriedener. Auch deshalb zählt Martin Seligman Sinn zu einer der fünf Hauptkomponenten (neben positiven

Gefühlen, Flow, Beziehungen und Erfolg/Selbstwirksamkeit) in seiner Theorie des Wohlbefindens[134]. Du weißt, für mich zählt die Frage „Was will ich mit meinem Leben machen?" zu den zentralen Fragen überhaupt und ganz eng damit verknüpft ist die Frage: „Welchen Sinn soll mein Leben haben?" Sinn ist der Dreh- und Angelpunkt, nach dem sich alle anderen Dinge ausrichten können. Wenn du dich mit deiner Lebensvision, deinen Werten, mit dem Setzen von Zielen, expressivem Schreiben oder mit deinem Ikigai beschäftigt hast, dann warst du schon in enger Beziehung mit deinem Lebenssinn.

Die Frage nach dem Sinn lässt sich nur individuell beantworten
Es gibt unglaublich viele verschiedene Antworten darauf, was Sinn für jeden Einzelnen sein kann: Kinder, Ziele verfolgen, die zu einem passen und erreichbar sind, Kreativität in den Künsten, eine Firma aufbauen, mildtätige Aufgaben, im Einklang mit seiner Religion oder spirituellen Sichtweise leben oder pure Freude am Leben haben. Das ist nur eine sehr kleine Auswahl. Die Frage nach dem Sinn **deines** Lebens kannst jedoch nur **du** beantworten. Ich persönlich hätte mir in jungen Jahren sehr gewünscht, von außen die richtige Antwort zu bekommen. Das wäre einfach gewesen. Meine Erfahrung ist jedoch, dass es zwar viele Menschen gibt, die bereitstehen, um dir zu sagen, was du mit deinem Leben sinnvollerweise anfangen sollst, jedoch bedeutet das nicht, dass das auch in deinem Sinn ist. Ich konnte meinen Sinn tatsächlich nur in mir finden. Hier kam mein Herz ins Spiel: Was sind meine Sehnsüchte? Was fühlt sich für mich rund und richtig an? Alle großen Weisheitslehrer kommen verkürzt gesagt zu dem Schluss: Die Antwort liegt in dir. So ist es auch bei der Sinnfrage. Deshalb kann und will ich dir nicht sagen, was dein Sinn ist. Du findest allerdings im weiteren Verlauf dieses Kapitels gute Übungen, die dich dabei unterstützen werden, für dich mehr Klarheit zu gewinnen. Vielleicht bist du dir bereits völlig klar darüber, was dein Lebenssinn ist. Dann kannst du die Übungen nutzen, um deine Sichtweise zu verfeinern oder zu bestätigen.

Zum Sinn des Lebens dürfen auch Freude, Leichtigkeit und Vergnügen gehören
Wenn Menschen anfangen über den Sinn ihres Lebens nachzudenken, dann werden oft große und herausfordernde Aufgaben genannt. Diese sind zutiefst sinnvoll, es kann jedoch passieren, dass sich die gefundenen Themen schwer und anstrengend anfühlen. Was Menschen dabei aus dem Blick verlieren können, ist der Umstand, dass ein sinnvolles Leben gleichzeitig auch Freude, Leichtigkeit und Spaß beinhalten darf.

Abb. 4.2[135] illustriert dies:

Denn erst wenn Freude dazukommt, wird ein sinnvolles Leben zu einem idealen Leben. Ohne Freude bleibt es ein aufopferndes Leben. Die Freude ist der entscheidende Faktor. Wenn du dir zum Sinn deines Lebens Gedanken machst, dann schaue daher auch immer auf den Aspekt der Freude. Auch hier kann es Ausnahmen geben. Für manche Menschen ist ein aufopferndes Leben die beste Wahl, weil sie beispielsweise trotz aller Repressalien für ihre Meinung einstehen und damit helfen, ein Machtsystem zum Positiven zu verändern. Auch hier gilt, dass nur du allein bestimmst, was sich für dich richtig anfühlt.

Ich möchte dir hier nur die Perspektiven aufzeigen. Du kennst das gut aus dem ersten Teil des Buches: Was dein Filter aus deiner Wahrnehmung durchlässt, aus dem kannst du auch etwas machen. Allein das Stellen der Frage, wie Sinn und Freude sich für dich verknüpfen lassen, kann in deiner Wahrnehmung neue Ideen und Möglichkeiten für mehr Lebensfreude erzeugen. Die idealste Kombination ist natürlich, dass das, was deinem Leben Sinn gibt, dir auch noch viel Spaß macht.

In diesem Zusammenhang ist mir noch ein weiterer Aspekt wichtig: Das Leben braucht nicht zu 100 % aus sinnvollen Tätigkeiten zu bestehen. Zu wissen, wofür du lebst, und das zu verfolgen, was dir bedeutsam ist, das ist großartig. Es bedeutet jedoch nicht, dass du ausschließlich Dinge tun sollst, die diese Aspekte betreffen. Zum einen gibt es vielfältige Tätigkeiten in unserem Leben wie beispielsweise die Wohnung putzen, die vielleicht nicht direkt mit deinem Lebenssinn zusammenhängen und trotzdem dazugehören. Zum anderen macht für mich ein gelingendes Leben auch aus, dass es leicht, bunt, genussvoll und vielfältig sein darf. Wenn du an die zwölf

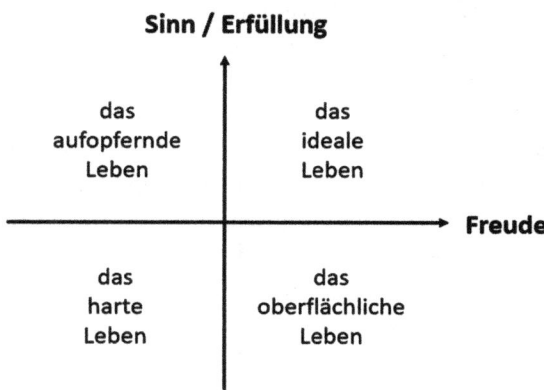

Abb. 4.2 Das sinnvolle Leben

Zutaten für ein gelingendes Leben am Anfang des Buches denkst, dann ist Sinn sicher ein ganz wichtiger Baustein. Meine Haltung dazu ist, dass es gleichzeitig auch andere Aspekte geben darf, die nicht sinnvoll sind. Für mich ist beispielsweise das Schreiben dieses Buches zutiefst sinnvoll, weil ich damit einen Beitrag leisten kann, damit viele Menschen Möglichkeiten an die Hand bekommen, ein besseres und für sie erfüllteres Leben zu leben. Ich investiere deshalb mit Freude und Energie viel Zeit und Passion in dieses Werk. Gleichzeitig ist es für mich genauso in Ordnung, mich faul in die Sonne zu legen, ein großartiges Essen zu genießen, Fußball zu schauen, in einen Freizeitpark zu gehen oder auch mal Zeit einfach so zu verdaddeln. Das ist auch Multitomie, Gegensätzliches zuzulassen und „permission to be human", einfach Mensch sein und „fünfe gerade sein lassen" zu können. Letztlich gibt genau das mir wieder neue Energie und neuen Elan, die wichtigen und sinnvollen Dinge voller Kraft und Freude anzugehen. Ich liebe das kraftvolle, bunte, vielfältige und volle Leben und für mich gehört einfach alles dazu. Das Entscheidende ist, dass die Mischung für dich passt und dass es statt verkrampft besser leichter und spielerisch wird.

Das ist mein Weg. Wie gesagt, für dich ist entscheidend, was sich für dich richtig anfühlt. Vielleicht hilft dir dieser Aspekt jedoch, die optimale Mischung für dich zu finden.

Seinen eigenen Lebenssinn zu finden ist ein langer Prozess und die gefundenen Antworten verändern sich im Laufe des Lebens
In Untersuchungen zeigt sich, dass Menschen sehr mit ihrem Leben zufrieden sind, wenn sie nach aktiver Suche den Sinn für sich gefunden haben. Dagegen sind jene Menschen weniger zufrieden, die aktiv suchen, jedoch noch kein für sich passendes Ergebnis gefunden haben[136]. Aus meiner Sicht liegt das daran, dass viele Menschen nicht wissen, dass die eigene Sinnfindung ein langer, manchmal jahre- und jahrzehntelanger Prozess sein kann und sich im Laufe der Zeit die Antworten verändern können. Such also nach deinem Sinn, aber ohne die Erwartung, in kürzester Zeit dein umfassendes Bild zu haben. Es muss auch nicht gleich darum gehen, die Welt zu retten. Vielleicht besteht der Sinn unter anderem schon darin, eine gute Mutter oder ein guter Vater zu sein. Wenn ich mich an die Zeit meines Studiums erinnere, dann war damals mein Sinn schlichtweg das Ziel, möglichst viel zu lernen und die Prüfungen gut hinzubekommen. Ich stimme Rolf Dobelli zu, dass manchmal die erreichbaren Ziele einen besseren Beitrag zu unserem Leben bieten als zu hohe Hürden[137]. Auch hier geht für mich im Sinne der Multitomie beides: große Träume und Visionen zu verfolgen und nicht den Anspruch zu haben, dass sie sofort erreichbar

sind, und gleichzeitig „kleine" Ziele und Vorhaben unmittelbar zu erreichen. Meine Empfehlung an dich ist: Sei gelassen, wenn sich bei dir nicht gleich das glasklare Bild zu deinem Lebenssinn einstellt. Das ist völlig normal. Dieses Bild braucht Zeit und immer wieder ein Überdenken und je nach Lebensphase gibt es auch veränderte Antworten. Außerdem gelingt es Menschen immer besser, je älter sie werden[138]. Sei bereits mit kleinen Zielen zufrieden, die deinem Leben Richtung geben, und träume gleichzeitig deine großen Träume. Wenn die Zeit reif ist, wird sich dies in ein neues Bild einweben und je kontinuierlicher du dich mit der Frage beschäftigst, umso eher findest du auch deine Antworten.

Welche Forschungsergebnisse gibt es zum „Sinn des Lebens"?
Viele wissenschaftliche Untersuchungen zeigen, dass Menschen, die bedeutsame und für sie sinnvolle Aufgaben oder Projekte verfolgen, über mehr Wohlbefinden berichten und glücklicher sind[139]. Beispielsweise zeigte eine Untersuchung mit 257 Filialleitern, dass je höher der Sinn und die Identifikation mit der Aufgabe sind, umso höher sind auch die Lebenszufriedenheit und das Selbstwertgefühl und umso seltener sind psychische Störungen[140].

Unsere Arbeit bzw. unsere täglichen Aufgaben spielen in diesem Zusammenhang eine große Rolle. Amy Wrzesniewski, Psychologin und Professorin an der Yale School of Management, Yale University, hat dazu ein einfaches, jedoch, wie ich finde, sehr aussagekräftiges Modell[141] entwickelt: Tab. 4.4.

Du kannst Arbeit als Job sehen, um Geld zu haben, die Miete zu bezahlen. Wenn du im Lotto gewinnst, würdest du als allererstes aufhören, diesen Job zu machen. Oder du kannst Arbeit als Karriere ansehen. Es geht

Tab. 4.4 Wie wir Arbeit sehen können[142]

Arbeit wird gesehen als …	Innerer Antrieb	Arbeit ist …	Erwartungen	Freut sich auf …
Arbeit	Geld bekommen	lästige Pflicht/ ein Muss	Keine	Wochenende und Urlaub
Karriere	Geld und sozialer Aufstieg	Wettrennen	Ansehen und Macht	weiteren Aufstieg
Berufung	Das zu tun, was man ohnehin tun will, weil es sinnvoll und wesensgemäß ist	Aufgabe/ Berufung/ Leidenschaft/ Ehre	Bessere Welt/ Befriedigung	noch mehr Arbeit

dir darum, Wichtigkeit, Bedeutung und Macht zu erhalten. Deine Arbeit kann auch deine Berufung sein. Wenn du im Lotto gewinnen würdest, dann würdest du diese Arbeit – vielleicht verändert – aber dennoch weiterführen, weil es dir nicht so sehr um das Geld geht, sondern weil dich die Aufgabe innerlich erfüllt. In welchen Bereich ordnest du dich ein?

Übrigens ist die Berufung nicht speziellen Berufsgruppen wie Ärzten, Priestern, Richtern oder Wissenschaftlern vorbehalten. Amy Wrzesniewski konnte zeigen, dass jeder Beruf auch als Berufung gesehen werden kann[143]. Beispielsweise untersuchte sie Reinigungskräfte in einem Krankenhaus und fand dabei im Wesentlichen zwei große Gruppen: Die einen putzten um Geld zu verdienen und taten einfach das, was ihnen gesagt wurde. Die zweite Gruppe sah eine Berufung in ihrer Arbeit. Diese Menschen sahen sich dafür verantwortlich, ihren Beitrag zu leisten, damit die Patienten wieder gesund wurden. Sie achteten darauf, wie es den Patienten ging, wenn sie ihre Zimmer sauber machten, und versuchten sie aufzumuntern, auch zwischenmenschlich für sie da zu sein und sie zu unterstützen[144]. Es wird dich nicht überraschen, dass Menschen, die ihre Berufung leben, weniger häufig krankheitsbedingt bei der Arbeit fehlen. Es gibt noch eine gute Nachricht: Jeder kann seine Berufung finden. Dies wird als **Job Crafting** (engl. to craft = gestalten) bezeichnet. Es gelingt, indem in den folgenden drei Bereichen Veränderungen vorgenommen werden können: Änderung der Aufgaben, Änderung der Beziehungen im Arbeitsleben und Änderung der inneren Einstellung[145].

Nicht nur für das Berufsleben ist Sinn von großer Bedeutung. Der österreichische Neurologe und Psychiater Viktor Frankl hat eine eigene Therapieform, die sogenannte Logotherapie[146] gegründet, die das Thema Lebenssinn in den Mittelpunkt rückt. Er hat als Gefangener unter grausamsten Umständen mehrere Konzentrationslager überlebt und seine Erfahrungen in dem bemerkenswerten Buch „…trotzdem Ja zum Leben sagen"[147] zusammengefasst. Ich möchte dir deshalb hier kurz davon berichten, weil er eine für mich sehr markante Aussage trifft. Er sagt, wir Menschen haben den freien Willen, unsere innere Haltung und Einstellung frei zu wählen. Du erinnerst dich an das ABC-Modell und unsere inneren Bewertungen (siehe Abschn. 3.13). Aus seinen grauenvollen Erfahrungen als KZ-Gefangener kommt Viktor Frankl zu dem Schluss, dass uns wirklich alles genommen werden kann, nicht jedoch diese innere Freiheit zu unserer inneren Haltung und Einstellung und zu dem, in dem wir Sinn erkennen.

Hast du für dich eine Vorstellung, was du als deinen Sinn des Lebens siehst? Die folgenden Übungen, können dir helfen, ein klareres Bild zu entwickeln oder dein bestehendes Bild zu verfeinern. Sieh auch dieses Thema spielerisch. Es gibt kein Richtig und kein Falsch. Es gibt nur „das fühlt sich für mich richtig an" und „das passt nicht zu mir".

Übung 1: Die 85-Jahre-Frage

Stell dir vor, du bist 85 Jahre alt. Es ist ein angenehmer friedlicher Sommernachmittag, du sitzt auf einer Veranda im Schatten, es ist nicht zu heiß und nicht zu kalt, es geht ein schwacher, angenehmer warmer Wind und du denkst über dein Leben nach. Du bist damit sehr zufrieden, es gab Höhen und Tiefen und alles in allem sagst du dir: „Ja, mein Leben war sinnvoll!" Du hast ein Lächeln auf den Lippen. Kannst du dir das vorstellen? Schreibe jetzt auf, wie dein Leben verlaufen ist, damit du nun mit 85 Jahren sagen kannst, es war sinnvoll.

Mach diese Übung ruhig über mehrere Tage oder gar mehrere Wochen immer wieder und schreibe das auf, was dir einfällt, auch wenn es sich wiederholt. Was kristallisiert sich heraus? Was gibt dir Sinn? Was bedeutet dies für dein weiteres Leben? Auf was wärst du an deinem 85. Geburtstag richtig stolz und würdest es lieben zu feiern? Wie kannst du das nun von heute aus angehen?

Übung 2: Das vergeudete Leben

Jetzt schauen wir uns das Ganze aus der anderen Richtung an. Vielen macht diese Übung richtig Spaß, weil sie ihrer Kreativität freien Lauf lassen können, denn hierbei muss nichts perfekt sein, sondern es geht gerade darum, das aufzuschreiben, was nicht sinnvoll ist. Die Aufgabe lautet:

Schreibe auf, wie du dein Leben vergeuden kannst. Was solltest du tun, damit du ein möglichst sinnloses Leben hast? Du kannst deiner Fantasie freie Bahn lassen. Schreibe auf, was für dich dazugehört, damit es nicht sinnvoll ist.

Die Bonusaufgabe lautet: Schreibe auf, was du tunlichst vermeiden solltest, damit auch wirklich ein vergeudetes Leben daraus wird.

Im zweiten Schritt schau dir deine Aufzeichnungen an. Wenn all die aufgeschriebenen Dinge keinen Sinn für dein Leben ergeben, was könnte der andere Pol sein, was könnte das Gegenteil dazu sein? Was ergibt für dich Sinn? Die Ergebnisse der Bonusfrage zeigen dir einen möglichen Weg dorthin.

Übung 3: Für junge Leute schreiben

Stell dir vor, du wirst von einer Schule in deiner Nachbarschaft gebeten, einen Aufsatz darüber zu schreiben, was du den jungen Menschen empfiehlst, um ein tolles und sinnvolles Leben zu führen. Du hast keine Ahnung, wie sie gerade auf dich kamen. Die Direktorin sagte nur, du wurdest ihr empfohlen. Sie bat dich wirklich herzlich, deine Gedanken aufzuschreiben, denn es sei wichtig, dass die jungen Menschen wichtige Impulse von Menschen mit mehr Lebenserfahrung erhalten. Denk nicht darüber nach, warum es ausgerechnet du bist, der bzw. die den Aufsatz schreibt. Die Direktorin hat Vertrauen in deine Meinung.

Schreibe diesen Aufsatz, schreibe alles auf, was du aus deiner Lebenserfahrung diesen jungen Menschen mitgeben kannst, und schreibe vor allem auf, was ein Leben für diese jungen Menschen sinnvoll werden lässt.

Wenn dein Aufsatz fertig ist, schaue ihn dir mit Abstand an. Was sagt er dir, was sagt er darüber, welchen Sinn du für dein Leben hast? Wenn du Kinder hast, teile deine Gedanken mit ihnen. Dies kann ein wunderbarer Dialog werden.

Übung 4: Über den Lebenssinn meditieren

Diese Übung bietet einen anderen Zugang. Suche dir einen ruhigen Platz, an dem du die nächsten 20 min ungestört bist. Setz oder leg dich hin und entspanne. Atme einige Male langsam und entspannt tief ein und aus. Fühl deinen Körper, fühl, wie du im Hier und Jetzt bist. Wenn du ruhig bist, dann frage dich: „Was ist mein Lebenssinn? Wozu lebe ich?" Bemerke dann, was für Gedanken kommen. Wichtig ist, dass alles da sein darf. Beurteile die Gedanken nicht, sondern sieh dir deine Gedanken wie ein wissbegieriges, interessiertes Kind an. Nimm sie einfach wahr und lass sie dann wieder gehen. Du wirst dabei immer wieder mit deinen Gedanken abdriften, das ist völlig normal und gehört auch dazu. Sobald du es bemerkst, kehre zu den Fragen „Was ist mein Lebenssinn? Wozu lebe ich?" zurück. Bedanke dich am Ende bei dir dafür, dass du dir die Zeit für dich genommen hast, und für die Informationen, die sich gezeigt haben.

Wiederhole diese Übung über mehrere Wochen immer wieder. Beobachte, welches Bild sich dir zeigt und was du daraus für dich ableiten kannst. Schreib nach jeder Übung deine Erfahrungen auf.

Übung 5: Der analytische Zugang

Manchen Menschen liegt dieser Zugang: Zeichne auf einem Blatt zwei Spalten mit den Überschriften „sinnvoll" und „sinnlos" und ordne Tätigkeiten, die dir einfallen, den Spalten zu. Wenn dir nichts mehr einfällt, suche nach dem Muster hinter den Tätigkeiten. Was definierst du für dich als sinnvoll im Leben? Was davon macht dir zudem noch Freude?

Übung 6: Expressives Schreiben

Expressives Schreiben (siehe Abschn. 4.3.4) eignet sich ebenfalls sehr gut dazu, um für dich deinen Lebenssinn zu entwickeln. Gehe einfach so vor, wie in Abschn. 4.3.4 beschrieben, und schreibe ausführlich dazu, was Lebenssinn für dich bedeutet. Das ähnelt Übung 3. Beim Expressiven Schreiben formulierst du jedoch nur für dich und du versuchst kontinuierlich zu schreiben, auch wenn sich Dinge wiederholen oder du innerlich Widersprüche abwiegst.

> **Übung 7: Die Bonusübung**
> Dies ist die schwierigste Übung, die du dann machen solltest, wenn du schon eine gute Orientierung hast, was für dich Sinn im Leben bedeutet. Sie ist sehr einfach. Ergänze den folgenden Satz: „Mein Leben ist sinnvoll, wenn …"

Lass dieses Kapitel noch mit einer kurzen Darstellung abschließen, was eine „ideale Tätigkeit" [148] (Abb. 4.3) beinhaltet:

Für mich sind hierbei vier Komponenten besonders wichtig und wann immer du dich beispielsweise beruflich neu orientierst, kannst du dir von nun an folgende Fragen stellen:

- Ist das, was ich tue, sinnvoll und für mich bedeutsam (**S**inn)?
- Macht mir das, was ich tue, Freude (**S**paß)?
- Kann ich meine Stärken einsetzen (**S**tärken)?
- Bin ich wirksam? Kann ich etwas voranbringen? Bin ich der aktive Teil, der etwas bewegt (**S**elbstwirksamkeit)?

Durch die weiteren Zutaten zu einem gelingenden Leben könnte auch dieses Modell noch ergänzt werden. Ich denke jedoch, wenn du diese vier Aspekte (ich nenne sie die vier großen „S") für deine Tätigkeit positiv beantworten kannst, dann hast du eine hervorragende Grundlage, um durch deine Aufgabe Glück und Zufriedenheit zu erfahren.

Lass uns nach dem letzten Glücksweg noch einmal insgesamt auf das Leben blicken: Martin Seligman beschreibt die unterschiedlichen Leben, die wir führen können, wie folgt: Wenn du viele positive Emotionen hast, dann

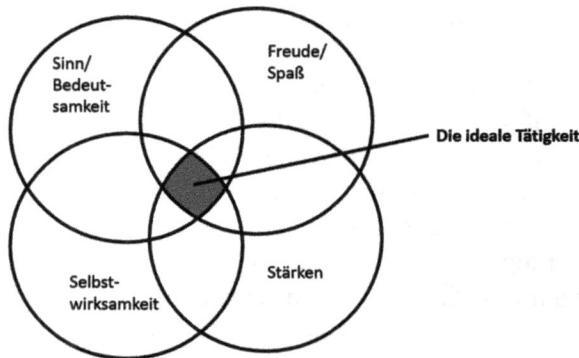

Abb. 4.3 Die ideale Tätigkeit

ist das ein **angenehmes Leben**. Wenn du deine Stärken einsetzt und oft im Flow bist, dann ist das ein **gutes Leben**. Wenn du deine Stärken zusätzlich in den Dienst von etwas stellst, das größer ist als du, dann ist es schließlich ein **sinnvolles Leben**. Wer alle drei Ebenen in sein Leben integriert, der führt ein **erfülltes Leben**, lustvoll, gehaltvoll und sinnvoll.

Ich gehe noch einen Schritt weiter: Wer aus den „Glücks"-Zutaten (siehe Abschn. 1.3) die richtige Mischung für sich erstellt und auf den verschiedenen Ebenen die für ihn richtig Dosis in sein Leben nimmt, der führt schließlich ein **gelingendes Leben**.

Wenn dieses Buch dazu beiträgt, dass du ein gelingendes Leben hast, dass du mehr Energie, Freude, Glück und Zufriedenheit spürst, dass du voll lebst und dein Leben für dich voller Freude in die Hand nimmst, dann wäre wiederum ich sehr glücklich. Denn ich bin zutiefst davon überzeugt, dass es unserer Welt sehr gut tun wird, wenn immer mehr Menschen immer stärker so leben.

4.7 Was dir hilft, die neuen Erkenntnisse in dein Leben zu integrieren

> Du wirst dein Leben niemals verändern, solange du nicht etwas veränderst, was du täglich tust. Der Schlüssel zum Erfolg liegt in deiner täglichen Routine. (John C. Maxwell)

In diesem Kapitel möchte ich dir noch ein paar Tipps geben, wie du neue Haltungen und Verhaltensweisen einfacher in dein Leben integrieren kannst. Vielleicht ist etwas dabei, was du übernehmen möchtest:

- Hab ein klares, lebendiges und positives Bild deines Zielzustands. Wenn du beispielsweise sportlicher sein willst, dann stell dir deinen Körper vor, wie du voller Elan die Treppen hochlaufen kannst und wie sich dein Körper generell gut anfühlt, statt dir vorzunehmen dreimal die Woche Sport zu machen. Wenn du stärker Satisficer statt Maximizer sein willst, dann stell dir vor, wie entlastend sich das für dich anfühlt und wie zufrieden du mit dieser Haltung bist.
- Stell dir lebendig vor, wie du sein wirst, wenn du die für dich wichtigen Haltungen und Glückswege in dein Leben integriert hast. Ein sehr wirkungsvolles Vorgehen ist, dass du dir detailliert aufschreibst, wie du dann sein wirst. Das hilft sehr, dies zu verankern. Wenn du dich außerdem regelmäßig fragst, wie würde sich jetzt mein „Ziel-Ich" verhalten,

dann wirst du viel davon noch schneller leben. Dabei geht es auch um die kleinen Dinge: Wie werde ich stehen, laufen, mich bewegen? Wie werde ich mit Menschen in Kontakt treten? Hab eine möglichst lebendige und klare Vorstellung davon und steh, geh und agiere dann so.
- Setz die Dinge um, die sich für dich richtig und gut anfühlen, die dich anziehen und die du magst, statt dich zu etwas zu zwingen.
- Nutz Techniken, die dich einmal am Tag daran erinnern, was du dir besonders vorgenommen hast. Was kannst du beispielsweise tun, wenn du dich darin üben möchtest, active agent zu sein? Manche Menschen lassen sich per Handy oder Kalender mehrmals am Tag an ihr Vorhaben erinnern. Dann reflektieren sie kurz, wie war es in der letzten Stunde, was war gut und was kann ich noch besser machen? Andere haben einen kleinen Stein in der Hosentasche, der sie an ihren Vorsatz erinnert. Andere nutzen wiederum den Gang zur Toilette als natürliche Pause, um sich das Vorhaben neu in Erinnerung zu rufen. Egal, was du machst, alles ist gut, wenn es dir hilft, deine neuen Verhaltensweisen und Haltungen im Alltag zu etablieren.
- Konzentriere dich idealerweise auf einen oder wenige Punkte und wenn du diese integriert hast, nimm die nächsten Themen dazu.
- Wenn du Menschen um dich hast, die dich gerne unterstützen, dann erzähle ihnen von deinen Vorhaben und von den Ergebnissen. Das hilft auch, die Umsetzung schneller zu verankern.
- Du kannst dieses Buch auch als Arbeitsbuch und Nachlesebuch nutzen und immer wieder Themen auffrischen oder dich für dein Vorhaben motivieren.

Ich möchte dir noch einen Einblick geben, wie ich meinen Tag beginne und beende. Vielleicht ist der ein oder andere Aspekt davon für dich hilfreich. Ich beginne jeden Tag wie folgt: Ich ziehe mich an einen ungestörten Ort zurück und starte ein ruhiges und kraftvolles Musikstück, das ich immer zu diesem Anlass höre. Dann stelle ich mich in Richtung Fenster. Je nach Jahreszeit lacht mir manchmal die Sonne bereits zu oder die Welt liegt im Winter noch dunkel und ruhig vor mir. Ich atme tief ein und aus und bin dann achtsam mit mir:

- Als erstes mache ich einen „Body-Scan"[149]. Dabei gehe ich meinen Körper wie mit einem Scanner Schritt für Schritt beginnend bei den Füßen und dann nach und nach bis zum Kopf durch und spüre: Wo fühlt er sich gut und normal an? Wo bin ich vielleicht verspannt? Das dauert eine Minute. Mir hilft dies dabei, meinen Körper auch während des Tages

viel deutlicher wahrzunehmen, um z. B. darauf zu achten, welches Essen meinem Körper guttut und was sich weniger gut anfühlt.
- Dann frage ich mich, wie fit ich jetzt gerade geistig bin. Bin ich hellwach, bin ich noch müde und schläfrig?
- Als Nächstes frage ich mich schließlich, wie ich mich jetzt fühle. Voller Energie, voller Freude, traurig? Nach kurzer Zeit habe ich dann ein gutes Bewusstsein dafür, wie es mir auf den verschiedenen Ebenen gerade geht.
- Dann denke ich an den bevorstehenden Tag. Das ist der etwas „philosophische" Teil.
- Ich stelle mir diesen Tag sinnbildlich wie ein weißes Blatt Papier vor. Noch ist es ganz leer und bis heute Abend werde ich diesen Tag darauf geschrieben haben. Am Ende meines Lebens wird mein Leben das Buch mit all diesen Blättern sein. Ich bin active agent und so wie ich heute in diesen Tag gehe, so wird er auch werden. Wenn ich bestimmte Verhaltensaspekte bei mir fördern will, dann nehme ich mir vor, genau diese den heutigen Tag über zu leben und besonders darauf zu achten.
- Mein zweiter Gedanke dabei ist, dass ich die Vergangenheit nicht mehr verändern kann und auf die Zukunft nur einen mittelbaren Einfluss habe. **Das Einzige, was ich verändern kann, ist die Gegenwart.** Diese kann ich voll leben und darauf freue ich mich: mein Leben in der Gegenwart zu gestalten und dadurch diesen vor mir liegenden Tag entsprechend zu erschaffen.
- Als Letztes fühle ich Dankbarkeit und Freude. **Dankbarkeit**, dass mir der vor mir liegende Tag so viele Möglichkeiten geben wird, um zu wachsen, um mich weiterzuentwickeln, um anderen zu helfen und um mich zu freuen[150].
- **Freude** empfinde ich, dass ich diesen Tag leben darf. Dass ich die Möglichkeit habe, voll zu leben, ohne Beschränkungen, ohne Grauschleier und voller Energie. Ich spüre richtig Lust, diesen Tag zu starten und zu erleben, mit allem Schönen und vielleicht nicht so Schönen, das in ihm steckt. Alles gehört dazu.
- Ich habe mir für jedes Kalenderjahr meine TOP 5 definiert, also jene Themen, die ich in diesem Jahr besonders in den Vordergrund stellen möchte. Diese schaue ich mir als Nächstes an und prüfe, wie der anstehende Tag im Einklang mit meinen TOP 5 steht oder gelebt werden kann.

Insgesamt nehme ich mir hierfür 5–10 min. Für mich macht es einen großen Unterschied, ob ich meinen Tag in dieser Form beginne oder unbewusst einfach starte.

Am Abend nehme ich mir dann noch einmal ein paar Minuten Zeit, spüre ebenfalls in mich hinein und frage mich, wie war mein Tag, war er so, wie ich es wollte? Was habe ich heute gelernt? Konnte ich jemandem etwas beitragen? Was ist mein Resümee des Tages? Für was bin ich dankbar? Die Dinge, für die ich dankbar bin, schreibe ich mir auf (siehe Abschn. 4.1.1). Habe ich heute mein Ikigai erlebt? Was hat mir Energie gegeben? Wenn mich etwas gedanklich noch stark beschäftigen sollte, dann gehe ich dem nach. Mein Ziel ist es, versöhnt mit dem Tag ins Bett zu gehen.

Vielleicht kannst du dir die ein oder andere Anregung aus dem herausnehmen, was für mich gut funktioniert. Bei all dem gilt „permission to be human", nichts muss perfekt sein und das Leben darf sich gleichzeitig voll, bunt und kraftvoll anfühlen!

Anmerkungen
1. Lyubomirsky, S. (2013). *Glücklich sein. Warum Sie es in der Hand haben, zufrieden zu leben.* Frankfurt am Main: Campus.
2. Emmons, R. A., und Shelton, C. M. (2002): Gratitude and the science of positive psychology. In: C. R. Snyder und S. J. Lopez (Hrsg.), *Handbook of positive psychology* (S. 459–471). Oxford: Oxford University Press.
3. Emmons, R. A. & McCullough, M. E. (2003). Counting blessings versus burdens: An experimental investigation of gratitude and subjective well-being in daily life. *Journal of Personality and Social Psychology*, 84, 377–389.
4. Seligman, M. E. P., Steen, T. A., Park, N., & Peterson, C. (2005). Positive Psychology Progress. Empirical Validation of Interventions. *American Psychologist*, 60(5), 410–421
5. Emmons, R. A., & Mishra, A. (2012). Why gratitude enhances well-being: What we know, what we need to know (248–262). In Sheldon, K., Kashdan, T., & Steger, M.F. (Hrsg.) *Designing the future of positive psychology: Taking stock and moving forward*. New York: Oxford University Press.
6. McCullough, M. E., Emmons, R. A., & Tsang, J. (2002). The grateful disposition: A conceptual and empirical topography. *Journal of Personality and Social Psychology*, 82(1), 112–127.
7. Haas, O. (2015). *Corporate Happiness als Führungssystem: Glückliche Menschen leisten gerne mehr.* Berlin: Erich Schmidt Verlag.
8. Lyubomirsky, S. (2013). *Glücklich sein. Warum Sie es in der Hand haben, zufrieden zu leben.* Frankfurt am Main: Campus. S. 100ff
9. Ebd.
10. Daniela Blickhan (2015) berichtet in ihrem Buch „Positive Psychologie. Ein Handbuch für die Praxis" davon, dass deutsche Seminarteilnehmer auf den Vorschlag, einen Dankbarkeitsbesuch durchzuführen, meist zurückhaltend bis ablehnend reagieren, weil ihnen die Übung zu „amerikanisch" ist. In der Originalversion wird tatsächlich auch empfohlen, den Brief zu laminieren.

Wenn der Besucher sich sonst nie so verhält, kann das Vorgehen auch Misstrauen und Irritationen auslösen oder im schlimmsten Fall könnte sich, wenn der Besuchte die Übung kennt, dieser benutzt fühlen, um des anderen Wohlbefindens zu steigern.

11. genauer gesagt Marisa Lascher, eine Studentin von Prof. Seligman.
12. Detailschilderungen zu dem Dankbarkeitsabend findest du unter Seligman, M. E. P. (2002). *Der Glücks-Faktor. Warum Optimisten länger leben.* Köln: Bastei Lübbe.
13. Zur Definition von Vergebung gibt es in der Wissenschaft noch unterschiedliche Sichtweisen: Everett Worthington unterscheidet beispielsweise zwischen „decisional forgiveness", bei der sich die Motivation verändert, und „emotional forgiveness", bei der bisherige negative Emotionen, z. B. Hass, durch positive Emotionen, z. B. Empathie, Verständnis, Zuneigung, ersetzt werden (mehr dazu findest du unter Worthington, E. L., & Scherer, M. (2004). Forgiveness is an emotion-focused coping strategy that can reduce health risks and promote health resilience: Theory, review, and hypotheses. *Psychology & Health, 19*(3), 385–405).

    Robert Enright definiert Vergebung als Prozess, in dem negative Gedanken, Gefühle und Verhaltensweisen durch positive ersetzt werden (weiterführende Literatur hierzu findest du unter: Enright, R.D., & Coyle, C.T. (1998). Researching the process model of forgiveness with psychological interventions. Worthington, E. L. (Hrsg.), *Dimensions of forgiveness* (139–161). Radnor: Templeton Foundation Press, und auch unter: Enright, R.D., & Fitzgibbons, R.P. (2000). *Helping clients forgive: An empirical guide for resolving anger and restoring hope.* Washington, DC: American Psychological Association).

    Michael McCullough wiederum sieht Vergebung als Neuausrichtung der negativen Motivation hin zu einer bzgl. des Übeltäters versöhnlicheren Motivation (siehe u. a. McCullough, M.E., Fincham, F.D., & Tsang, J.A. (2003). Forgiveness, forbearance, and time: The temporal unfolding of transgression-related interpersonal motivations. *Journal of Personality & Social Psychology*, 84(3), 540–557.)
14. Große Teile dieses Kapitels zu Genuss und Flow (insbesondere die Wege 5 und 7) gehen auf die Ausführungen von Martin Seligmann zurück: Seligman, M. E. P. (2002). *Der Glücks-Faktor. Warum Optimisten länger leben.* Köln: Bastei Lübbe.
15. Bryant, F. B., & Veroff, J. (2017). *Savoring: A new model of positive experience.* Abingdon: Routledge.
16. Lambie, J. A., & Marcel, A. J. (2002). Consciousness and the varieties of emotion experience: a theoretical framework. *Psychological review, 109*(2), 219–259.

17. Chögyam Trungpa verwendet den Begriff „panoramahafte Bewußtheit" im Buch: Trungpa, C. (1978). *Jenseits von Hoffnung und Furcht. Gespräche über Abhidharma*. Wien: Octopus.
18. Seligman, M. E. (2002). Positive psychology, positive prevention, and positive therapy. *Handbook of positive psychology, 2*(2002), 3–12.
19. Beispielsweise gehen Konzepte wie „peak experience" von Abraham Maslow, „schöpferischen Leidenschaft" von Kurt Hahn oder „Polarisation der Aufmerksamkeit" von Maria Montessori in eine ähnliche Richtung. Mit dem Begriff Flow wird jedoch zuallererst immer Mihály Csíkszentmihályi in Verbindung gebracht. Er hat dieses Konzept maßgeblich erforscht und beschrieben.
20. Ein humoriger Merksatz, um sich die Aussprache des Namens Mihály Csíkszentmihályi besser zu merken, lautet: "Me high? Cheeks send me high!"
21. Nakamura, J., & Csikszentmihályi, M. (2009). The concept of flow. In Snyder, C. R., & Lopez, S. J. (Hrsg.). *Oxford handbook of positive psychology*. Oxford: Oxford University Press. 89–105.
22. Csíkszentmihályi, M. (2017). *Flow. Das Geheimnis des Glücks*. Stuttgart: Klett-Cotta. S. 25
23. Ebd.
24. Becker-Carus, C. & Wendt, M. (2017). *Allgemeine Psychologie. Eine Einführung*. Berlin: Springer.
25. Csíkszentmihályi, M. (2017). *Flow. Das Geheimnis des Glücks*. Stuttgart: Klett-Cotta. S. 103
26. Seligman, M. E. P. (2002). *Der Glücks-Faktor. Warum Optimisten länger leben*. Köln: Bastei Lübbe.
27. Lavie, N. (1995). Perceptual load as a necessary condition for selective attention. *Journal of Experimental Psychology: Human perception and performance, 21*(3), 451–468.
28. Killingsworth, M. A., & Gilbert, D. T. (2010). A wandering mind is an unhappy mind. *Science, 330*(6006), 932–932.
29. Wilson, G. (2010). The "informania" study. www.drglennwilson.com/Infomania_experiment_for_HP.doc; abgerufen am 22.02.2018. Die Daten sind nicht repräsentativ und nicht belastbar im Vergleich zu allen anderen hier aufgeführten wissenschaftlichen Studien. Ich habe diese hier erwähnt, weil die Untersuchungsergebnisse ein starkes Medienecho nach sich zogen.
30. Seligman, M. E. P. (2002). *Der Glücks-Faktor. Warum Optimisten länger leben*. Köln: Bastei Lübbe.
31. Es ist eine sehr spannende Frage, warum wir Menschen viel schneller bereit sind, uns einem Vergnügen oder eben dem Fernsehen und anderen „leichten" Themen zuzuwenden, statt die Voraussetzungen für Flow zu schaffen. Martin Seligman nennt in seinem Buch „Der Glücks-Faktor" insgesamt sechs Gründe hierzu: a) Flowhandlungen enthalten meist Verpflichtungen, b) sie können zu Misserfolgen führen, c) Können, Anstrengung und Disziplin ist erforderlich,

d) oft bringen sie Veränderungen mit sich, e) sie können Angst erzeugen und f) sie gehen zu Lasten anderer Chancen.
32. Lyubomirsky, S. (2013). *Glücklich sein. Warum Sie es in der Hand haben, zufrieden zu leben.* Frankfurt am Main: Campus.
33. Seligman, M. E. P. (2002). *Der Glücks-Faktor. Warum Optimisten länger leben.* Köln: Bastei Lübbe.
34. Seligman, M. E. P. (2014). *Flourish: Wie Menschen aufblühen. Die Positive Psychologie des gelingenden Lebens.* München: Kösel.
35. Emmons, R. A. (2003). Personal goals, life meaning, and virtue: Wellsprings of a positive life. In C. L. M. Keyes & J. Haidt (Hrsg.), *Flourishing: Positive psychology and the life well-lived* (pp. 105–128). Washington, DC: American Psychological Association.
36. Blickhan, D. (2015). *Positive Psychologie. Ein Handbuch für die Praxis.* Paderborn: Jungfermann-Verlag.
37. In einer berührenden, nachdenklichen und unterhaltsam lesbaren Form geht John Strelecky in seinem Buch „Das Café am Rande der Welt: Eine Erzählung über den Sinn des Lebens" dieser Frage nach.
38. Blickhan, D. (2015). *Positive Psychologie. Ein Handbuch für die Praxis.* Paderborn: Jungfermann-Verlag.
39. Kasser, T., & Ryan, R. M. (1996). Further Examining the American Dream: Differential Correlates of Intrinsic and Extrinsic Goals. *Personality and Social Psychology Bulletin, 22*(3), 280–287; Ryan, R. M., Chirkov, V. I., Little, T. D., Sheldon, K. M., Timoshina, E., & Deci, E. L. (1999). The American dream in Russia: Extrinsic aspirations and well-being in two cultures. *Personality and social psychology bulletin, 25*(12), 1509–1524.
40. Sheldon, K. M. (2002). The self-concordance model of healthy goal striving: When personal goals correctly represent the person. In E. L. Deci & R. M. Ryan (Hrsg.), *Handbook of self-determination research* (pp. 65–86). Rochester: University of Rochester Press.
41. Blickhan, D. (2015). *Positive Psychologie. Ein Handbuch für die Praxis.* Paderborn: Jungfermann-Verlag.
42. Sheldon, K. M., & Lyubomirsky, S. (2006). Achieving sustainable gains in happiness: Change your actions, not your circumstances. *Journal of Happiness Studies, 7*(1), 55–86.
43. Pham, L. B., & Taylor, S. E. (1999). From thought to action: Effects of process-versus outcome-based mental simulations on performance. *Personality and Social Psychology Bulletin, 25*(2), 250–260.
44. Maruta, T., Colligan, R. C., Malinchoc, M., & Offord, K. P. (2000). Optimists vs. pessimists: Survival rate among medical patients over a 30-year period. In: *Mayo Clinic Proceedings, 75*(2), 140–143.
45. Kubzansky, L. D., Sparrow, D., Vokonas, P., & Kawachi, I. (2001). Is the glass half empty or half full? A prospective study of optimism and coronary heart disease in the normative aging study. *Psychosomatic medicine, 63*(6), 910–916.

46. Seligman, M. E. P. (2014). *Flourish: Wie Menschen aufblühen. Die Positive Psychologie des gelingenden Lebens.* München: Kösel.
47. Giltay, E. J., Geleijnse, J. M., Zitman, F. G., Hoekstra, T., & Schouten, E. G. (2004). Dispositional Optimism and All-Cause and Cardiovascular Mortality in a Prospective Cohort of Elderly Dutch Men and Women. *Archives of general psychiatry, 61*(11), 1126–1135. Siehe auch die Untersuchung von 97 253 Frauen: Tindle, H. A., Chang, Y. F., Kuller, L. H., Manson, J. E., Robinson, J. G., Rosal, M. C., Siegle, G. J. & Matthews, K. A. (2009). Optimism, cynical hostility, and incident coronary heart disease and mortality in the Women's Health Initiative. *Circulation, 120*(8), 656–662.
48. Surtees, P. G., Wainwright, N. W., Luben, R., Khaw, K. T., & Day, N. E. (2006). Mastery, sense of coherence, and mortality: evidence of independent associations from the EPIC-Norfolk Prospective Cohort Study. *Health Psychology, 25*(1), 102–110.
49. Seligman, M. E. P. (2011). *Learned optimism: How to change your mind and your life.* New York: Vintage.
50. Buchanan, G. M., Gardenswartz, C. A. R. & Seligman, M. E. P. (1999). Physical health following a cognitive–behavioral intervention. *Prevention & Treatment, 2*(1), No Pagination Specified Article 10a.
51. Seligman, M. E. P. (1991). *Pessimisten küßt man nicht: Optimismus kann man lernen.* München: Droemer Knaur.
52. Seligman, M. E. P. (2002). *Der Glücks-Faktor. Warum Optimisten länger leben.* Köln: Bastei Lübbe.; Seligman, M. E. P. (1991). *Pessimisten küßt man nicht: Optimismus kann man lernen.* München: Droemer Knaur.
53. King, L. A. (2001). The health benefits of writing about life goals. *Personality and Social Psychology Bulletin, 27*(7), 798–807.
54. Lyubomirsky, S. (2013). *Glücklich sein. Warum Sie es in der Hand haben, zufrieden zu leben.* Frankfurt am Main: Campus.
55. Layous, K., Nelson, S. K., & Lyubomirsky, S. (2013). What is the optimal way to deliver a positive activity intervention? The case of writing about one's best possible selves. *Journal of Happiness Studies, 14*(2), 635–654.
56. Peters, M. L., Flink, I. K., Boersma, K., & Linton, S. J. (2010). Manipulating optimism: Can imagining a best possible self be used to increase positive future expectancies? *The Journal of Positive Psychology, 5*(3), 204–211.
57. Die hier vorliegende Formulierung ist eine Kombination aus den Originalanleitungen in den Studien von King, L. A. (2001), S. 801 und von Lyubomirsky, S. (2013), S. 113f und wurde von mir zusätzlich durch Erfahrungen von meinen Seminarteilnehmern und mir optimiert.
58. Pennebaker, J. W., & Beall, S. K. (1986). Confronting a traumatic event: toward an understanding of inhibition and disease. *Journal of abnormal psychology, 95*(3), 274–281.
59. Schubert, C. (Hrsg.). (2015). *Psychoneuroimmunologie und Psychotherapie.* Stuttgart: Schattauer Verlag.

60. Pennebaker, J. W., & Francis, M. E. (1996). Cognitive, emotional, and language processes in disclosure. *Cognition & Emotion, 10*(6), 601–626.
61. Spera, S. P., Buhrfeind, E. D. & Pennebaker, J. W. (1994). Expressive writing and coping with job loss. *Academy of Management Journal*, 37, 722–733, siehe auch allgemein: Soper, B., & Bergen, C. W. (2001). Employment counseling and life stressors: Coping through expressive writing. *Journal of Employment Counseling, 38*(3), 150–160.
62. Diese Anleitung ist adaptiert aus: Pennebaker, J. W., & Smyth, J. M. (2016). *Opening up by writing it down: How expressive writing improves health and eases emotional pain.* New York: The Guilford Press.
63. Gable, S. L., Reis, H. T., Impett, E. A., & Asher, E. R. (2004). What do you do when things go right? The intrapersonal and interpersonal benefits of sharing positive events. *Journal of personality and social psychology, 87*(2), 228–245.
64. Langston, C. A. (1994). Capitalizing on and coping with daily-life events: Expressive responses to positive events. *Journal of Personality and Social Psychology, 67*(6), 1112–1125.
65. Demir, M., Doğan, A., & Procsal, A. D. (2013). I am so happy 'cause my friend is happy for me: Capitalization, friendship, and happiness among US and Turkish college students. *The Journal of social psychology, 153*(2), 250–255.
66. Dieses Modell geht zurück auf Rusbult, C. E., Zembrodt, I. M., & Gunn, L. K. (1982). Exit, voice, loyalty, and neglect: Responses to dissatisfaction in romantic involvements. *Journal of Personality and Social Psychology, 43*(6), 1230–1242. Caryl Rusbult et al. adaptierten dieses von Hirschman, A. O. (1970). *Exit, voice, and loyalty: Responses to decline in firms, organizations, and states.* Cambridge: Harvard University Press.
67. Die Matrix ist in Anlehnung an folgende Quellen erstellt: Haas, O. (2015). *Corporate Happiness als Führungssystem: Glückliche Menschen leisten gerne mehr.* Berlin: Erich Schmidt Verlag.; Seligman, M. E. P. (2014). *Flourish: Wie Menschen aufblühen. Die Positive Psychologie des gelingenden Lebens.* München: Kösel.
68. Gable, S. L., Reis, H. T., Impett, E. A., & Asher, E. R. (2004). What do you do when things go right? The intrapersonal and interpersonal benefits of sharing positive events. *Journal of personality and social psychology, 87*(2), 228–245.
69. Gable, S. L., Gonzaga, G. C., & Strachman, A. (2006). Will you be there for me when things go right? Supportive responses to positive event disclosures. *Journal of personality and social psychology, 91*(5), 904–917.
70. Lambert, N. M., Gwinn, A. M., Baumeister, R. F., Strachman, A., Washburn, I. J., Gable, S. L., & Fincham, F. D. (2013). A boost of positive affect: The perks of sharing positive experiences. *Journal of Social and Personal Relationships, 30*(1), 24–43.

71. Diese Übung ist angelehnt an: Seligman, M. E. P. (2014). *Flourish: Wie Menschen aufblühen. Die Positive Psychologie des gelingenden Lebens*. München: Kösel.
72. Prof. Dr. Gerald Hüther in: Reuß. W. (Leitung). (1. Februar 2018). alpha-Forum [Fernsehübertragung]. München: ARD-alpha.
73. Seligman, M. E. P. (2014). *Flourish: Wie Menschen aufblühen. Die Positive Psychologie des gelingenden Lebens*. München: Kösel.
74. Kaufman, L. & Quigley, M. (2015). How friendship make you happier, healthier. https://www.huffingtonpost.com/mary-quigley/friendships-make-your-hap_b_8238262.html, abgerufen am 05.02.2018
75. Ware, B. (2015). *5 Dinge, die Sterbende am meisten bereuen. Einsichten, die Ihr Leben verändern werden*. München: Goldman.
76. Baumeister, R. F., & Leary, M. R. (1995). The need to belong: desire for interpersonal attachments as a fundamental human motivation. *Psychological bulletin, 117*(3), 497–529.
77. Seyfarth, R. M., & Cheney, D. L. (2012). The evolutionary origins of friendship. *Annual review of psychology, 63*, 153–177.
78. Diener, E., & Seligman, M. E. P. (2002). Very happy people. *Psychological science, 13*(1), 81–84.
79. Siehe Myers, D. G. (2000). The funds, friends, and faith of happy people. *American psychologist, 55*(1), 56–67; Lyubomirsky, S., King, L., & Diener, E. (2005). The benefits of frequent positive affect: Does happiness lead to success? *Psychological Bulletin*, 131 (6), 803–855.
80. Demır, M., & Weitekamp, L. A. (2007). I am so happy 'cause today I found my friend: Friendship and personality as predictors of happiness. *Journal of Happiness Studies, 8*(2), 181–211.
81. Stillman, T. F., Baumeister, R. F., Lambert, N. M., Crescioni, A. W., DeWall, C. N., & Fincham, F. D. (2009). Alone and without purpose: Life loses meaning following social exclusion. *Journal of experimental social psychology, 45*(4), 686–694.
82. Lyubomirsky, S. (2013). *Glücklich sein. Warum Sie es in der Hand haben, zufrieden zu leben*. Frankfurt am Main: Campus.
83. Ebd.
84. Layard, R. (2005). *Die glückliche Gesellschaft. Kurswechsel für Politik und Wirtschaft*. Frankfurt: Campus.
85. Siehe Tomoff, M. (2017). *Positive Psychologie. Erfolgsgarant oder Schönmalerei?* Heidelberg: Springer.; Carlisle, M., Uchino, B. N., Sanbonmatsu, D. M., Smith, T. W., Cribbet, M. R., Birmingham, W., Light, K. & Vaughn, A. A. (2012). Subliminal activation of social ties moderates cardiovascular reactivity during acute stress. *Health Psychology, 31*(2), 217–225.; House, J. S., Landis, K. R., & Umberson, D. (1988). Social relationships and health. *Science, 241*(4865), 540–545.; Cohen, S. (2004). Social relationships and health. *American psychologist, 59*(8), 676–684.; Kaplan, R. M., & Toshima, M. T. (1990). The functional effects of social relationships on chronic illnesses and

disability. In B. R. Sarason, I. G. Sarason, & G. R. Pierce (Hrsg.), *Wiley series on personality processes. Social support: An interactional view* (pp. 427–453). Oxford: John Wiley.
86. Bookwala, J., Marshall, K. I., & Manning, S. W. (2014). Who needs a friend? Marital status transitions and physical health outcomes in later life. *Health Psychology*, *33*(6), 505–515.
87. Adams, R. E., Santo, J. B., & Bukowski, W. M. (2011). The presence of a best friend buffers the effects of negative experiences. *Developmental psychology*, *47*(6), 1786–1791.
88. Die anderen drei Faktoren waren, dass sie nicht rauchen, körperlich aktiv sind und dass Obst und Gemüse einen großen Bestandteil ihrer Ernährung darstellen.
89. Buettner, D. (2005). New wrinkles on aging. *National Geographic*, S. 2–27. zitiert nach Lyubomirsky, S. (2013). *Glücklich sein. Warum Sie es in der Hand haben, zufrieden zu leben*. Frankfurt am Main: Campus.
90. Seligman, M. E. P. (2002). *Der Glücks-Faktor. Warum Optimisten länger leben*. Köln: Bastei Lübbe.
91. Gove, W. R., Hughes, M., & Style, C. B. (1983). Does marriage have positive effects on the psychological well-being of the individual?. *Journal of health and social behavior*, *24*(2), 122–131.
92. Seligman, M. E. P. (2002). *Der Glücks-Faktor. Warum Optimisten länger leben*. Köln: Bastei Lübbe.
93. Zimmermann, A. C., & Easterlin, R. A. (2006). Happily ever after? Cohabitation, marriage, divorce, and happiness in Germany. *Population and Development Review*, *32*(3), 511–528.
94. Martens, J. (2014). *Glück in Psychologie, Philosophie und im Alltag*. Stuttgart: Kohlhammer.
95. Haas, O. (2015). *Corporate Happiness als Führungssystem: Glückliche Menschen leisten gerne mehr*. Berlin: Erich Schmidt Verlag.
96. Gottman, J. M. (2012). *Die 7 Geheimnisse der glücklichen Ehe*. Berlin: Ullstein.
97. Dieser Satz stammt aus: Beck, H. & Prinz, A. (2017). *Glück. Was im Leben wirklich zählt*. Köln: Eichborn. Teile dieses Kapitel sind im Aufbau von diesem Buch übernommen.
98. Fowler, J. H., & Christakis, N. A. (2008). Dynamic spread of happiness in a large social network: Longitudinal analysis over 20 years in the Framingham Heart Study. *BMJ (British Medical Journal)*, *337*, a2338.
99. Alexander, C., Piazza, M., Mekos, D., & Valente, T. (2001). Peers, schools, and adolescent cigarette smoking. *Journal of adolescent health*, *29*(1), 22–30.
100. Christakis, N. A., & Fowler, J. H. (2008). The collective dynamics of smoking in a large social network. *New England journal of medicine*, *358*(21), 2249–2258.

101. Christakis, N. A., & Fowler, J. H. (2007). The spread of obesity in a large social network over 32 years. *New England journal of medicine, 357*(4), 370–379.
102. Valente, T. W., Fujimoto, K., Chou, C. P., & Spruijt-Metz, D. (2009). Adolescent affiliations and adiposity: a social network analysis of friendships and obesity. *Journal of Adolescent Health, 45*(2), 202–204.
103. Demır, M., & Weitekamp, L. A. (2007). I am so happy 'cause today I found my friend: Friendship and personality as predictors of happiness. *Journal of Happiness Studies, 8*(2), 181–211.
104. Brockert, S. (2002). *Verführung zum Glück: Anleitung für ein Leben, das sich zu leben lohnt.* München: mvg Verlag.
105. Tomoff, M. (2017). *Positive Psychologie. Erfolgsgarant oder Schönmalerei?* Heidelberg: Springer. S. 54 ff.
106. Zitiert nach Martens, J. (2014). *Glück in Psychologie, Philosophie und im Alltag.* Stuttgart: Kohlhammer. S. 118. Die ersten sechs Empfehlungen hat Jens-Uwe Martens übernommen aus dem lesenswerten Buch: Gottman, J. M. (2012). *Die 7 Geheimnisse der glücklichen Ehe.* Berlin: Ullstein.
107. Lyubomirsky, S., King, L., & Diener, E. (2005). The benefits of frequent positive affect: Does happiness lead to success? *Psychological Bulletin,* 131 (6), 803–855.
108. Piliavin, J. A. (2003). Doing well by doing good: Benefits for the benefactor. In: Keyes, C. L. M. & Haidt, J. (Hrsg.), *Flourishing: Positive psychology and the life well-lived,* S. 227–247. Washington: American Psychological Association; Hills, P., Argyle, M., & Reeves, R. (2000). Individual differences in leisure satisfactions: An investigation of four theories of leisure motivation. *Personality and Individual Differences, 28*(4), 763–779.
109. Lyubomirsky, S., Sheldon, K. M., & Schkade, D. (2005). Pursuing happiness: The architecture of sustainable change. *Review of general psychology, 9*(2), 111–131; Lyubomirsky, S. (2013). *Glücklich sein. Warum Sie es in der Hand haben, zufrieden zu leben.* Frankfurt am Main: Campus. Der weitere Aufbau dieses Kapitels folgt den Ausführungen von Lyubomirsky (2013).
110. Lyubomirsky (2013).
111. Gleichzeitig spricht viel dafür, dass es auch den umgekehrten Weg gibt: Glückliche Menschen sind eher bereit, anderen Menschen zu helfen und sich großzügig zu zeigen.
112. Bei dieser geringen Anzahl ist diese Studie im Vergleich zu allen anderen aufgeführten Studien nicht repräsentativ.
113. Seligman, M. E. P. (2002). *Der Glücks-Faktor. Warum Optimisten länger leben.* Köln: Bastei Lübbe.
114. Dunn, E. W., Aknin, L. B., & Norton, M. I. (2008). Spending money on others promotes happiness. *Science, 319*(5870), 1687–1688.

115. Headey, B., Muffels, R., & Wagner, G. G. (2010). Long-running German panel survey shows that personal and economic choices, not just genes, matter for happiness. *Proceedings of the National Academy of Sciences, 107*(42), 17922–17926.
116. Williamson, G. M., & Clark, M. S. (1989). Providing help and desired relationship type as determinants of changes in moods and self-evaluations. *Journal of personality and social psychology, 56*(5), 722–734.; Lyubomirsky, S. (2013). *Glücklich sein. Warum Sie es in der Hand haben, zufrieden zu leben.* Frankfurt am Main.
117. Moll, J., Krueger, F., Zahn, R., Pardini, M., de Oliveira-Souza, R., & Grafman, J. (2006). Human fronto–mesolimbic networks guide decisions about charitable donation. *Proceedings of the National Academy of Sciences, 103*(42), 15623–15628.; Harbaugh, W. T., Mayr, U., & Burghart, D. R. (2007). Neural responses to taxation and voluntary giving reveal motives for charitable donations. *Science, 316*(5831), 1622–1625.
118. Die Herzfrequenz sollte im Bereich zwischen 70 % und 85 % der maximalen Herzfrequenz liegen.
119. Blumenthal, J. A., Babyak, M. A., Moore, K. A., Craighead, W. E., Herman, S., Khatri, P., Waugh, R., Napolitano, M. A., Forman, L. M., Appelbaum, M., Doraiswamy, P. M. & Krishnan, K. R. (1999). Effects of exercise training on older patients with major depression. *Archives of internal medicine, 159*(19), 2349–2356.
120. Bei jeder Gruppe gab es noch eine dritte Kategorie „teilweise genesen", die allerdings vergleichsweise klein und für alle drei Gruppen nahezu identisch war.
121. Babyak, M., Blumenthal, J. A., Herman, S., Khatri, P., Doraiswamy, M., Moore, K., Craighead, W. E., Baldewicz, T. T., & Krishnan, K. R. (2000). Exercise treatment for major depression: Maintenance of therapeutic benefit at 10 months. *Psychosomatic Medicine, 62*(5), 633–638.
122. Schuch, F. B., Vancampfort, D., Richards, J., Rosenbaum, S., Ward, P. B., & Stubbs, B. (2016). Exercise as a treatment for depression: a meta-analysis adjusting for publication bias. *Journal of psychiatric research, 77*, 42–51 und auch Kvam, S., Kleppe, C. L., Nordhus, I. H., & Hovland, A. (2016). Exercise as a treatment for depression: A meta-analysis. *Journal of affective disorders, 202*, 67–86.
123. Fox, K. R. (1999). The influence of physical activity on mental well-being. *Public health nutrition, 2*(3a), 411–418.
124. Scully, D., Kremer, J., Meade, M. M., Graham, R., & Dudgeon, K. (1998). Physical exercise and psychological well being: a critical review. *British journal of sports medicine, 32*(2), 111–120.
125. Tomporowski, P. D., Davis, C. L., Miller, P. H., & Naglieri, J. A. (2008). Exercise and children's intelligence, cognition, and academic achievement. *Educational psychology review, 20*(2), 111–131.; Kempermann, G., Kuhn, H.

G., & Gage, F. H. (1997). More hippocampal neurons in adult mice living in an enriched environment. *Nature, 386*(6624), 493–495.
126. Kuhl, J. (2010). *Lehrbuch der Persönlichkeitspsychologie: Motivation, Emotion und Selbststeuerung.* Göttingen: Hogrefe.
127. Tudor-Locke, C., & Bassett, D. R. (2004). How many steps/day are enough?. *Sports medicine, 34*(1), 1–8.; Tudor-Locke, C., Hatano, Y., Pangrazi, R. P., & Kang, M. (2008). Revisiting "how many steps are enough?". *Medicine & Science in Sports & Exercise, 40*(7), S 537–S543.
128. REM steht hierbei für Rapid Eye Movement (dt.: schnelle Augenbewegungen), weil in diesen leichteren Schlafphasen der Schläfer die Augen hinter den verschlossenen Lidern schnell hin und her bewegt. Die allermeisten Träume treten in den REM-Phasen auf, viel seltener träumen Menschen während der Tiefschlafphasen.
129. Kleitman, N. (1982). Basic rest-activity cycle—22 years later. *Sleep, 5*(4), 311–317.
130. Schwartz, T. (2013). Relax! You'll Be More Productive, http://www.nytimes.com/2013/02/10/opinion/sunday/relax-youll-be-more-productive.html?_r=1 abgerufen am 11.12.2017
131. Mah, C. D., Mah, K. E., Kezirian, E. J., & Dement, W. C. (2011). The effects of sleep extension on the athletic performance of collegiate basketball players. *Sleep, 34*(7), 943–950.
132. Ich habe hier bewusst die derzeitige Bedeutung des Wortes Ikigai in Japan beschrieben. Im Westen wurde dieses Prinzip noch erweitert um den Aspekt, dass man von Ikigai auch leben können muss. Das ist jedoch in der Wortbedeutung in Japan nicht enthalten.
133. Ich habe diese Formulierungen in Anlehnung an Viktor Frankls Gedanken gewählt.
134. Seligman, M. E. P. (2014). *Flourish: Wie Menschen aufblühen. Die Positive Psychologie des gelingenden Lebens.* München: Kösel.
135. Die Abbildung ist eine deutliche Modifikation der ursprünglichen Abbildung aus Blickhan, D. (2015). *Positive Psychologie. Ein Handbuch für die Praxis.* Paderborn: Jungfermann-Verlag. Diese basiert wiederum auf Wong, P. T. P. (2010). Meaning therapy: An integrative and positive existential psychotherapy. *Journal of Contemporary Psychotherapy, 40*(2), 85–93. In der ursprünglichen Abbildung zeigt die X-Achse das Kontinuum von Misserfolg zu Erfolg und die Y-Achse das Kontinuum von Leere bis Erfüllung. Daraus ergeben sich die vier Quadranten: das ideale Leben, das oberflächliche Leben, das verschwendete Leben und das aufopfernde Leben.
136. Steger, M. F., Oishi, S., & Kesebir, S. (2011). Is a life without meaning satisfying? The moderating role of the search for meaning in satisfaction with life judgments. *The Journal of Positive Psychology, 6*(3), 173–180.

137. Dobelli, R. ((2017). *Die Kunst des guten Lebens. 52 überraschende Wege zum Glück.* München: Piper.
138. Reker, G. T., Peacock, E. J., & Wong, P. T. (1987). Meaning and purpose in life and well-being: A life-span perspective. *Journal of Gerontology, 42*(1), 44–49.
139. Emmons, R. A. (1986). Personal strivings: An approach to personality and subjective well-being. *Journal of Personality and Social Psychology, 51*(5), 1058–1068.; Palys, T. S., & Little, B. R. (1983). Perceived life satisfaction and the organization of personal project systems. *Journal of Personality and Social Psychology, 44*(6), 1221–1230.; Ruehlman, L. S., & Wolchik, S. A. (1988). Personal goals and interpersonal support and hindrance as factors in psychological distress and well-being. *Journal of Personality and Social Psychology, 55*(2), 293–301.
140. Wiener, Y., Muczyk, J. P., & Gable, M. (1987). Relationships between work commitments and experience of personal well-being. *Psychological Reports, 60*(2), 459–466.
141. Wrzesniewski, A., McCauley, C., Rozin, P., & Schwartz, B. (1997). Jobs, careers, and callings: People's relations to their work. *Journal of research in personality, 31*(1), 21–33.
142. Diese Abbildung wurde in großen Teilen zitiert nach Haas, O. (2015). *Corporate Happiness als Führungssystem: Glückliche Menschen leisten gerne mehr.* Berlin: Erich Schmidt Verlag. und Diener, E. & Biswas-Diener, R. (2008). Happiness at Work: It Pays To Be Happy. In E. Diener & R. Biswas-Diener (Hrsg.). *Happiness: Unlocking the Mysteries of Psychological Wealth.* Oxford: Blackwell Publishing. 68–87.
143. https://www.youtube.com/watch?v=b4FvmIR5xa4, abgerufen am 24.01.2018
144. https://www.youtube.com/watch?v=C_igfnctYjA, abgerufen am 24.01.2018
145. Wrzesniewski, A., LoBuglio, N., Dutton, J. E., & Berg, J. M. (2013). Job crafting and cultivating positive meaning and identity in work. In A. B. Bakker (Hrsg.), *Advances in positive organizational psychology: Vol. 1. Advances in positive organizational psychology* (pp. 281–302). Bingley: Emerald Group Publishing..
146. Die Logotherapie wird auch Existenzanalyse genannt und oft neben der Psychoanalyse von Sigmund Freud und Alfred Adlers Individualpsychologie als „Dritte Wiener Schule der Psychotherapie" bezeichnet.
147. Frankl, V. E. (2015). *… trotzdem Ja zum Leben sagen. Ein Psychologe erlebt das Konzentrationslager.* München: Kösel.
148. Dies ist eine Weiterentwicklung der Gedanken von Ben-Shahar, T. (2007). *Happier: Learn the secrets to daily joy and lasting fulfillment.* New York: McGraw-Hill Companies.

149. Ich benutzte den Begriff in Anlehnung an Jon Kabat-Zinn, der eine analoge Vorgehensweise auch in sein Stressbewältigungsprogramm (MBSR – Mindfulness-Based Stress Reduction) aufgenommen hat.
150. Das bedeutet nicht, dass alles rosarot und weichgespült ist. Vielleicht passieren negative Dinge. Diese gehören jedoch auch zum Leben und ich kann mich darin üben, mit ihnen umzugehen. Vielleicht ist es auch notwendig, dass ich jemandem etwas sage, was für ihn erstmal keine guten Gefühle auslöst, aber am Ende sehr wichtig für ihn oder weitere Menschen ist. Gleichzeitig kann mir so etwas auch widerfahren. Ich sehe das als Geschenk, über mich nachzudenken, zu reflektieren und zu wachsen. Aber in dem Moment fühlt sich z. B. Kritik natürlich nicht gut an.

5

Die Zukunft

Der beste Weg, um die Zukunft vorherzusagen, besteht darin, sie zu schaffen. (Peter Drucker)

Wir haben uns bisher damit beschäftigt, wie wir die Erkenntnisse der Positiven Psychologie auf individueller Ebene nutzen können. Wir haben erfahren, wie viele Möglichkeiten sich jedem einzelnen Menschen bieten, sein Leben zu verbessern, voll zu leben, mit immer mehr Freude und Zufriedenheit zu sein, die Dinge zu verfolgen, die ihm wichtig sind und damit sein Leben so zu gestalten, wie er es sich erträumt. Wir haben ein klares Bild davon entwickelt, was hierzu beiträgt und wie jeder vorgehen kann.

In diesem letzten Teil des Buches möchte ich mit dir einen Ausblick wagen, was diese Erkenntnisse auf kollektiver Ebene in Zukunft möglicherweise bewirken und wie sich damit das Wirtschaftssystem, unsere Gesellschaft und unsere Arbeitswelt neu ausrichten können. Wenn die Forschungsergebnisse der Positiven Psychologie immer bekannter werden und immer mehr Menschen ein glücklicheres, zufriedeneres und freudvolleres Leben führen, was sind dann die kollektiven Folgen?

Lass uns als Grundlage unserer Überlegungen zunächst einen Menschen vorstellen, der die Forschungserkenntnisse in das eigene Leben integriert hat. Das ist gleichzeitig eine gute Zusammenfassung wichtiger Inhalte aus diesem Buch. Hast du eine Vorstellung von so einer Person? Lass uns diese beschreiben, wie lebt und denkt sie? Nennen wir sie Joy.

5.1 Wie lebt Joy?

Wenn du Joy triffst, fällt dir als erstes ihre wunderbare positive Ausstrahlung auf. Sie betritt einen Raum und mit ihr schwingt positive Stimmung herein. Du siehst das Strahlen in ihren Augen. Sie strahlt Stärke und Selbstbewusstsein aus, sie empfindet für sich und ihr Leben Freude, Zufriedenheit und Dankbarkeit und hat gleichzeitig Ziele, die ihr wichtig sind, klar vor Augen. Du spürst ihre Vitalität und ihre Liebe zum Leben. Sie ist mit sich im Reinen und tolerant den anderen Menschen gegenüber. Dabei ist es nicht so, dass sie immer nur schöne Lebensphasen hatte. Auch sie erlebte Tiefschläge und hat negative Erfahrungen gemacht. Gerade weil sie diese auch kennt, kann sie ihr jetziges Leben so dankbar betrachten. Außerdem hat sie eine besondere Einstellung zu Tiefschlägen. Sie nimmt sie an, wie sie sind. Sie überlegt, welche Möglichkeiten darin für ihre Entwicklung stecken, und stellt sich die Frage, wie sie noch stärker aus so einer negativen Erfahrung hervorgehen kann. Sie weiß, dass sie selbst immer am Steuer ihres Lebens sein kann und immer die Freiheit hat, darüber zu entscheiden, wie sie mit negativen Dingen umgeht und was sie daraus für sich lernt. Das hilft ihr bei der Verarbeitung und ihrem Wachstum. Sie hat für sich weitere Grundhaltungen entwickelt, die vielleicht ihre Geheimnisse für ihre Lebensfreude darstellen:

- Sie nimmt sich an, wie sie ist, mit allen ihren Stärken und Schwächen, und liebt sich so, wie sie ist. Das ist eine besondere Art von Selbstliebe. Es geht nicht darum, besser als andere zu sein, sondern gelassen und liebevoll das zu schätzen, was ihre Einzigartigkeit und Besonderheit ausmacht.
- Sie hat sich bewusst entschieden, Glück und Freude in ihr Leben zu lassen, aufzublühen und zu der in ihr längst angelegten Größe zu wachsen. Sie genießt bewusst die Freuden des Lebens und ist dankbar für die vielen guten Dinge, die Teil ihres Lebens sind.
- Innere Größe hat für sie nichts mit anderen Menschen zu tun oder damit, dass sie größer sein möchte als andere, sondern bedeutet, ihre Einzigartigkeit zu leben und dieser in ihrem Leben Ausdruck zu verschaffen. Sie begegnet daher jedem auf Augenhöhe.
- Wenn Sie Möglichkeiten sieht, etwas zum Besseren zu verändern, dann macht Joy dies umgehend. Andererseits ist sie so ausgeglichen und mit der Welt verbunden, dass für sie die Welt ist, wie sie ist. Du wirst sie daher nie sich über jemanden oder etwas beschweren hören und auch Lästern liegt ihr fern.

- Sie fühlt kein Defizit in sich, das sie ausgleichen muss. Deshalb freut sie sich über das Glück und die Größe anderer und das auch dann, wenn dies ein außenstehender Beobachter noch viel größer als Joys Glück und Erfolg einschätzen würde.
- Sie fühlt sich verbunden mit allen Menschen und der Natur und versucht deshalb so zu leben, dass es auch für alle anderen eine gute Welt ist. Wenn sie jemandem helfen kann, dann tut sie das. Sie will jedoch niemandem vorschreiben, wie er zu leben hat.
- Sie hat innere Klarheit. Sie weiß, was ihr Spaß macht, was ihre Stärken sind und was ihr wichtig ist und genau diese Aspekte lebt sie.
- Sie liebt die Möglichkeiten, die ihr Geld bietet. Gleichzeitig sind ihr das eigene Wohlbefinden und das Wohlergehen anderer viel wichtiger.

Es macht viel Spaß mit Joy zusammen zu sein, weil es sich immer leicht anfühlt. Sie liebt es zu lachen. Du weißt, dass sie immer auf deiner Seite ist. Sie hat nie das Bedürfnis, auf andere herabzublicken. Sie lebt ihre Stärken, sie lebt bewusst, fühlt sich mit allen verbunden und freut sich am Glück und am Wachstum anderer.

Je mehr die Erkenntnisse der Positiven Psychologie bekannt werden, umso mehr Menschen wie Joy werden sich entwickeln und jeder einzelne wird ein großer Gewinn für unsere Gesellschaft sein. Menschen, die auf der Seite der anderen Menschen sind und nicht die heute noch verbreitete Haltung leben: „Ich maximiere meine Vorteile, die anderen sind mir nicht wichtig". Kannst du dir vorstellen, wie Joy lebt? Hast du ein Bild davon, wie unsere Gesellschaft und unsere Welt wären, wenn viele Menschen immer mehr so wie Joy werden?

Ich möchte dir zum Abschluss dieses Buches meinen Blickwinkel zur Verfügung stellen. Was wird sich meiner Meinung nach verändern, wenn in unserer Gesellschaft immer mehr Joys leben und was bedeutet es, die Erkenntnisse der Positiven Psychologie auf die kollektiven Ebenen anzuwenden? Letztlich ist es sehr einfach: Wir brauchen diese Erkenntnisse nur im größeren Zusammenhang logisch weiterzudenken[1]. Das Ergebnis wird ein positives Zukunftsbild sein. Wie schnell sich dieses entwickelt, kann ich nicht sagen. Die Anfänge sind beobachtbar, es kann jedoch 15, 40 oder auch noch 80 Jahre dauern. Es wird ein langfristiger Prozess sein, nicht jeder wird diesen mittragen wollen und nicht jeder will wie Joy leben. Auch das ist in Ordnung. Denke auch daran, dass dies meine Vision ist. Sie soll dir als Anregung dienen, dir dein eigenes Bild dazu zu machen. Prüfe, wie du dies siehst. Eine solche Vision ist sehr hilfreich, um das tägliche Handeln daran auszurichten. Wie verändert sich nun unsere Welt in der Zukunft mit diesen

Erkenntnissen, was bedeutet dies für die Wirtschaft, für unsere Gesellschaft, für die Politik, die Arbeitswelt und für unsere Schulen?

5.2 Wirtschaftssystem und Leitprinzipien

Welchen Einfluss hat dies auf die Wirtschaft? Bislang gibt es in unserem Wirtschaftssystem ein klares Steuerungsprinzip: Kapital ist dazu da, noch mehr Kapital zu erwirtschaften, und in Unternehmen kennen wir diese Strategie als Gewinnmaximierung: Der Gewinn soll so weit wie irgend möglich gesteigert werden. Das ist die oberste Maxime. Negative Auswirkungen auf Mitarbeiter, Lieferanten oder die Umwelt sind von nachrangiger und in Extremfällen sogar von keinerlei Bedeutung. Du kannst dabei die Entsprechung zur individuellen Ebene erkennen: Das Unternehmen verhält sich so wie ein einzelner Mensch, der seine Vorteile auf Kosten der anderen maximiert. Aus der Forschung wissen wir nun, dass er mit dieser Strategie zwar reich, aber eben nicht langfristig glücklich werden kann. Glücklich wird er erst, wenn er nicht nur sein Wohlbefinden im Kopf hat, sondern auch das Wohlbefinden der anderen fördert. Großartige Beispiele hierzu, wie dies heute schon bei Unternehmen realisiert wird, werden wir im weiteren Verlauf kennenlernen.

Doch lass uns zunächst noch bei den übergeordneten Steuerungsinstrumenten unseres Wirtschaftssystems bleiben. Mit dem Bruttoinlandsprodukt (BIP) verhält es sich nämlich analog. Die Vorläufer des BIP wurden zwar mit dem Ziel entwickelt, ein Messwert und damit auch eine Steuerungsgröße für den Wohlstand und die Zufriedenheit der Bürger zu sein und teilweise hat dies im letzten Jahrhundert auch funktioniert. Dennoch wissen wir heute, dass wir trotz einer Vervielfachung des BIP als Gesellschaft nicht glücklicher geworden sind. Im Kern misst das BIP nicht das Wohlergehen, ganz im Gegenteil, dafür ist diese Messzahl blind. Ein Wellnessurlaub steigert genauso das BIP wie ein schwerer Verkehrsunfall oder der Klinikaufenthalt eines Burnout-Patienten.

Die Gretchenfrage ist am Ende, was wir wirklich wollen. Was ist das wichtigste und entscheidende Ziel unseres Wirtschaftssystems, ist es Geld zu vermehren um des Vermehrens willen oder ist das wichtigste und entscheidende Ziel der Wirtschaft das Wohlbefinden der Menschen zu steigern?

Meine Antwort darauf ist sehr einfach: Großartige Menschen leisten mit ihrer Arbeits- und damit Lebenszeit großartige Beiträge für unser Wirtschaftssystem. Das kann nur sinnvoll sein, wenn es am Ende dem Wohlbefinden aller dient, statt einem leeren Prinzip der Geldvermehrung zu folgen. Deshalb kann die künftige Leitlinie der Wirtschaft nur sein, dass das Wohlbefinden aller die oberste Priorität hat. Das nachgelagerte Ziel ist Geld zu vermehren. Das Geldziel ordnet sich dem Wohlbefindensziel mit der Verantwortung für alle klar unter. Mir geht es nicht darum, die Strategie Kapital zu vermehren schlecht zu machen. Geld bedeutet Möglichkeiten und mehr Geld bedeutet mehr Möglichkeiten. Die Frage ist dabei jedoch, wie und für was nutzen wir diese Möglichkeiten? Mir geht es darum, dass wir mit dem Prinzip: „Kapital vermehren um des Vermehrens willen" einem überholten Prinzip folgen, das in seiner losgelösten Form den Menschen und der Umwelt nicht dient. Ich möchte auch das heutige Wirtschaftssystem nicht abwerten. Denn es ist, wie es ist, und es gibt gute Gründe, warum es sich so entwickelt hat. Die Sicht, die ich dir gerne aufzeigen möchte, ist, dass es das System des bisherigen Denkens ist und das ist in Ordnung. Gleichzeitig erleben wir nun ein neues Denken, ein Denken, das wir bei Joy beobachten können und das so viele positive Auswirkungen hat. Dieses neue Denken wird zu viel mehr Wohlbefinden für alle führen und das ist eine sehr gute Nachricht. Unser Wirtschaftssystem wird sich nach diesem neuen Denken weiterentwickeln. **Zum bisherigen kalten und leeren Prinzip „Kapitalvermehrung" kommen künftig Sinn und die Verantwortung für alle. Das Wirtschaftssystem wird beseelt.**

Wenn das oberste Leitprinzip der Wirtschaft Wohlbefinden ist, dann fallen im Zweifelsfall die Entscheidungen nicht zugunsten der Gewinnmaximierung aus, sondern die Verantwortung für Mensch und Natur gewinnt. Auch heute ist Nachhaltigkeit bereits ein großes Thema in vielen Unternehmen. Welches Leitprinzip wirklich die oberste Priorität hat, kannst du an den Entscheidungen zwischen diesen Leitprinzipien sehen: günstiger Import aus Entwicklungsländern zu minimalen Löhnen dort oder etwas teurerer Import und Ermöglichen einer Einkommens- und Arbeitssituation in diesen Ländern, die den Menschen dort eine Zukunft ermöglicht; weitere Arbeitsverdichtung bei bereits voll ausgelasteten Mitarbeitern vs. angemessene und dauerhaft gesunde Arbeitsbedingungen. Übrigens wird fast immer behauptet, dass Nachhaltigkeit und Verantwortung im Vordergrund stehen. Erst auf den zweiten Blick offenbart sich das tatsächliche Leitprinzip. Dass heute bereits in vielen Unternehmen Nachhaltigkeit ein großes Thema geworden ist, zeigt den Beginn dieser Entwicklung. Wenn immer mehr Joys in ihrem Handeln auf das Wohlbefinden aller achten, dann wird dies ein immer entscheidenderes Thema. Wurden in der Vergangenheit beispielsweise Mitarbeiter abgebaut und die verbleibende Arbeit auf die bereits ausgelasteten Mitarbeiter verteilt, nur um noch mehr Gewinn zu machen, so wird künftig die Entscheidung pro Mitarbeiterin bzw. Mitarbeiter getroffen werden. Dabei wird es auch in Zukunft beispielsweise Restrukturierungen und Entlassungen geben (müssen), weil sich Unternehmen verändern, um auch künftig erfolgreich zu sein, sich anzupassen, weiterzuentwickeln und effizienter zu werden. Die entscheidende Frage dabei ist auch hierbei die nach dem Leitprinzip, das manchmal nicht auf den ersten Blick erkennbar ist. Geht es um die vorausschauende Zukunftssicherung des Unternehmens oder geht es um reine Gewinnmaximierung?

In meiner Vision werden die Unternehmenslenkerinnen und -lenker selbst Joys sein. Sie werden ihre Berufung darin sehen, Entscheidungen in ihrem Unternehmen so zu treffen, dass diese das Wohlbefinden aller fördern und nicht nur das kalte alte Prinzip der Gewinnmaximierung bedienen. Diese Haltung wird ihnen selbst viel mehr Lebensfreude und Sinn geben. Auch immer mehr Geldgeber und Aktionäre werden darauf achten, dass genau solche Unternehmenslenkerinnen und -lenker mit ihrem Geld in ihrem Sinne arbeiten. Sie werden für sich entdecken, dass auch sie viel mehr Wohlbefinden spüren, wenn ihr Geld Wohlbefinden schafft, statt sich einfach maximal zu vermehren. Es werden nicht alle so denken. Dieses Denken wird sich jedoch immer stärker verbreiten und das ist die positive Nachricht. Die Auswirkungen dieser Haltung wirst du nach und nach unter anderem bei Arbeitsbedingungen, Umweltschutz, Umgang mit Lieferanten und Kunden, Tierschutz und im ganz Großen auch in der internationalen Wirtschaftspolitik sehen. Wohlbefinden aller wird immer mehr der neue Leitstern werden.

5.3 Gesellschaft und Politik

Jeder Wandel im Bewusstsein wirkt sich auf die Gesellschaft aus. Das lässt sich sogar über große Zyklen in der Menschheitsgeschichte zeigen. Je mehr Menschen nicht mehr in „Ich-Maximierung" und „die anderen" denken, sondern auch das „Wir" wahrnehmen, umso mehr Hilfsbereitschaft wird es in einer Gesellschaft geben, umso mehr werden die Menschen auf andere achtgeben, umso wertschätzender und toleranter wird der Umgang miteinander sein und umso mehr Verständnis werden die Reichen haben, einen Teil ihres Reichtums an Bedürftige zu geben. Immer mehr Menschen können einfach gelassen so sein, wie sie sind, ohne sich verstellen zu müssen und ohne hinter einer Maske zu versuchen, möglichst gut dazustehen. Allerdings wird sich dieser positiven Entwicklung nicht jeder anschließen. Es wird weiterhin Menschen geben, die weder ihre eigene Wertigkeit noch die

Gleichheit von uns allen erkennen können. Statt Toleranz und Liberalität zu leben, werden sie aus verschiedenen Gründen immer noch anderen Menschen vorschreiben wollen, wie sie zu leben haben, außerdem werden diese Menschen für sich weiter die Maximierungsstrategie zu Lasten anderer verfolgen. Das gehört eben auch dazu. Ihr Einfluss wird allerdings immer geringer werden und wir als Gesellschaft werden uns insgesamt immer mehr in Richtung Wohlbefinden entwickeln.

An einigen Stellen ist bereits heute erkennbar, dass dieses Thema Bedeutung erhält. Um dem Aspekt Wohlbefinden stärker Rechnung zu tragen, veröffentlichen beispielsweise die Vereinten Nationen jährlich den World Happiness Report[2]. Regelmäßig belegen dort die skandinavischen Länder die Spitzenplätze und dies hat viel mit deren Gesellschaft zu tun. Obwohl sie Steuerspitzensätze bezahlen, scheint dies für sie in Ordnung zu gehen. Ihre Gesellschaften zeichnet Solidarität, Vertrauen, Großzügigkeit und Freiheit für eigene Lebensentscheidungen aus. Das sind alles wichtige Aspekte für individuelles Glücksempfinden. Die Forschungen zeigen deutlich, dass Gesellschaften dann besonders glücklich sind, wenn alle am Wohlstand partizipieren. Wenn es riesige Unterschiede zwischen Superreichen und Armen gibt, dann sind selbst die Reichen nicht so glücklich, wie sie es eigentlich sein müssten und könnten. Gleichzeitig erkennen wir aus den Daten, dass es unserem Wohlbefinden sehr guttut, wenn wir etwas für das Wohlbefinden der anderen tun. Mir geht es dabei überhaupt nicht darum, alles für alle gleich zu machen. Der Kommunismus hat bekanntlich nicht funktioniert. Wenn ich jedoch alle bisherigen Forschungsergebnisse zusammenlege und wenn wir wirklich Wohlbefinden als oberstes Ziel definieren, dann bedeutet dies, dass der Kapitalismus sich weiterentwickeln wird und das finde ich eine gute Nachricht. Dabei bedarf es neuer kreativer Ideen. Eine Reichenbesteuerung wäre eine Lösung aus der Vergangenheit. Wenn es uns als Gesellschaft wirklich wichtig ist, dass Wohlbefinden für alle ermöglicht wird, dann werden wir neue Wege finden.

Ohnehin werden wir für den bisherigen Glaubenssatz, das BIP müsse immer weiter wachsen, damit es uns gut geht, ein Alternativkonzept benötigen. Auf einem Planeten mit begrenzten Ressourcen ist es keine besonders clevere Idee daran zu glauben, dass Wachstum immer so weitergeht, und wir können bereits heute in der Umwelt die Folgen sehen. Vielleicht wird eine neue Idee sein, dass emotionales Wachstum, Vertrauen, Persönlichkeitsentwicklung und reichhaltige Beziehungen der neue „Wachstumsmarkt" sind, der uns deutlich und dauerhaft mehr Wohlbefinden geben wird als der Konsum neuer Produkte. Wir werden neue Konzepte entwickeln müssen, wie wir als Gesellschaft damit umgehen, wenn immer mehr Arbeiten von Maschinen übernommen werden, wenn beispielsweise Taxis und LKWs autonom fahren. Die kritische Seite dabei ist die Frage, wie Menschen künftig ihr Einkommen erhalten und mit ihrer Lebenszeit und ihrem persönlichen Sinn umgehen. Die positive Seite daran könnte sein, dass wir als Gesellschaft erstmals in der Menschheitsgeschichte vor der Möglichkeit stehen, dass alle Menschen ihrer Berufung folgen können und ein Leben des kreativen Selbstausdrucks leben können[3].

Alle diese Überlegungen werden in politische Entscheidungen münden. Bereits heute würde die Politik behaupten, als erstes Leitprinzip nach dem Wohlbefinden der Bürger zu handeln[4]. Wenn wir uns jedoch manche politische Entscheidung vergegenwärtigen, dann scheint weltweit die Gewinnerzielung alle anderen Prinzipien auszustechen. Dir fallen hier sicher auch Beispiele ein, beginnend mit Entscheidungen zum Klimaschutz über Tierschutz, Gesundheitsschutz bis zum Einsatz höchst umstrittener Pflanzenschutzmittel. Ich möchte dir diese Überlegungen als Anregungen zur Verfügung stellen, damit du dir auf dieser Basis ein eigenes Bild machen kannst.

Wenn ich die Forschungsergebnisse der Positiven Psychologie auf die kollektive Ebene übertrage und wenn das künftige Leitprinzip das Wohlbefinden aller inklusive der Umwelt ist, dann benötigen wir zur zukünftigen Gestaltung neues und kreatives Denken und Lösungswege der Zukunft statt althergebrachte Denkmuster. Was ich damit meine, wird in den Beispielen des nächsten Kapitels deutlich.

5.4 Arbeitswelt und Schulen

Der aus Deutschland stammende Frithjof Bergmann, der als Philosophieprofessor lange Jahre an der University of Michigan in Ann Arbor lehrte, vergleicht unsere heutige Arbeit mit einer leichten Krankheit[5]. Keine richtig schwere Krankheit, bei der du im Bett bleiben musst, jedoch eine Krankheit wie eine Erkältung, bei der wir am Mittwoch sagen: „Na ja, bis zum Wochenende schaffe ich das schon noch." Oder bei der wir denken: „Hoffentlich halte ich bis zur Rente durch." Ich finde das einen sehr spannenden Gedanken, weil ich viele Menschen kenne, die – um in diesem Bild zu bleiben – das Wochenende und den Urlaub dringend brauchen, um sich wieder zu „kurieren". Unsere bisherige Arbeitswelt beruht auf dem einfachen Handel: Arbeitsleistung gegen Geld. Sinn, Wohlbefinden, Glück, Erfüllung und Berufung sind dafür bislang oft ohne Bedeutung.

Je bekannter die Positive Psychologie wird, je mehr Joy-Persönlichkeiten sich entwickeln und je mehr Wohlbefinden das erste Leitprinzip des Wirtschaftssystems wird, umso mehr wandelt sich auch die Arbeitswelt. Profitabel zu wirtschaften und Gewinne zu erzielen ist nicht mehr das Hauptziel der Unternehmen, sondern die Basis. Das Hauptziel ist Wohlbefinden. Das Hauptziel ist, dass es allen Beteiligten gut geht: Kunden, Mitarbeitern, Lieferanten und auch der Umwelt. Das Prinzip der Gewinnmaximierung wird nicht verworfen, sondern durch das übergeordnete und noch stärkere Prinzip Sinn kanalisiert und endlich beseelt.

Bezogen auf die konkrete Arbeitswelt wird dies bedeuten, dass die vier Elemente (1) Sinn, (2) Freude, (3) Einsatz von Stärken und (4) Erleben der eigenen Wirksamkeit eine sehr große Bedeutung für jede Mitarbeiterin und jeden Mitarbeiter einnehmen. Auch Führung wird sich stark verändern, denn die Hauptaufgabe von Führung wird sein, auf die vier oben genannten Elemente zu achten. Es werden Aspekte wie intrinsische Motivation, Haltung, Unterstützung und Begleitung im Vordergrund stehen und vielleicht wird es die heutige Form von Führung mancherorts gar nicht mehr geben oder brauchen.

Vielleicht klingt dies für dich wie eine Utopie und tatsächlich ist es für viele noch eine Wunschvorstellung. Ich möchte dir allerdings zumindest kurz von Unternehmen berichten, die hierbei bereits vorangegangen sind. Ein Beispiel ist das niederländische Unternehmen Buurtzorg (was übersetzt Nachbarschaftsbetreuung bedeutet), eine Organisation für häusliche Krankenpflege. Weitere Informationen und viel mehr Hintergründe zu neuen Organisationsformen findest du in dem Buch „Reinventing Organizations" von Frederic Laloux[6] und zu dem konkreten Beispiel auch im Internet.

Der Gründung von Buurtzorg ging folgende Entwicklung in den Niederlanden voraus: In den 90er-Jahren entwickelte sich die folgenschwere Idee, dass bei der häuslichen Pflege Einsparungen erzielt werden können, wenn die Pflegekräfte in größeren Organisationen zusammengefasst würden. Das hört sich in unserem bisherigen Denken sehr plausibel an: Die Mitarbeiter können sich auf das spezialisieren, was sie besonders gut können. Erfahrene Kräfte machen die schwierigen Behandlungen und neue Kolleginnen und Kollegen die einfachen. Spezialisten sprechen mit neuen Kunden über ihren Bedarf. Eine zentrale Abteilung plant den Tagesablauf genau und sorgt für geringe Fahrtwege. Ein Callcenter wird gegründet, um die Pflegekräfte von Anrufen zu entlasten. Eine Planungsabteilung gibt Normzeiten für jede Behandlung vor und erstellt Einsatzpläne so, dass möglichst viele Behandlungen bei geringen Fahrtzeiten möglich sind. Alles ist digitalisiert. Die Pflegekraft muss bei den Kranken nur noch den Barcode einscannen. Es gibt immer mehr Manager, die ihr Bestes tun, das System zu steuern. Vielleicht kommt dir das aus deiner Arbeitswelt bekannt vor. Auf den ersten Blick klingt das alles sehr vernünftig. Das System hatte jedoch zwei gewaltige und sehr schwerwiegende Nachteile: Die Patienten wurden zum einen als **Menschen** vernachlässigt, denn sie waren jetzt Kunden, denen ein Produkt verkauft wurde. Zum anderen wurde die **Berufung der Mitarbeiter**, Menschen zu helfen, vernachlässigt, weil sie einen Job in einer bestimmten Zeit abspulen mussten, ohne die Patienten richtig kennenzulernen und dies mit vielen verschiedenen Patienten, weil es die zentrale Planungsabteilung, die die Patienten auch nicht kannte, so vorgab. Die Qualität litt darunter und es erhöhte sich durch die vielen beteiligten Personen deutlich die Gefahr, dass wichtige Hinweise bezüglich der gesundheitlichen Entwicklung der Patienten übersehen wurden. Doch was tun? Noch mehr optimieren? Vielleicht neue Mitarbeiter zur Qualitätskontrolle einstellen?

Jos de Blok war lange Jahre Krankenpfleger, stieg dann die Karriereleiter nach oben und als er zuletzt in leitender Managementfunktion eines Pflegeunternehmens unzufrieden darüber war, dass er keine Veränderung von innen herbeiführen konnte, gründete er 2006 Buurtzorg und fing mit ein paar Mitarbeitern an. Alles, was wir aus der herkömmlichen Arbeitswelt kennen, ist bei Buurtzorg anders. Buurtzorg arbeitet in kleinen Teams von zehn bis zwölf Pflegekräften, das rund 50 Patienten in der direkten Nachbarschaft betreut. Das Team hat keine Führungskraft! Damit dies funktioniert, gibt es eine ausgeklügelte Vorgehensweise, zu der die Teams geschult werden. Alle Meinungen werden gehört, allerdings braucht es keine Zustimmung durch alle Personen, sondern eine Lösung wird dann angenommen, wenn es keinen wirklich prinzipiellen Einwand dagegen gibt. Die Teams führen sich selbst und verantworteten alle Aufgaben, die zuvor die zentralen Bereiche gesteuert haben. Dies bedeutet beispielsweise die Erstellung der Dienstpläne, Entscheidung über die Aufnahme neuer Patienten oder wo ein Büro eröffnet wird, die Einrichtung dieses Büros, die Art der Zusammenarbeit mit lokalen Ärzten und Apotheken und den Krankenhäusern, die Überwachung der Produktivität, die Entscheidung über die Einstellung neuer Mitarbeitender oder eine Vergrößerung des Teams und die folgende Aufteilung auf zwei Teams, wenn es zu viele Patienten gibt. Die Regel ist, dass Patienten möglichst immer von der gleichen Pflegekraft betreut werden und diese Pflegekräfte nehmen sich die Zeit, auch mit ihren Patienten einen Kaffee zu trinken. Im Laufe der Zeit entsteht eine tiefe Beziehung und Vertrauen und es geht nicht mehr nur darum, sich um körperliche Bedürfnisse, sondern auch um emotionale Anliegen zu kümmern. Da kann es dann auch sein, dass eine Pflegekraft einen Friseur engagiert, der ins Haus kommt, wenn das für die zu pflegende und nicht mehr mobile Person von großer Bedeutung ist, weil sich die Person mit ihren Haaren schämt, Freunde zu empfangen. Oder es kann sein, dass ein Unterstützungsnetzwerk aus Nachbarn und Familie aufgebaut wird, wenn das für den Patienten hilfreich ist. Das Ziel von Buurtzorg ist, dass sich die Patienten so weit wie möglich stabilisieren und wieder selbst versorgen können. Die Patienten und deren Familien sind begeistert von der Pflege durch Buurtzorg und empfinden tiefe Dankbarkeit, weil sie wieder als Menschen ganzheitlich behandelt werden. Den Pflegekräften wurde ihre Berufung zurückgegeben, Bedürftigen auf allen Ebenen zu helfen. Die Pflegekräfte der großen Pflegeunternehmen liefen in Scharen zu Buurtzorg, um in diesem neuen Konzept wieder ihre Berufung zu leben.

Jemand, der auf harte Kennzahlen Wert legt, könnte nun sagen, das ist ja alles schön und gut, wenn es den Menschen gut geht, aber das muss ja irgendwie bezahlt werden. Jetzt kommen hierzu interessante Fakten: Eine Studie von Ernst & Young kommt zu dem Ergebnis, dass bei Buurtzorg 40 % weniger Arbeitsstunden und damit Kosten für die Pflege benötigt werden als bei den klassischen Krankenpflegeunternehmen mit ihren großen Verwaltungen, die alles minutiös planen. Obwohl die Buurtzorg-Mitarbeitenden sich Zeit für einen Kaffee und die Gespräche mit der Familie und auch mit Nachbarn nehmen, sind sie 40 % günstiger, weil weder eine große Zentrale noch Managementstrukturen mitfinanziert werden müssen. Welche finanziellen Einspareffekte das Modell von Buurtzorg ermöglicht, zeigen beispielsweise Berechnungen von Ernst & Young: Würde dieses Modell flächendecken für die Bevölkerung der USA angeboten, dann ergäben sich Einspareffekte von 49 Milliarden Dollar pro Jahr. Daneben gibt es die nicht bezifferbaren und noch wichtigeren Folgen für das Wohlbefinden der Patienten und der Pflegekräfte. Außerdem zeigte sich noch etwas: Die Patienten bleiben bei Buurtzorg verglichen mit bisherigen Pflegeunternehmen nur halb so lang in der Pflege, genesen schneller und bleiben selbstständiger. Ein Drittel der Einweisungen in die Notaufnahme werden vermieden und wenn es zu einer Einweisung kommt, dann bleiben die Patienten kürzer im Krankenhaus[7]. Jos de Blok startete mit einem kleinen Team und dieser Idee. Heute hat Buurtzorg über 9 000 Mitarbeiter in 800 unabhängigen Teams. Die „Zentrale" von Buurtzorg besteht dabei nur aus 45 Mitarbeitern und 15 Coaches für die Teams. Es gibt kein Management. Der Umsatz liegt bei rund 300 Mio. Euro pro Jahr und Buurtzorg wird immer wieder zum besten Arbeitgeber des Jahres gewählt[8].

Für mich ist dies ein leuchtendes Beispiel, wie durch innovative Ideen und neues Denken grandiose neue Möglichkeiten geschaffen werden oder, um es mit Albert Einstein zu sagen: **„Probleme kann man niemals mit derselben Denkweise lösen, durch die sie entstanden sind."**

Doch auch in Deutschland finden sich Unternehmen, die neue Arten der Arbeitswelt leben. Vielleicht kennst du die Upstalsboom-Hotels. Deren Eigentümer, Bodo Janssen, war ein klassischer Unternehmenschef und nach finanziellen Kriterien sehr erfolgreich. Bei einer Mitarbeiterbefragung zeigte sich jedoch ein völlig anderes Bild. Die Menschen, die den Erfolg erarbeiteten, waren unzufrieden und stellten dem Unternehmen und vor allem ihrem Chef ein desaströses Zeugnis aus. Für ihn war dies der Auslöser, alles zu überdenken. Er fing bei sich selbst an, ging zeitweilig ins Kloster, zog Experten hinzu und ließ seine Mitarbeiter in Positiver Psychologie schulen. Diese bauten darauf eine völlig neue Unternehmenskultur auf. Sie, ihr Wohlbefinden und das ihrer Gäste standen nun im Mittelpunkt und das änderte alles. Die Mitarbeiterzufriedenheit steigerte sich dramatisch, die Fehltage und die Fluktuation halbierten sich, die Weiterempfehlungsrate der Hotelgäste stieg auf 98 %, die Bewerbungszahlen explodierten förmlich um 500 % und der Umsatz verdoppelte sich in drei Jahren bei gleichzeitiger überproportionaler Steigerung der Produktivität. Ich sage dazu gerne: **„Gewinn folgt einer gewinnenden Kultur"**. Denn auch hier zeigt sich wie bei Buurtzorg, dass diese neuen Formen der Arbeit überaus erfolgreich sind. Das ist auch nicht verwunderlich angesichts der Forschungsergebnisse, denn diese zeigen sehr klar: Glückliche Menschen sind kreativer, lösen Probleme besser, arbeiten besser mit anderen zusammen, haben mehr Energie, sind hilfsbereiter, werden öfter befördert, sind weniger oft krank, erhalten bessere Rückmeldungen von ihren Vorgesetzten, verdienen mehr Geld und treffen bessere Entscheidungen[9]. Gerade weil diese neuen Arbeitsformen und die Positive Psychologie so erfolgversprechend sind, müssen wir jedoch sehr darauf achten, dass sie nicht als „Motivationspille" missbraucht werden, um noch mehr aus den Menschen herauszuholen, weil am Ende das Geldverdienen immer noch das erste Ziel ist. Es ist umgekehrt: Die Arbeit der Menschen und ihr Wohlbefinden stehen im Mittelpunkt des Tuns und dann wird damit auch Geld verdient.

Wie ernst es Bodo Janssen mit seiner eigenen neuen Einstellung ist, kannst du daran erkennen, dass die Unternehmerfamilie entschieden hat, die Hotelkette in eine gemeinnützige Stiftung umzuwandeln.

Zwischenzeitlich gibt es einen Kinofilm, der diese Entwicklung dokumentiert. Einen zehnminütigen Trailer[10] kannst du auf YouTube sehen. Bodo Janssen hat diesen Prozess zusammen mit vielen autobiographischen

Elementen in seinem lesenswerten Buch „Die stille Revolution"[11] erläutert. Ein Wegbegleiter dieser Entwicklung war Dr. Oliver Haas. Er hat sich mit seinem Corporate-Happiness-Team darauf spezialisiert, die Erkenntnisse der Positiven Psychologie zum Wachstum von Menschen und Organisationen in die Arbeitswelt zu übertragen und die Erfolge geben ihm und der Positiven Psychologie recht.

Ein weiteres Unternehmen, das ich in diesem Zusammenhang noch kurz erwähnen möchte, ist die Adelholzener Alpenquelle GmbH, die eine Vielzahl von Erfrischungsgetränken und Mineral- und Heilwässern vertreibt. An diesem Beispiel kannst du sehen, dass manche innovativen Ansätze bereits seit vielen Jahrzehnten funktionieren. Diese erfolgreiche Firma gehört zur Kongregation der Barmherzigen Schwestern. Der jährliche Gewinn (abzüglich notwendiger Investitionen in den Betrieb) wird vollständig für soziale Belange wie beispielsweise den Betrieb von Alten- und Pflegeheimen eingesetzt[12]. Das ist deshalb so ein interessanter Ansatz, weil das Unternehmen mit viel Verantwortungsbewusstsein für Menschen und Umwelt geführt wird, weil es dabei vielen Menschen Arbeitsplätze bietet und vor allem, weil sich dabei ein sinnvoller Kreislauf schließt: Die Gewinne werden mit den Kundinnen und Kunden aus der Allgemeinheit erzielt und dann werden die Gewinne wieder an die Bedürftigen dieser Allgemeinheit zurückgegeben.

Dies ist nur ein sehr kleiner Ausschnitt einer Vielzahl von Unternehmen, die neue und vor allem auch sehr erfolgreiche Wege gehen. Wenn du viele weitere Beispiele kennenlernen möchtest, dann kannst du in den Büchern „Reinventing Organizations"[13] und „Führen mit Hirn"[14] beispielsweise noch viel mehr dazu entdecken. Ich wollte dir mit diesen Beispielen aufzeigen, dass diese neue Sichtweise längst keine reine Utopie mehr ist, sondern bereits praktisch gelebt wird. Noch sind dies die Anfänge, doch je mehr Personen es wie Joy gibt, umso stärker wird sich auch die Arbeitswelt verändern. Zudem wachsen neue Generationen heran, die mit Karriere, Geld und einem großen Auto nicht mehr gelockt werden, sondern Fragen nach Sinn, eigener Entwicklung, dem Einsatz ihrer Stärken und ihrem Wohlbefinden stellen.

Selbst wenn ich bei DAX-Unternehmen bin, die in ihrer aktiennotierten Form die Gewinnmaximierung nach heutigem Bewusstsein per se an erster Stelle stehen haben, erlebe ich bei meinen Veranstaltungen ein Umdenken bei den Führungskräften und eine große Aufgeschlossenheit bei den Mitarbeitern. Auch wenn sich diese Unternehmen vermutlich nicht sehr schnell fundamental verändern, könnte schon ein erster wichtiger Schritt sein zu fragen, wie Arbeit dort so gestaltet wird, dass die Mitarbeiter ihre

Stärken einsetzen, Freude an der Arbeit haben, Sinn erleben in dem, was sie bewegen, und wenn es für sie wichtig ist, ebenfalls zu fragen, wie sie dabei als Menschen wachsen können. Es ist schon ein erstes großes Ziel, wenn wir erreichen, dass die meisten Mitarbeiter ihre Arbeit lieben und gerne und voller Freude arbeiten gehen. Es wäre bereits ein Quantensprung, wenn Mitarbeiter ihre Arbeit als Leben erleben und nicht mehr als leichte Krankheit.

Lass uns am Ende noch kurz den Bereich beleuchten, der Kenntnisse und Fähigkeiten für das Leben vermitteln soll: Schule und Ausbildung. Hier arbeiten viele hochengagierte Menschen, die es oft nicht einfach haben und häufig sehr gute Arbeit leisten, weil auch sie ihre Berufung dazu spüren. Ich träume oft davon, was an unseren Schulen alles möglich sein könnte, wenn dort die Erkenntnisse der Positiven Psychologie integraler Bestandteil würden. Schule geht dann über das Erlernen und Abrufen kognitiver Fähigkeiten weit hinaus. Stell dir Schulen vor, in der alle Kinder angeregt werden, sich zu starken Persönlichkeiten zu entwickeln, die wie Joy mit sich im Reinen sind. Die andere nicht abwerten müssen, um sich für den Augenblick einmal größer zu fühlen. Schulen, in denen Kinder täglich erleben, dass jeder gleich wertvoll ist, dass jeder seinen individuellen Mix aus Stärken und Schwächen mitbringt und jeder für die Gemeinschaft wichtig und von Bedeutung ist. Die Kinder können dies beispielsweise bei Ausflügen erleben und begreifen, dass gerade die Unterschiedlichkeit die Gemeinschaft bereichert. Sie können Freiheit in ihrem Lernen erleben, sodass die Lust zu lernen bleibt, mit der wir alle geboren werden. Du kennst die Studien aus diesem Buch: Eine positive Stimmung führt zu breiterer Aufmerksamkeit, kreativerem Denken und besserem Lernen. Ich stelle mir Schulen vor, in die Kinder mit Begeisterung gehen und natürlich und leicht lernen, statt morgens mit einem beklemmenden Druckgefühl an die Schule zu denken. Wie wären diese Kinder für das Leben vorbereitet, wenn sie bereits so früh die Grundregeln aus der Positiven Psychologie für das Leben kennen würden. Wenn Dankbarkeit für sie alltäglich wäre, weil sie damit eine realistische Balance der positiven und negativen Dinge in ihrem Leben herstellen würden, wenn sie ganz natürlich ihre Stärken ausbauen könnten, wenn sie Vertrauen in sich und Selbstbewusstsein hätten, weil sie sich über sich selbst und ihre Fähigkeiten bewusst wären, und wenn ihre Resilienz hoch wäre, sodass sie später aus möglichen Widrigkeiten des Lebens gestärkt hervorgehen könnten. Weltweit suchen Menschen nach neuen Möglichkeiten für die Schule. Martin Seligman nutzte sein Sabbatical, um in Australien an der Geelong Grammar School mit weiteren namhaften Kollegen Positive Erziehung im Sinne der Positiven Psychologie zu etablieren, und hatte damit sehr große Erfolge[15]. Ob hiervon auch im deutschsprachigen Raum Elemente in das Schulsystem integriert werden, bleibt abzuwarten. Zumindest gibt es in Deutschland, Österreich und der Schweiz mittlerweile weit über 100 Schulen, in denen das Fach Glück unterrichtet wird[16]. Vielleicht braucht es wie bei Buurtzorg mutige und innovative Entscheidungen, die einem neuen Denken entspringen, um meine Vision von Schulen Realität werden zu lassen: Jedes Kind sollte in seiner Individualität zu seiner Größe aufblühen und mit Freude heranwachsen dürfen.

Doch bevor wir zu überlegen anfangen, was andere tun sollten, möchte ich dir zum Schluss noch ein paar weiterführende Gedanken zur Verfügung stellen.

5.5 Gestalte dein Leben!

Am besten passt zu diesem Gedanken das Zitat von Mutter Teresa: „Wenn jeder vor seiner Tür kehrt, wird die ganze Welt sauber sein." Es geht nicht darum, dass wir jetzt fordern, dass andere etwas tun sollen, z. B. die Politik, die Schulverwaltung, die Manager. **Kraftvolle und nachhaltige Veränderung beginnt immer zuallererst bei uns selber.** Das ist das große Geheimnis von Veränderung und Wachstum. Gleichzeitig finde ich diesen Gedanken auch sehr entlastend. Du brauchst nicht die ganze Welt zu verändern, deine Chefin oder deinen Partner, es reicht, wenn du dich im ersten Schritt ausschließlich auf dich selbst konzentrierst. Dadurch beginnt Wachstum, beginnt Kraft emporzusteigen und du veränderst das, was du zuallererst verändern kannst: dich. Das ist meine erste Empfehlung: **Es reicht, wenn du dich um deine Türschwelle kümmerst**. Du kannst mit der Positiven Psychologie dein Leben in eine Richtung entwickeln, wie du sie dir wünschst, und viel mehr Freude, Glück und ein viel intensiveres Lebensgefühl spüren. Das macht tatsächlich richtig Spaß. Fang ausschließlich bei dir an.

Es reicht dazu jedoch in der Regel nicht, dieses Buch einmal gelesen zu haben. Arbeite mit diesem Buch, lass dich inspirieren und hab vor allem Spaß dabei, die Aspekte, die du daraus für dich als wichtig ansiehst, spielerisch in dein Leben zu integrieren. Das ist meine zweite Empfehlung: **Nutz dieses Buch als Arbeitsbuch, das Freude bringt**. In Japan gibt es das Sprichwort: "Keizoku wa chikara ni nari". Das bedeutet wörtlich übersetzt: **„Fortsetzung wird zu deiner Kraft!"**. Besser könnte ich es nicht ausdrücken. Wenn du das, was du aus diesem Buch in dein Leben integrieren möchtest, mehr und mehr lebst, wenn sich die Inhalte dieses Buches nach dem Lesen in deinem Leben fortsetzen, wenn du kontinuierlich mit der Gestaltung deines Lebens weitermachst, dann entsteht daraus eine unglaubliche Kraft.

Die dritte Empfehlung in diesem Zusammenhang ist, **nicht zu missionieren**. Helfe unbedingt jedem, der ein besseres Leben leben will oder der dich anspricht, weil er inspiriert ist von deiner Art. Durch den neuen Blick auf Menschen wirst du schnell bei Menschen erkennen, dass sie es viel leichter haben könnten, wenn sie einfache Dinge beachten würden. Meine Haltung dazu ist, du kannst versuchen zu helfen, du kannst Veränderungen anregen und dazu inspirieren, jedoch habe ich noch nie erlebt, dass du jemanden zu seinem Glück zwingen kannst. Das kann manchmal schmerzlich zu beobachten sein, doch jeder soll auch selbst für sein Leben verantwortlich sein.

Egal ob du Pförtner oder Politiker, ob du Vorstand oder Reinigungskraft, ob du Lehrkraft, Schülerin oder Schüler bist, nutze deine neue Energie und dein neues Lebensgefühl, um mehr Freude in deine Beziehungen zu tragen. Vergiss nicht, du strahlst aus, wie jeder von uns. Wie wir in der Framingham-Herz-Studie gesehen haben, geht dein Einfluss weiter zu Menschen, die du nicht einmal kennst.

Lass dein Leben nach deinen Vorstellungen aufblühen und lebe voller bewusster Lebensfreude dieses Wunder „Leben"! Das wünsche ich dir aus tiefstem Herzen.

Die Welt wartet auf deine Größe!

Kontakt zum Autor:
Wenn du Rückmeldungen zu diesem Buch hast oder mir deine Erfahrungen mitteilen möchtest, dann freue ich mich über deine Nachricht unter: feedback@norbert-heining.de.

Anmerkungen
1. Alle Ergebnisse der Positive Psychologie können genauso auf kollektive Systeme (Gesellschaft, Arbeitswelt, Schule) übertragen werden. Für mich war es schon vor vielen Jahrzehnten eine große Entdeckung, dass Prinzipien über unterschiedliche Ebenen gedacht und angewandt werden können. Nimm als Beispiel die Stärkenfokussierung. Wir haben sie in diesem Buch auf individueller Ebene angeschaut. Sie lässt sich jedoch genauso im Familienkontext, in der Arbeitswelt, in der Schule, in der Gesellschaft und sogar in der internationalen Politik anwenden. Ein anderes Beispiel ist das heute verbreitete Prinzip der Trennung von „ich" und „die anderen" und der Maximierung des eigenen Vorteils, das du angefangen von einzelnen Menschen bis hin zu ganzen Staaten beobachten kannst. Gleichermaßen ist es spannend zu erkennen, dass es überall in unserer Welt Analogien von „so wie im Kleinen, so im Großen" gibt. Wie im Atom kleine Atomteilchen umeinander kreisen und dazwischen nichts ist, so kreisen im Universum die Himmelskörper umeinander. In Unternehmen stelle ich immer wieder fest, dass die Art der Zusammenarbeit in einem Team oft zeigt, wie das ganze Unternehmen tickt (auch wenn es natürlich Subkulturen gibt). Es gibt beispielsweise Unternehmen, in denen bereits auf Teamebene ständig die Verantwortung „nach oben" gegeben wird und niemand angemessene Entscheidungen auf seiner Position trifft. Ich bin in solchen Fällen nicht verwundert, wenn in großen Unternehmen der Vorstand über einzelne Versetzungen mit entscheidet. Andere Entsprechungen gibt es im überall im Leben. Es gilt beispielsweise auch bei den Lebensrhythmen: Zuallererst kennst du den Rhythmus von Tag und Nacht (und noch kleiner das Ein- und Ausatmen). Eine nächste Analogie findet sich im Jahr vom Erwachen der Natur bis zum Herbst und Winter. Die nächstgrößere Einheit ist dann unser Leben, das sich auch vom „Sprießen" zur vollen Leistungsfähigkeit entwickelt, im Herbst sieht man schon große Teile der Ernte des Lebens und am Ende wird es Winter und die Lebenskraft dieses Zyklus entwickelt sich zurück.
2. Ein weiteres Messverfahren ist der Happy Planet Index, der die ökologischen Aspekte in besonderer Weise gewichtet.
3. Laloux, F. (2015). *Reinventing Organizations: Ein Leitfaden zur Gestaltung sinnstiftender Formen der Zusammenarbeit.* München: Vahlen.
4. Die Nachhaltigkeitsstrategie Agenda 2030 der Vereinten Nationen von 2015 zeigt mit ihren 5 Ps People (Würde des Menschen), Planet (Schutz unseres Planeten), Prosperity (Wohlstand für alle), Peace (Frieden) und Partnership (globale Partnerschaften), dass diese Themen auf höchster Ebene diskutiert werden. Darin enthalten sind 17 Ziele für nachhaltige Entwicklung. Die Europäische Union überarbeitet derzeit auf dieser Grundlage ihre EU-Nachhaltigkeitsstrategie aus dem Jahr 2006. Damals wurde Lebensqualität und Wohlergehen als übergeordnetes Ziel der EU postuliert.

5. Hierzu findest du ein interessantes Interview mit Prof. Frithjof Bergmann unter: https://www.youtube.com/watch?v=29IoGFD86QM, abgerufen am 10.02.18
6. Laloux, F. (2015). *Reinventing Organizations: Ein Leitfaden zur Gestaltung sinnstiftender Formen der Zusammenarbeit.* München: Vahlen.
7. Ebd.
8. https://www.buurtzorg.com/about-us/our-organisation/, abgerufen am 10.02.2018.
9. Diener, E. & Biswas-Diener, R. (2008). Happiness at Work: It Pays To Be Happy. In E. Diener & R. Biswas-Diener (Hrsg.). *Happiness: Unlocking the Mysteries of Psychological Wealth.* Oxford: Blackwell Publishing. 68–87.
10. Wenn du bei YouTube den Suchbegriff „ Upstalsboom Weg" eingibst, findest du schnell den Film: https://www.youtube.com/watch?v=cul-jElgNTmw&t=12s, abgerufen am 10.02.18.
11. Janssen, B. (2016). *Die stille Revolution. Führen mit Sinn und Menschlichkeit.* München: Ariston.
12. https://www.adelholzener.de/soziale-verantwortung-2/, abgerufen am 10.02.18.
13. Laloux, F. (2015). *Reinventing Organizations: Ein Leitfaden zur Gestaltung sinnstiftender Formen der Zusammenarbeit.* München: Vahlen.
14. Purps-Pardigol, S. (2015). *Führen mit Hirn: Mitarbeiter begeistern und Unternehmenserfolg steigern.* Frankfurt/M.: Campus.
15. Seligman, M. E. P. (2014). *Flourish: Wie Menschen aufblühen. Die Positive Psychologie des gelingenden Lebens.* München: Kösel.
16. http://www.sueddeutsche.de/bildung/neues-unterrichtsfach-in-glueckskunde-durchgefallen-1.2774463-2, abgerufen am 10.02.18.

GPSR Compliance

The European Union's (EU) General Product Safety Regulation (GPSR) is a set of rules that requires consumer products to be safe and our obligations to ensure this.

If you have any concerns about our products, you can contact us on

ProductSafety@springernature.com

In case Publisher is established outside the EU, the EU authorized representative is:

Springer Nature Customer Service Center GmbH
Europaplatz 3
69115 Heidelberg, Germany